JN199348

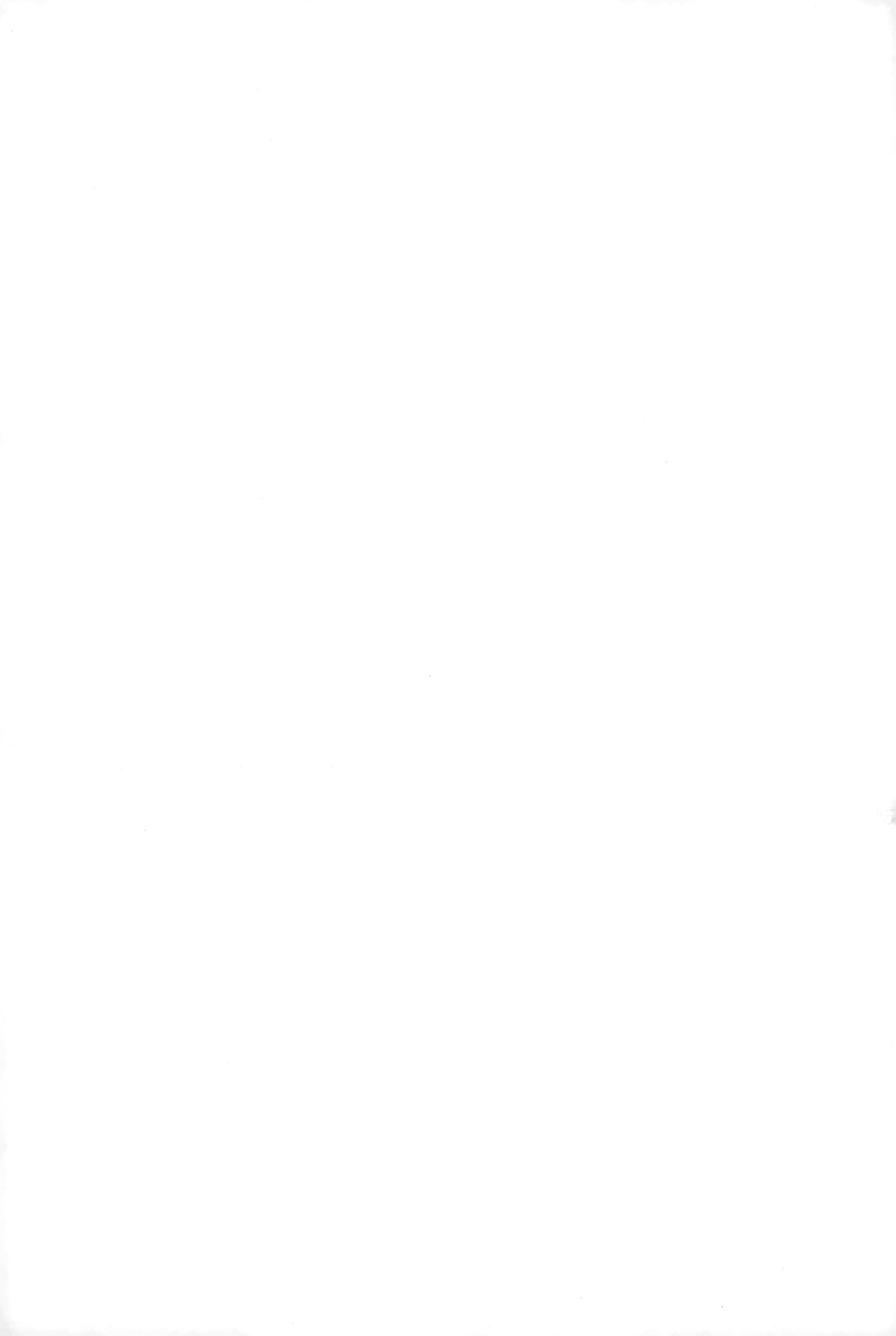

THE ECHO HANDBOOK

BASIC TECHNIQUES

2nd edition

心エコーハンドブック

基礎と撮り方

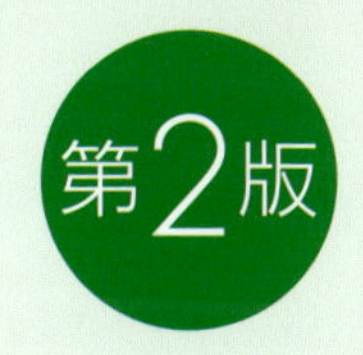

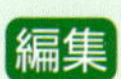

竹中　克

日本大学板橋病院循環器内科
東京大学医学部附属病院検査部

戸出浩之

獨協医科大学埼玉医療センター超音波センター

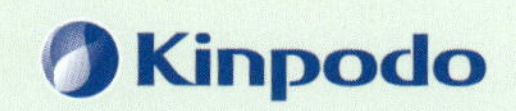

心エコーハンドブック

基礎と撮り方

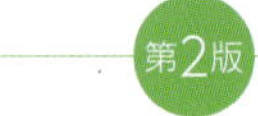

執筆者一覧

●編集

竹中　　克　日本大学板橋病院循環器内科
東京大学医学部附属病院検査部

戸出 浩之　獨協医科大学埼玉医療センター超音波センター

●執筆者（五十音順）

飯田 典子　筑波大学附属病院検査部

川井 順一　神戸市立医療センター中央市民病院臨床検査技術部

小谷 敦志　近畿大学医学部奈良病院臨床検査部

紺田 利子　元 神戸市立医療センター中央市民病院臨床検査技術部

髙橋 秀一　済生会中和病院医療技術部

田中 教雄　西宮渡辺心臓脳・血管センター心血管エコー部門

種村　　正　心臓血管研究所臨床検査室

戸出 浩之　獨協医科大学埼玉医療センター超音波センター

中島 英樹　筑波大学附属病院検査部

西尾　　進　徳島大学病院超音波センター

橋本 修治　国立病院機構大阪南医療センター臨床検査科

藤田 雅史　みやぎ県南中核病院検査診療部

村田 光繁　東海大学医学部基盤診療学系臨床検査学教授（付属八王子病院）

心エコーハンドブック

シリーズ発刊の言葉

病院ではいろいろな検査が行われます．血液尿検査，胸のレントゲン，心電図，CT，などなどですが，その中で検査施行時に「職人芸」を要する検査はいくつあるでしょうか？　心エコー検査は，「職人芸」を要するという意味で極めて特殊でやりがいのある検査と言えます．昨今のEBM（根拠に基づく医療）の風潮により，熟達者の「経験」や「技能」は意図的に軽視されていますが，これには肯ける部分もあります．「経験」や「職人芸」は，後進への伝達が難しく，再現性や客観性にも問題がありえるからです．しかし，個人の真摯な努力により達成された「技能」はとても尊く，軽視すべきではありません．「検査技能」の中には，検査時に「考えながら記録を進める」という行為も含まれます．考える葦，です．人間を裸で荒野に放り出しては「経験」「技能」「思考力」はその身につきません．突きつめて言うと，この世は荒野で，学問は荒野における事象の整理（帰納と演繹）です．必要な基礎事項が整然と整理された上で，はじめて「修行」が可能となります．

本書は，ハンドブックとして，必要な基礎事項を整理して提供し，個人が「職人芸」を習得する手助けとなることを目的としています．決して，本書の内容がすべてではなく，単に必要事項を整理・掲載した出発点でしかないことを理解し，「修行」の一助としていただければ大変うれしいです．

"Do not leave home without this echo handbook ! "

東京大学医学部附属病院検査部
竹中　克

心エコーハンドブック
基礎と撮り方

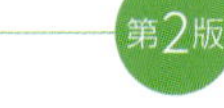

発刊にあたって

この度，心エコーハンドブック「基礎と撮り方」の第2版が発刊される運びとなりました．心エコーハンドブックシリーズは，2012年1月に「基礎と撮り方」第1版が発刊され，2016年5月発刊の「心不全」まで，計8冊をお届けしてまいりました．これらはいずれも複数回の増刷がなされましたが，これも執筆や編集にご協力くださった先生方はもとより，本シリーズをご支持くださった多くの読者の皆様のお陰と，心より感謝を申し上げます．

さて，心エコー検査の発展は目覚ましいものがあります．本シリーズが発刊されていた間にも装置の技術革新や各種ガイドラインの改定など多くの変革がありました．また，SHD（structural heart disease：構造的心疾患）におけるインターベンション治療の発展は著しく，術前の心エコー検査に求められる情報は多様となり，術前のみならず術中や術後の評価においてもその重要性が高まっています．今回，これらの変革に合わせてシリーズ1冊目の「基礎と撮り方」を改訂することになりました．

主な改訂点のひとつは，本書に収録されている画像の多くをWEBにて動画閲覧できるようにしました．「基礎と撮り方」と「心臓弁膜症」以外のシリーズ各冊ではすでに動画閲覧を実現し，好評をいただいておりましたが，「基礎と撮り方」もこれに追随しました．

つぎに，右心系計測の項目を追加いたしました．肺動脈性肺高血圧の薬物治療の発展や右心評価のガイドラインの改定にともない，心エコーによる右心系評価が重要視されています．さらに新しい手法として心エコー検査の一角を占めつつある3D心エコー法やスペックルトラッキング法についても項目を追加しました．

もっとも大きな改訂として，経食道心エコー法について新たな章立てをし，多くのページを使って詳しく記載していただきました．経胸壁のみならず，経食道心エコーの理解や導入にあたりお役立ていただけるものと思います．

最後になりましたが，この改訂にあたり本書の趣旨を理解し，ご協力くださったご執筆の先生方に厚くお礼申し上げます．本書が心エコー検査に携わる多くの皆様にご活用いただけることを心より願っております．

2018年12月

獨協医科大学埼玉医療センター　戸出浩之

発刊にあたって

心エコー検査は，心臓病の診断や重症度評価，治療方針の決定や効果判定などにおいて多くの重要な情報を得ることができ，現在の循環器医療に欠くことのできない検査法になっています．したがって，ほとんどの医療施設において多くの技師や若手医師が実際に心エコー検査に携わっておられます．しかし，施設の中や地域に心エコーに詳しい専門医や専門技師がいて適切な指導を受けられる方はそう多くなく，心エコー検査の習得に際してたいへんな苦労をされたり，日々の検査に不安や疑問を抱きながら携わっている方が少なからずいらっしゃるものと思います．現在は多くの心エコーの教科書が発刊されていますが，忙しい業務の中では厚い成書の中から知りたい情報を見つけ出し，詳細な文章を読んでいる時間も惜しいところです．

この度，シリーズ『心エコーハンドブック』を発刊させていただくことになりました．このシリーズは，日常の心エコー業務の中で装置や所見机の傍らにおいて，必要が生じたその場で短時間に疑問を解決いただくために企画いたしました．エキスパートの先生方に各項目のエッセンスだけを箇条書きにし，心エコー像や図表をたくさん使ったわかりやすい解説をお願いしました．そして，これまでの経験で培ったちょっとしたコツや豆知識なども散りばめていただきました．検査を行う前や所見記載の際にその疾患のチェックすべきポイントを復習したり，計測法の確認をしたり，本シリーズを手軽にご活用いただければ幸甚です．

シリーズ最初のこの巻は『基礎と撮り方』です．本書の前半部分では，これから心エコーを習得しようとされる方のために，理解しておいていただきたい最低限の基礎知識と，Bモード断面を中心とした撮り方の実際を述べていただきました．心エコーは，Bモード断面，ドプラ法，Mモード法に大別されますが，検査の中心をなすのはBモード断面で，正しいBモード断面が描出されていなければ，ドプラ法もMモード法も正しく記録することができませんし，計測データも全く信頼性のないものになってしまいます．すなわち，Bモード断面描出技術の習得こそが心エコー検査技術の習得であるといっても過言ではありません．そこで，日常検査で用いられる基本断面や少し特殊な応用断面の各断面について，探触子の持ち方と当て方の写真，実際の断面の写真，断面のシェーマを対比し，適切な断面描出のコツを述べていただきました．心エコー初心者の方々のお役に立つことを確信しています．

本書の後半部分では，ルーチン検査の進め方と計測の実際を述べていただきました．看過のない検査を行うためには一定の手順に沿って検査を進めることが重要です．本書を参考に各施設で無駄のない手順を確立していただきたく思います．また，ルーチン検査の依頼目的で頻繁に登場するいくつかの例を列挙し，それぞれの心エコー検査の進め方をフローチャートとして示しました．想定すべき疾患と心エコーで確認すべき項目を述べてあり，これにより見落としのない検査を行っていただけるものと思います．計測は，心エコー検査の技術面においても，評価や診断の面においても，たいへん重要な要素で，間違った計測値は間違った診断にもつながる可能性もあります．本書では心エコーで行われるほとんどの計測項目について，計測の実際と注意点を述べていただきました．精度のよい計測のためのコツなども述べてあり，ビギナーの方はもちろん，中級以上の方も知識や技術の再確認にご利用いただきたく思います．

最後になりましたが，本書の主旨をご理解いただき快くご執筆いただいた先生方，発刊にあたりご尽力いただいた株式会社金芳堂の黒澤 健氏に厚く御礼を申し上げます．

本書が心エコー検査をこれから習得されようとしている技師や若手医師の方々，すでに日々の心エコー検査に奮闘されている方々など多くの皆様にご活用いただけることを心より願っております．

平成23年12月

群馬県立心臓血管センター技術部　戸出浩之

心エコーハンドブック
基礎と撮り方 

目次

Ⅱ ルーチン検査の進め方　59

◉アイコンについて

左のアイコンの箇所では，コツや注意点，ポイントやメモを記載しています．

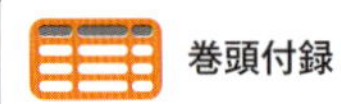

Bモード基本断面（Ⓟ15）・Bモード応用断面（Ⓟ29）・経食道心エコー図の基本断面（Ⓟ158）の一覧表を巻頭に掲載しています．

Ⅲ 計測 91

Ⅳ 経食道心エコー 151

本書で掲載している図の動画を
インターネットで閲覧できます！

▶動画 マークがついている図については，対応・関連した動画を本書の特設サイトにて公開しております．以下の方法にてご覧いただけます．

①下記の URL にアクセスしてください．
（右の QR コードもしくは弊社ウェブサイトからでもアクセスできます）
http://www.kinpodo-pub.co.jp/echo/

②画面の表記にしたがって，本書「心エコーハンドブック 基礎と撮り方 第 2 版」の付録動画サイトにお進みください．ID とパスワードは以下になります．
ID：m8kc39h　　パスワード：w6g4fa

今後パスワードが変更になる可能性もございます．その際は上記のサイトにて告知いたしますので，あらかじめご了承ください．

※閲覧環境について（2018 年 12 月現在）
以下の環境での閲覧を確認しておりますが，お使いの端末・環境によっては閲覧できない可能性もございます．
また，インターネットへの接続環境によっては画面が乱れる場合がございますので，あらかじめご了承ください．

OS	version	ウェブブラウザ（基本的には <video> タグをサポートしているウェブブラウザにて閲覧できます）
Windows	7 以降	Edge, Internet Explorer 11，Chrome，Firefox
Mac	10.8.5 以降	Safari，Chrome，Firefox
Android	7.0 以降	Chrome
iOS	9.0 以降	Safari

ブラウザは最新のバージョンにアップデートしてください．

I

心エコーの基礎

心エコー各手法の特徴と役割

心エコーの手法は，断層法，M モード法，ドプラ法の 3 つに大別され，ドプラ法はさらにカラードプラ法，パルスドプラ法，連続波ドプラ法に分けられる．実際の検査はこれらの各手法の長所を活かしながら進められる．したがって，各手法の特徴と役割を理解しておくことはたいへん重要である．

1 断層法

図 1-1　断層法

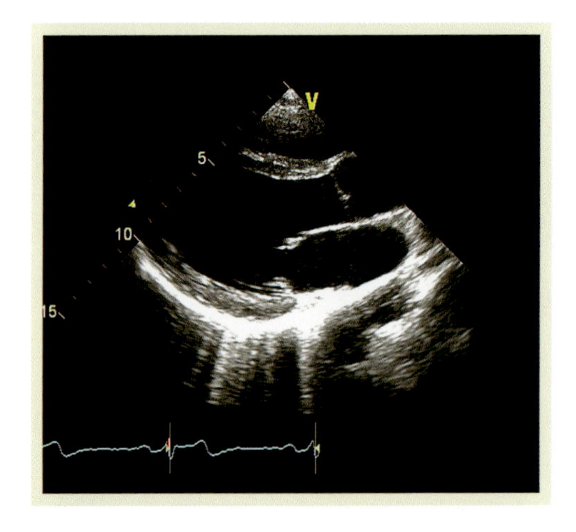

- 断層法は心臓の任意の断層像をリアルタイムに表示する手法である．
- **心内腔や弁などの形態と動態**を評価し，心エコー検査の中心をなす．
- 心内腔や構造物の大きさを計測することができる．

2 M モード法

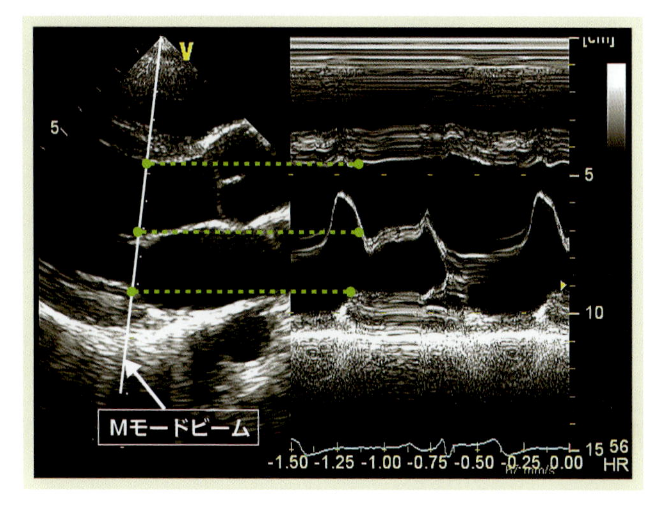

図 1-2 M モード法
断層上に設置したＭモードカーソルが横切った構造物の動きが右側にＭモードとして時間軸表示されている．

- １本のカーソル（Ｍモードカーソル）上の構造物の動きを時間軸に表示する手法である．
- 断層像内の任意の一方向へＭモードカーソルを設置し記録する．
- 距離分解能に優れるため，**心腔径や壁厚などの計測**に用いられる．
- 時間分解能に優れるため，**時相分析**に用いられる．
- 時間分解能に優れるため，**微細な動きを客観的に表示**できる（**図 1-3**）．

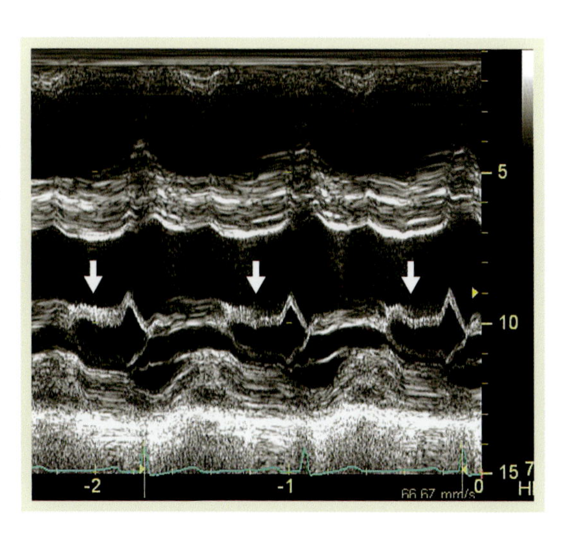

図 1-3 M モード法
僧帽弁前尖が大動脈弁逆流により拡張期に細かく振動する様子（fluttering）が観察される（矢印）．このような細かい動きはＭモード法により客観的に表示できる．

3 カラードプラ法

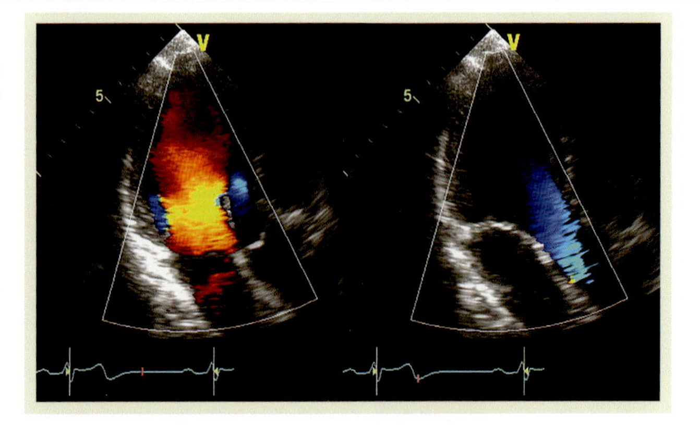

図 1-4 カラードプラ法
探触子に近づく成分の血流を赤色(暖色)系で，遠ざかる成分の血流を青色(寒色)系で表示する．

- 断層像上に血流情報をカラー表示する方法である．
- カラー表示には血流の方向・速度・分散の情報が含まれている．
- 一般に探触子に近づく成分の血流を赤色（暖色）系で，遠ざかる成分の血流を青色（寒色）系で表示する．
- **異常血流の存在診断（スクリーニング）**に適する．
- 弁逆流の定量評価（PISA 法☞P 121）に利用される．

4 パルスドプラ法

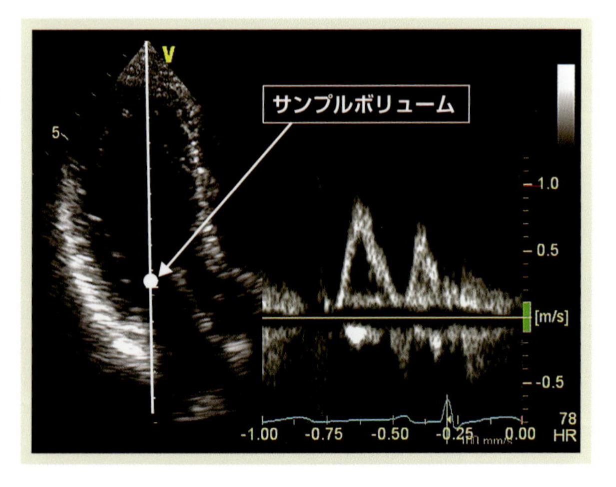

図 1-5 パルスドプラ法
断層上に設置したサンプルボリュームを通過する血流の情報が右側に波形として表示されている．

- 断層上の任意の限られた領域（サンプルボリューム）を通過する血流の情報を血流波形として表示する方法である．
- 血流速度の測定が可能だが，速い血流は折り返し現象（エイリアシング：aliasing）を起こすため測定できない．
- 血流の時相分析が容易である．
- **左室流入血流の分析**（☞P 110）**や心拍出量の測定**（☞P 112）などに用いられる．

5 組織パルスドプラ法

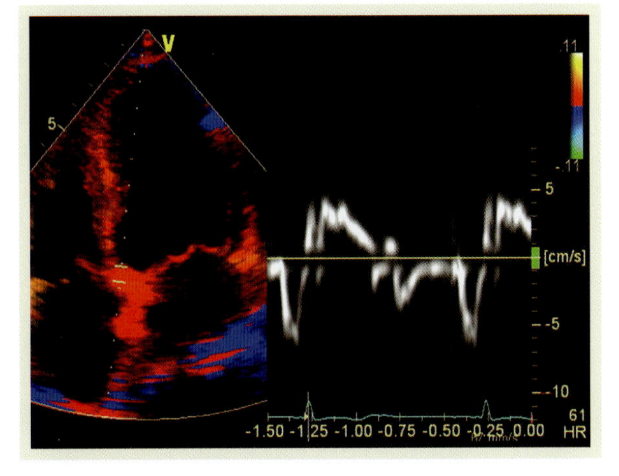

図 1-6
組織パルスドプラ法
血流を観察するパルスドプラ法の条件を調整することで，壁の動く速度を波形として得ることができる．

- **壁運動速度の測定**や**時相分析**に応用される（**図 1-6**）．
- 組織ドプラ法により測定した僧帽弁輪移動速度は，心機能評価の指標として用いられる（☞P 42，P 123）．

6 連続波ドプラ法

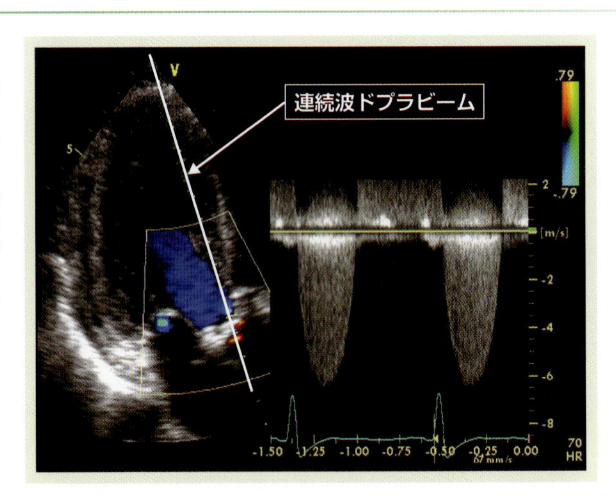

図 1-7 **連続波ドプラ法**
断層上に設置した連続波ドプラビームがとらえる血流のすべての情報が，連続波ドプラ波形として右側に表示されている．
本症例は大動脈弁狭窄で，狭窄した弁口を通過する血流の最大流速は 6 m/s(右側の目盛り)であることがわかる．
このような高速血流はパルスドプラ法では測定できない．

- 1 本のビーム（連続波ドプラビーム）上の血流情報を血流波形として表示する方法である．
- パルスドプラ法では測定できない高速血流の速度計測が可能である．
- 距離分解能がないため血流の存在部位の同定ができない．
- **狭窄弁や逆流，高速の短絡血流の流速測定**（☞P 122）に用いられる．
- 得られた高速血流速度を簡易ベルヌーイ式（☞P 113）に代入し圧較差の推定に応用される．
- 圧較差から心内圧推定や弁膜症の重症度評価に利用される．

7 HPRF 法

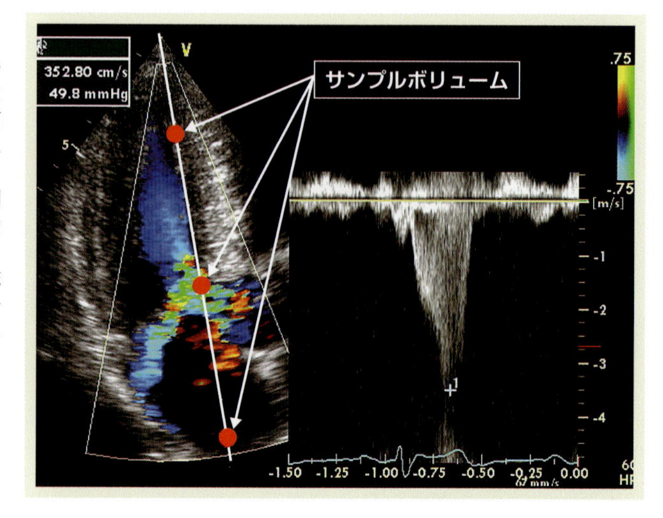

図 1-8 HPRF ドプラ法

HPRF ドプラ法では，パルスの繰り返し周波数を高くすることで速い血流を測定できる．断面上に複数のサンプルボリュームが設置されることに注意する．
図は閉塞性肥大型心筋症の症例で左室流出路の駆出血流は約 3.5 m/s を示す．
連続波ドプラ法では僧帽弁逆流波形との鑑別が難しく，距離分解能をもつ HPRF ドプラ法により測定可能である．

▸HPRF: high pulse repetition frequency

- HPRF 法は，パルスドプラ法のひとつで，パルス繰り返し周波数を高くして，**通常のパルスドプラ法では測定できない速い流速の測定**を可能にしたものである．
- HPRF 法では，断面上に複数のサンプルボリュームが設置される．
- 測定した目的血流に設置したサンプルボリュームとは別のサンプルボリュームの位置に目的血流を凌駕するような強い反射の血流があると測定が難しくなる．

8 スペックルトラッキング法

▸ROI: region of interest

▸FR: frame rate

- スペックルとは超音波の波長より小さい構造物によって後方散乱した超音波の干渉によって作られた像である．
- 断層心エコー上でスペックルパターンを認識し，フレームごとに追跡し，関心領域（ROI）の位置，移動距離，および移動速度を算出する方法である（**図 1-9**）．
- B モード画像を使用するためドプラ法で問題となる角度依存性の影響が少なくあらゆる方向の追跡が可能である．
- スペックルを追跡するという原理から，解析精度は断層像の画質とフレームレート（FR）に依存する．

図 1-9
スペックルトラッキング法
断層心エコー上に関心領域を設定しフレームごとに白黒濃淡パターンを自動追跡する.

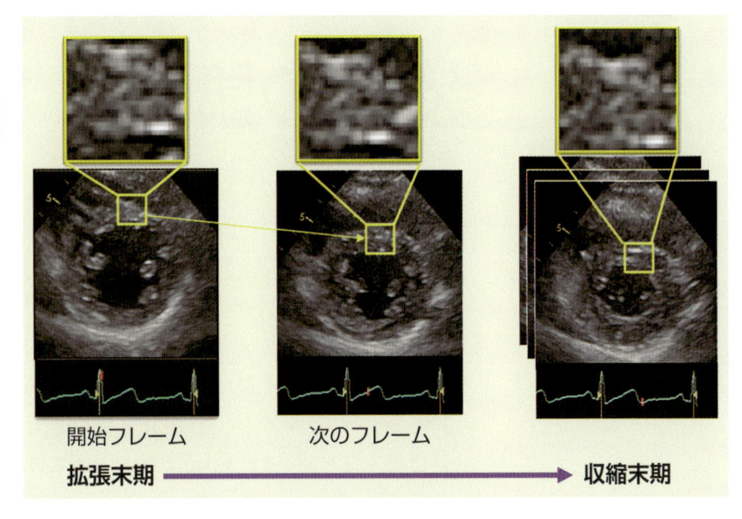

- 2 点が近づいたり離れたりする心筋の変形，すなわち歪みのことをストレイン（strain）と呼び，心筋長が L_0 から L_1 になる場合ストレインは次の式で定義される（**図 1-10A**）.

$$\frac{L_1 - L_0}{L_0} \times 100(\%)$$

- 左室の伸び縮みは中心方向（radial strain），円周方向（circumferential strain），および長軸方向（longitudinal strain）の 3 つの成分に分けて評価される（**図 1-10B**）．なお，左室長軸を含む断面において，壁厚方向ストレイン（transverse strain）を計測する場合もあるが，これは左室短軸断面における中心方向ストレイン（radial strain）に近いものとなる.

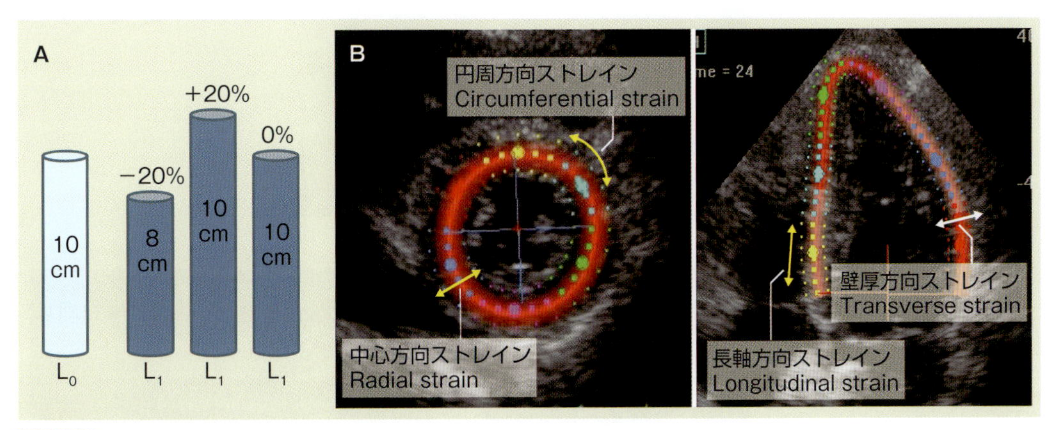

図 1-10 ストレイン
A：心筋ストレイン.
B：4 種類の左室ストレイン.

装置の調整

明瞭な断層像やドプラ波形を得るためには，きめ細かい装置の調整が不可欠である．装置には，プリセットメニューとして，いくつかの目的に合わせた装置の初期設定を記憶させておく機能がある．検査開始時には，この機能を利用していつでも誰でも同じ条件で検査を開始するよう留意する．ここでは検査中に行うべき特に重要な装置調整について述べる．

1 断層像の調整

① ゲイン

- **受信するエコーの感度を調節する**ツマミである．
- ゲインが高すぎると画面全体にノイズが出現する．
- ゲインが低すぎると情報が欠落する．

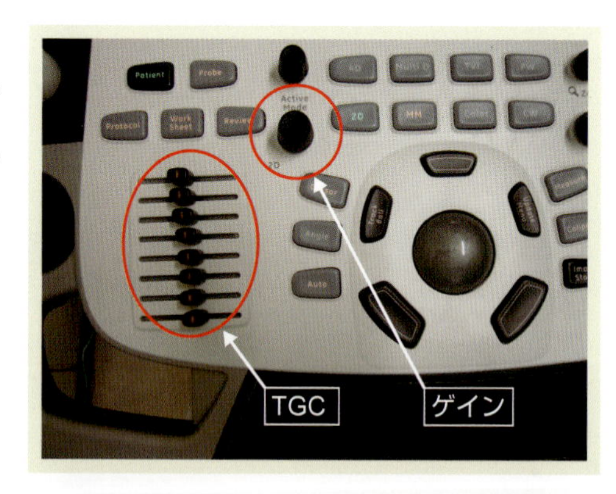

図 2-1 断層像の調整
断層像の調整において，ゲインとTGC(STC)は最も重要で，各断面ごとにこまめに調整する必要がある．

▶TGC：
time gain compensation
▶STC：
sensitivity time control

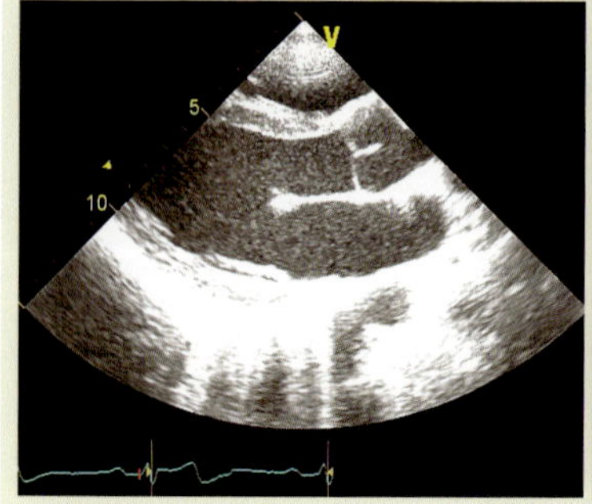

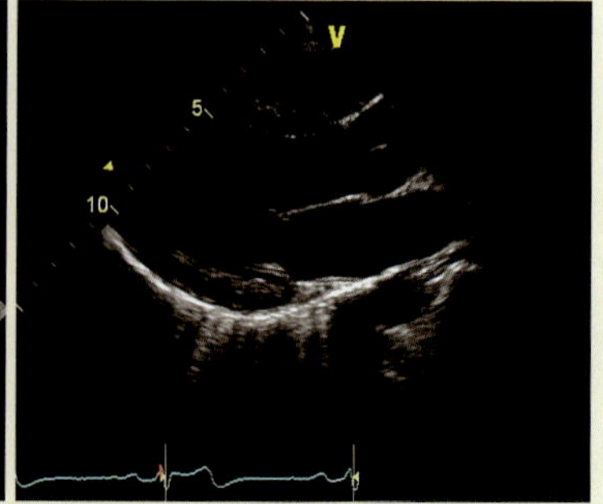

図 2-2 ゲインの調整
左はゲイン過剰で心腔内にノイズが出現し，壁や弁の組織の像は飽和している．**右**はゲイン不足で本来ある壁や弁などが描出されていない．

❷ TGC

▶TGC：
time gain compensation

- **探触子からの距離（深度）ごとにゲインを調節**するツマミである．
- 深部からの反射の減衰が大きいため，それを補正して画像全体が一様の輝度になるよう調節する．
- 心エコー検査ではこの機能を利用し，壁などの構造物を強調，心腔内のノイズを減弱させて，メリハリのある断層像を得る．
- このツマミをSTCと表示している装置もある．

図2-3　TGCの調整
左は深部のゲイン過剰なのに対し浅部はゲイン不足である．**右**は深部のゲインが不足している．TGC機能を利用して壁などの構造物を強調，心腔内のノイズを減弱させて，メリハリのある断層像を得る．

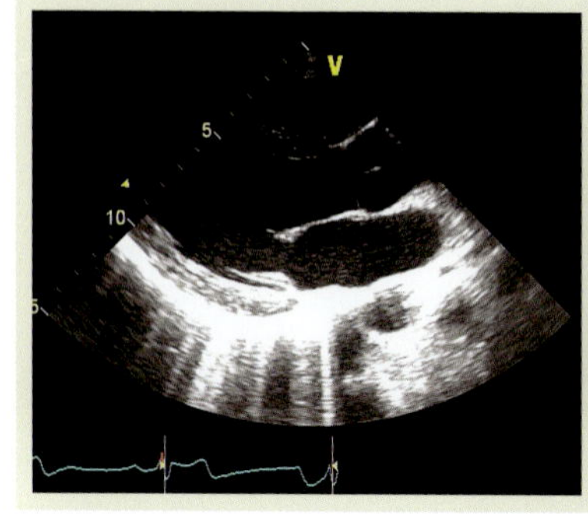
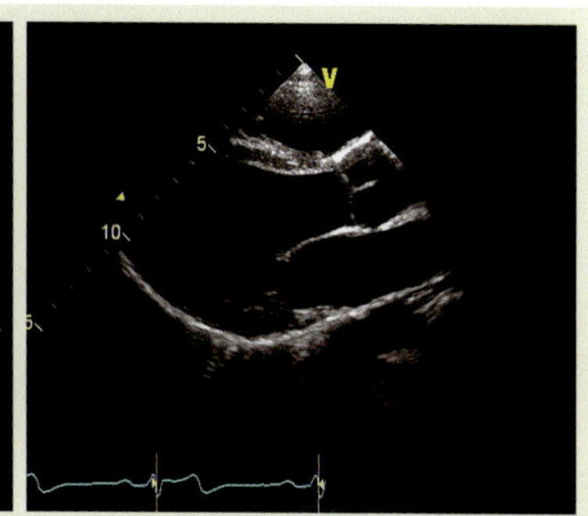

❸ 観察深度

- 断層像に表示する最大の深度を調節するツマミで，心エコーでは通常15 cm前後にプリセットする．
- 観察深度15 cmでは，心臓の後方の胸水や胸部下行大動脈瘤などを見落とすことがあるため，検査時は一度観察深度を深くして心臓後方を観察する．
- 観察深度が深いとフレームレートが低くなる．

図2-4　観察深度の調整
心臓後方に貯留した胸水．通常の条件である観察深度15 cm（**左**）では胸水を見落としてしまう．観察深度を20 cm（**右**）にすることではじめて胸水（※）を確認することができる．

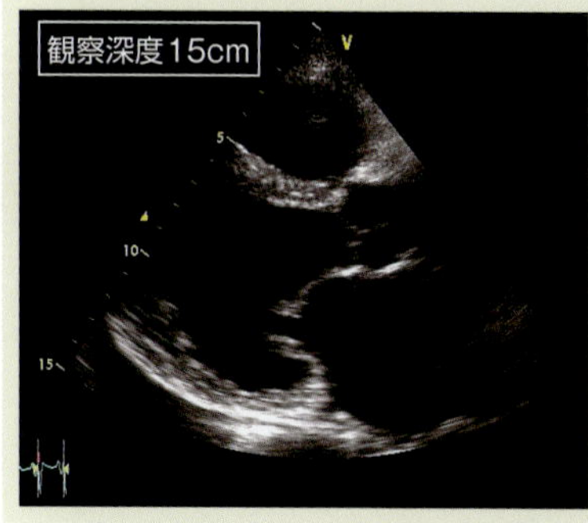

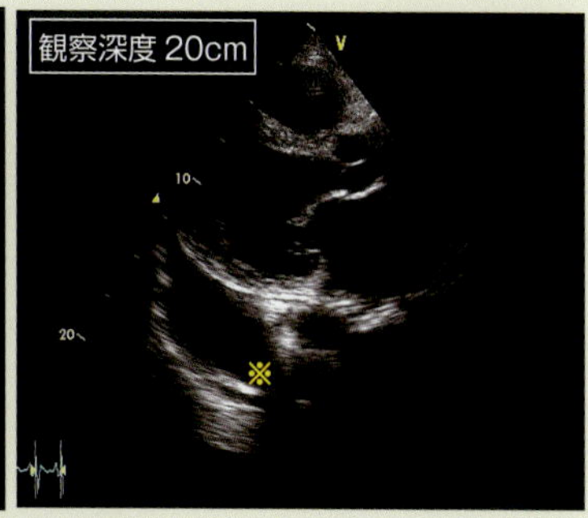

④ フォーカス

- フォーカスの設定位置により画像の鮮明度が異なる.
- 観察したい**目標構造物に合わせてフォーカス位置を設定**する.
- 通常は胸骨左縁左室長軸像の僧帽弁あるいは左室後壁の深さにフォーカスを設定しておく.

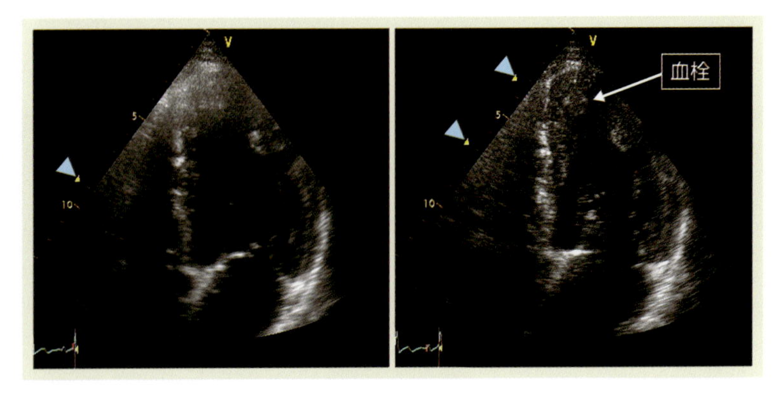

図 2-5 フォーカスの調整
心尖部の壁在血栓. 左の通常のフォーカス位置(▲)では心尖部血栓はノイズに埋もれ確認できない. 右のようにフォーカス位置を浅くすることで血栓の確認が容易になる. この症例では通常の1点フォーカスから2点フォーカスにすることで, 血栓はより鮮明になった.

⑤ フレームレート

- 1秒間に表示する連続画像の枚数をフレームレートという.
- フレームレートが低いとリアルタイム性の低い動画像になる.
- 弁などの**速い動きを詳細に観察するときはフレームレートを上げる**.
- セクター走査の観察角度を小さくする, 観察深度を浅くする, ズームをかけることなどでフレームレートを上げることができる.

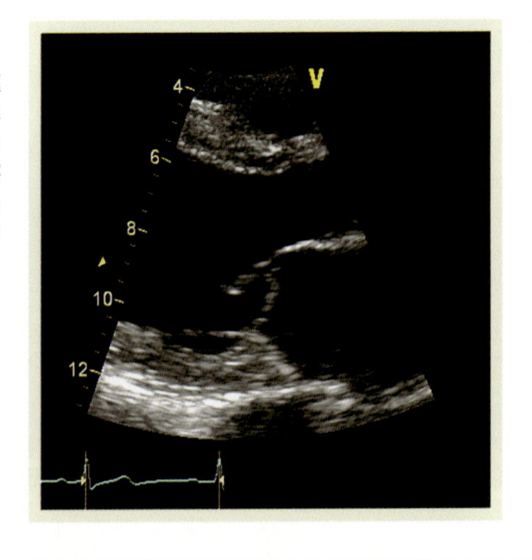

図 2-6 ズーム画像
僧帽弁逸脱の症例. 弁などの速い動きを詳細に観察するときは動画のフレームレートを上げる必要がある. ズーム画像は観察したい部位を大きく表示させるだけでなく, フレームレートを高くすることができる.

組織 (ティッシュ) ハーモニックイメージング
超音波が生体内を伝播するとき, 探触子から発信された周波数の整数倍の周波数の超音波(倍音成分 : ハーモニック) が発生する. 従来は, 送信波と同じ周波数の超音波のみを受信して画像化していたが, この倍音成分を利用すると, ノイズが少なく構造物の輪郭が鮮明な画像を作ることができる. これを「組織 (ティッシュ) ハーモニックイメージング」という. 最近は本機能を ON にしたまま検査を行うことが通例となっているが, 心筋症などで心筋の性状を見たい場合などには, 本機能は OFF にし基本画像で観察すべきである.

2 カラードプラ法の調整

❶ ゲイン

- カラーゲインが高いとノイズが出現する．**ノイズが出現する直前のゲインが適正**とされる．
- 断層像のゲインにも影響されることがあるので，断層像のゲインが高すぎないよう注意する．
- 描出不良例ではカラードプラゲインは少しオーバーに設定する．

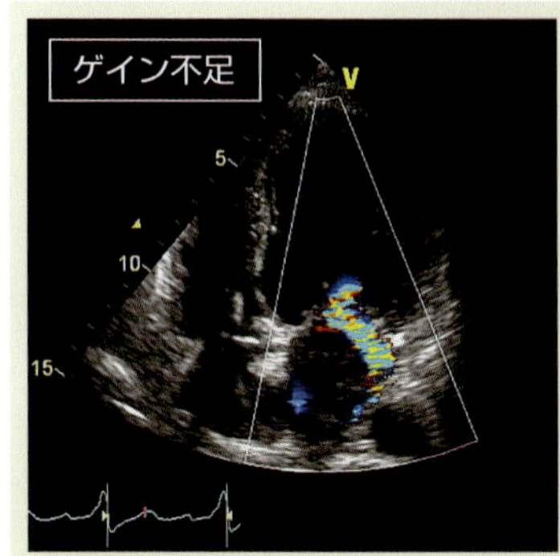

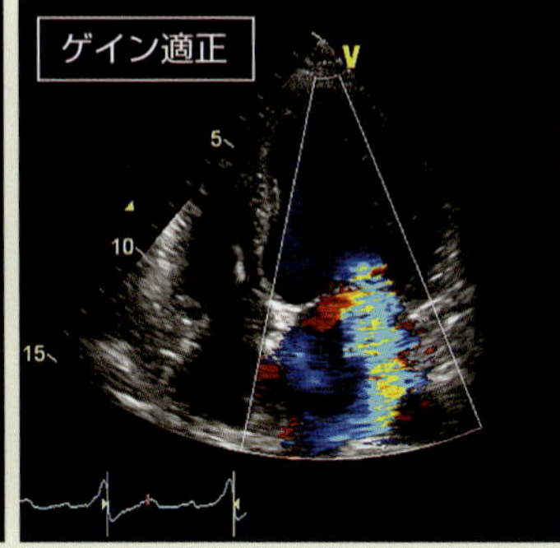

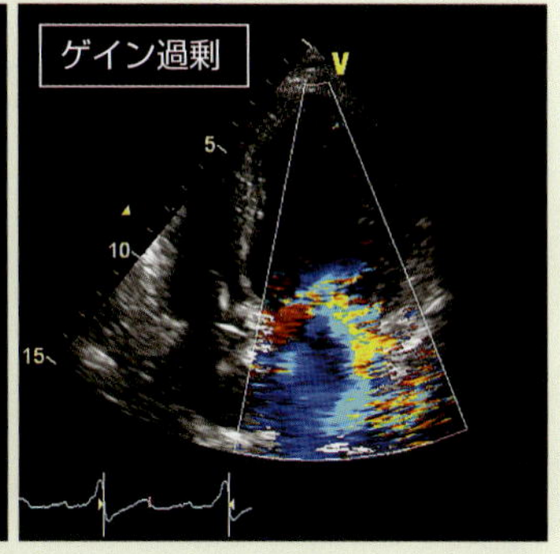

図 2-7 カラードプラゲインの調整

カラードプラ法にもゲインがあり，血流の表示範囲に大きく影響する．ゲイン過剰ではノイズが出現するため，一般にノイズが出現する直前のゲインが適正とされる．

❷ カラー ROI

▸ROI:
region of interest（関心領域）

- 断層像上で血流情報をカラー表示する範囲を設定する．
- 目的血流の範囲に合わせてカラー ROI を調節する．
- カラー ROI の角度が広いとフレームレートが低くなる．

❸ 流速レンジ

- 流速に応じたカラー表示の濃さを調節する．
- 流速の低い血流を検出するときは流速レンジを低く設定する．
- 流速レンジを超える速い血流は折り返し現象（エイリアシング：aliasing）を起こし，反対方向の血流成分の色調で表示される．

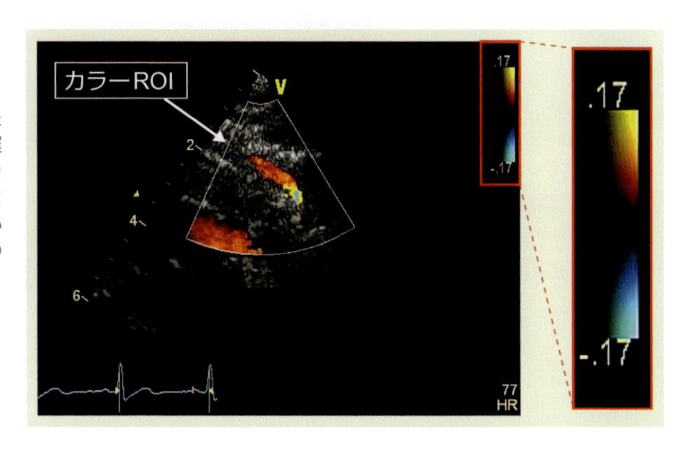

図 2-8 流速レンジとカラー ROI の調整

図は，冠動脈左前下降枝の血流をとらえたものである．正常の冠動脈血流は比較的遅い血流であり，エコーの反射も弱いため，カラーレンジを 17 cm/s と低く設定し，またカラー ROI を目的血流に絞ることで高いフレームレートを得て，かつ周囲の血流の影響を少なくする．

図 2-9　PISA 法

PISA 法では流速レンジの調整が重要である.

▶PISA：proximal isovelocity surface area

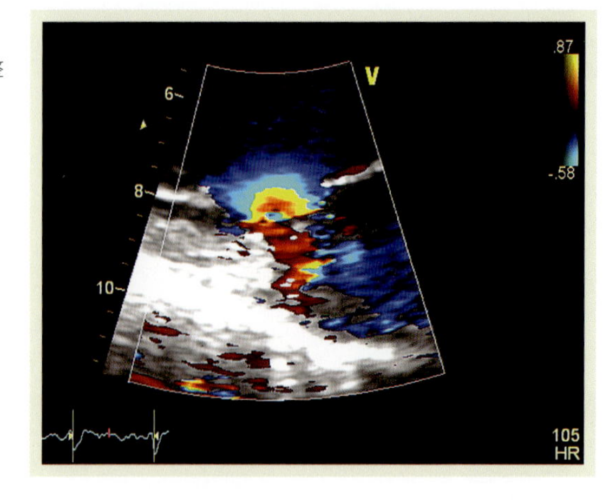

● PISA 法（☞P 121）による逆流量の定量では流速レンジの調節が重要となる（**図 2-9**）.

3　パルスドプラ法・連続波ドプラ法の調整

❶ サンプルボリュームのサイズと位置（パルスドプラ法）

●サンプルボリュームの深さ方向のサイズを調節する（**図 2-10**）.

●心内腔の血流を記録する際のサンプルボリュームサイズは **2～3 mm に設定**する.

●サンプルボリュームは，心拍動により収縮期と拡張期で位置が異なってしまうため，目的血流の出現時相と場所に注意しながら設置する.

図 2-10

サンプルボリュームサイズによる左室流入血流速波形の違い

上段はサンプルボリュームサイズ 3.0 mm で，**下段**は 10.0 mm で記録された左室流入血流速波形である．上段のような narrow band な波形が望ましい.

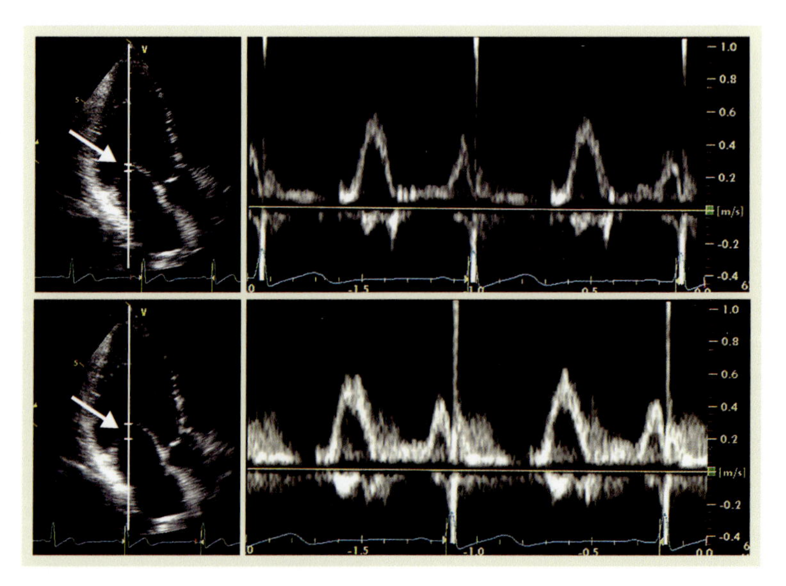

❷ ゲイン

- ドプラゲインが高すぎるとノイズの出現により波形が不鮮明になる．低すぎると情報が欠落する．
- ノイズのない鮮明な波形を得るようゲイン調節する．

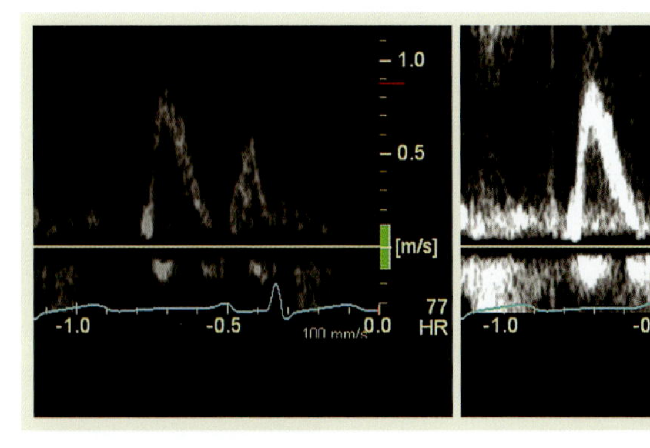

図 2-11
パルスドプラ法のゲイン
左はゲイン不足，**右**はゲイン過剰．ノイズのない鮮明な波形を得るようゲイン調節する．

❸ 流速レンジとベースラインシフト

- 流速レンジで波形を表示できる流速の限界を調節する．
- 流速レンジを高くすると観測深度が浅くなる（パルスドプラ法）．
- ベースラインは波形上の流速 0 のラインで，これをシフトさせることで探触子に向かう（toward）方向と遠ざかる（away）方向の表示バランスを変化させ，目的とする血流の方向のレンジを大きくとることができる（**図 2-12**）．
- 目的とする血流波形が適度な大きさで表示されるよう流速レンジとベースラインを調節する．

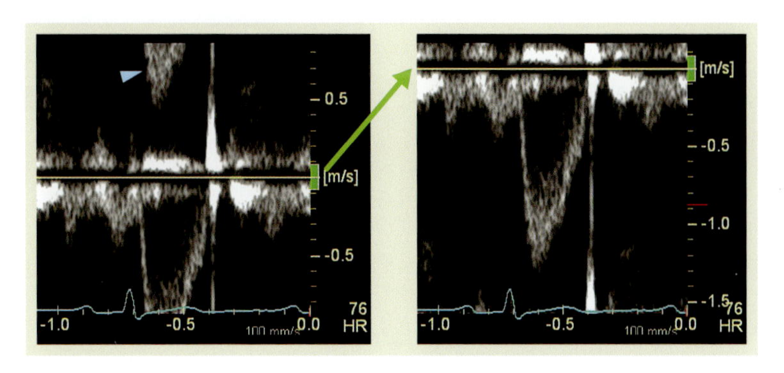

図 2-12
エイリアシングとベースラインシフト
パルスドプラ法では測定可能な最大流速を超えた速度の血流をとらえたとき，エイリアシング（折り返し）が起こる．
左図：▲はエイリアシングを起こし実際の血流方向とは反対側に表示された波形である．
右図：エイリアシングを回避する方法として装置にはベースラインシフト（ゼロシフト）機能が搭載されている．

❹ ローカットフィルター

- 血流波形の低流速部分をカットするフィルターを調節する.
- 心腔内の血流が目的の場合は**通常 200～400 Hz に設定**する.
- ローカットフィルター（low cut filter）が低すぎると低流速部分にノイズが出現し波形の立ち上がりが不鮮明になり，反対に高すぎると低流速部分がカットされ波形の立ち上がりが切れてしまう．血流の持続時間などの時相分析では注意を要する.

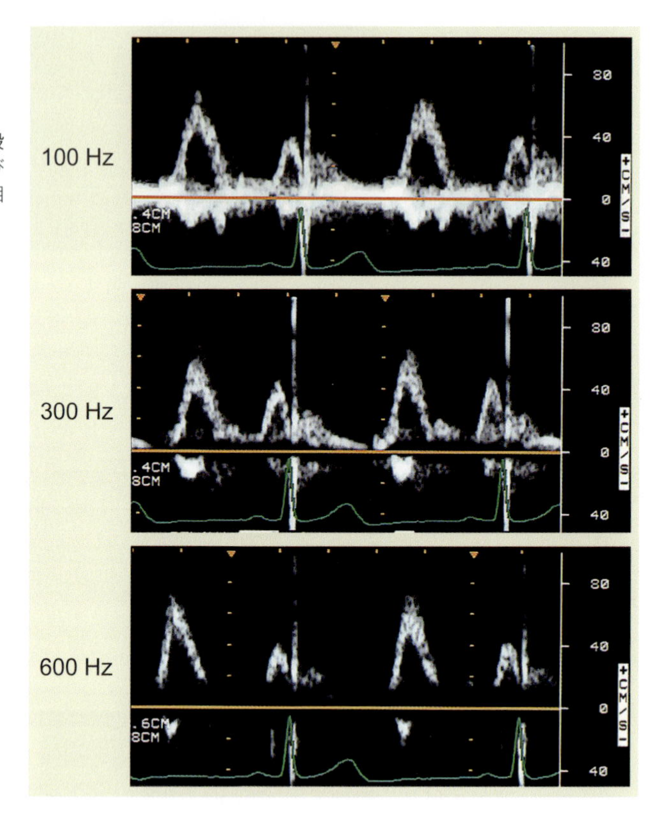

図 2-13
ドプラフィルターによる左室流入血流速波形の違い
ローカットフィルターは，**上段** 100 Hz，**中段** 300 Hz，**下段** 600 Hz である．上段および下段は波形の始点と終点が不鮮明で，時相分析には適さない.

B モード基本断面

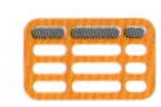

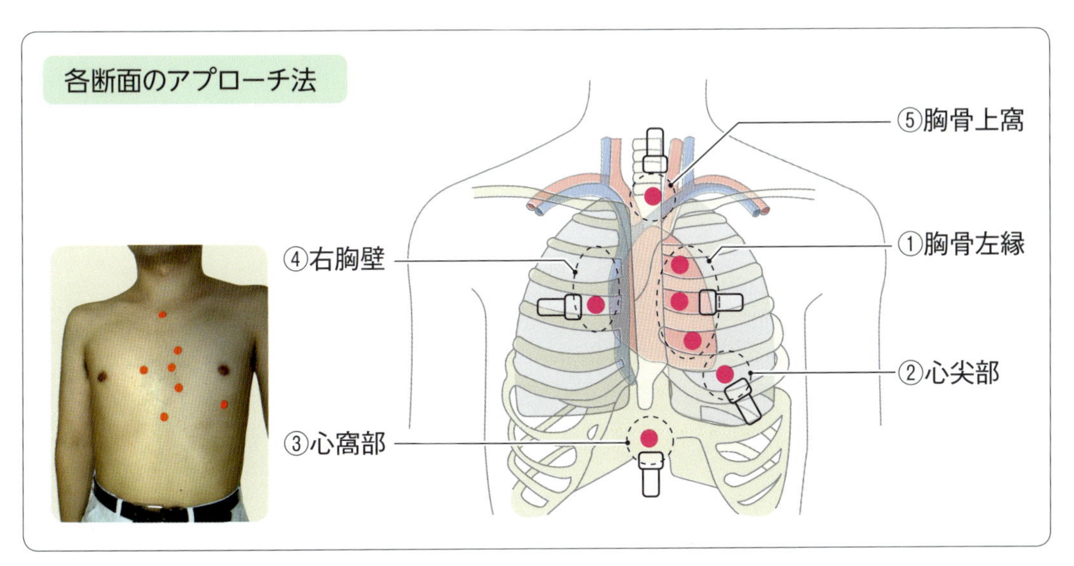

断層法は心エコー図診断の中心的な方法であり①～⑤のアプローチ法がある.

①胸骨左縁アプローチ	左室長軸断面，左室短軸断面，右室流入路長軸断面，右室流出路長軸断面などを描出する.
②心尖部アプローチ	四腔断面，二腔断面，左室長軸断面を描出する. ドプラ法でもよく用いる.
③心窩部アプローチ	四腔断面，左室短軸断面，下大静脈・腹部大動脈を描出する. 胸骨左縁から心臓を描出することが困難な場合に用いることが多い.
④右胸壁アプローチ	右房・心房中隔・左房，上行大動脈長軸断面を描出する.
⑤胸骨上窩アプローチ	大動脈弓断面を描出する.

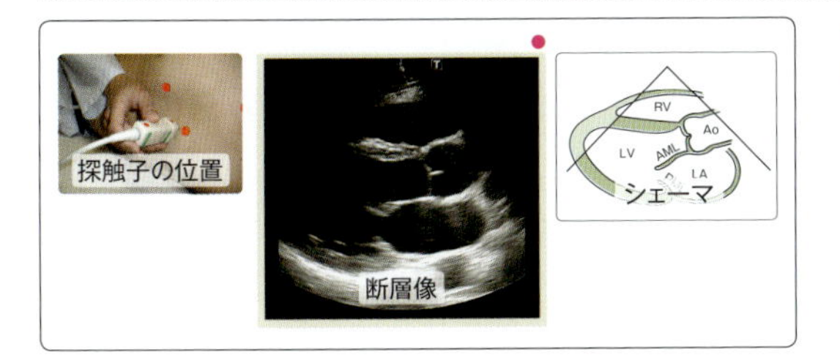

❸ B モード基本断面(Ⓟ 15 ～)
❹ B モード応用断面(Ⓟ 29 ～)の見方

「探触子の向き・あてる位置」「断層像」「シェーマ」の写真と図を組み合わせ，各断面の描出のポイントやアドバイスをまじえて解説している．断層像の右上の●マークは，探触子に付いている●マーカーの方向を示している(モニタ画面の左右を一致させるため)．
基本および応用断面は巻頭に一覧表としてまとめてあるので，随時参照していただきたい．

各断面の断層イメージ一覧

胸骨左縁左室長軸断面

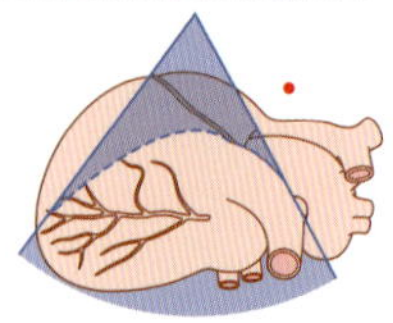

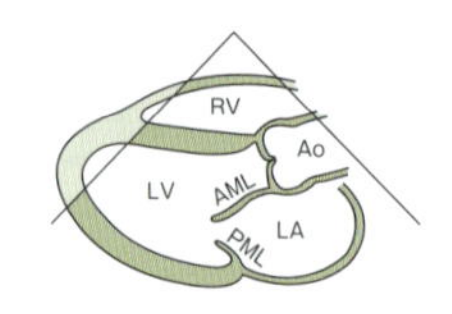

胸骨左縁左室短軸断面　大動脈弁口レベル

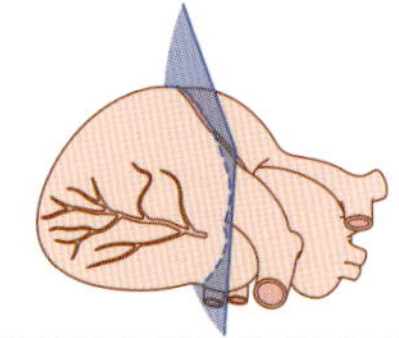

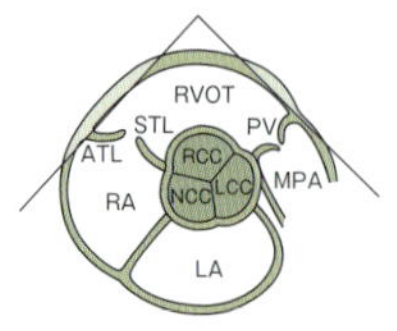

胸骨左縁左室短軸断面　僧帽弁口レベル

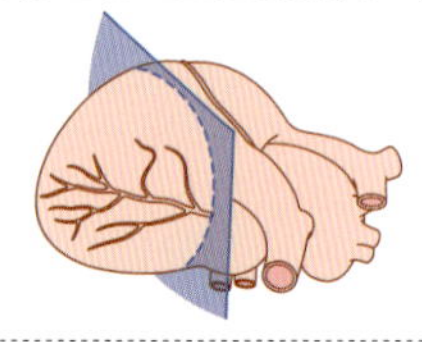

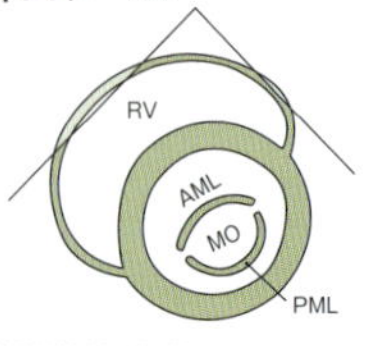

胸骨左縁左室短軸断面　乳頭筋レベル

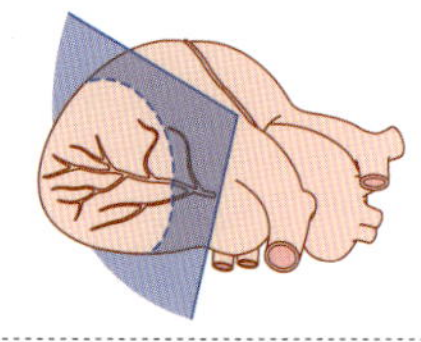

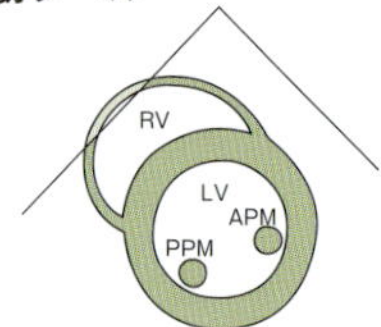

右室流入路長軸断面

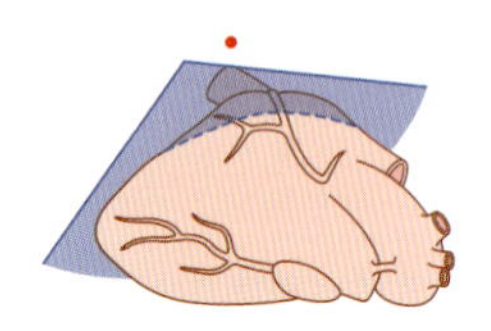

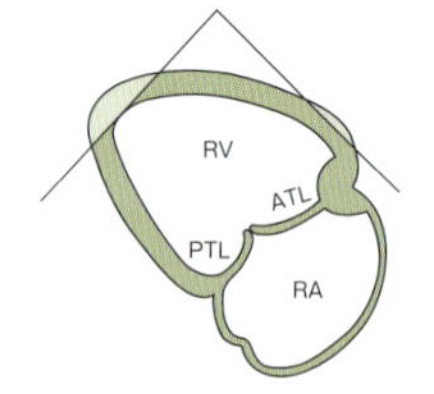

右室流出路長軸断面

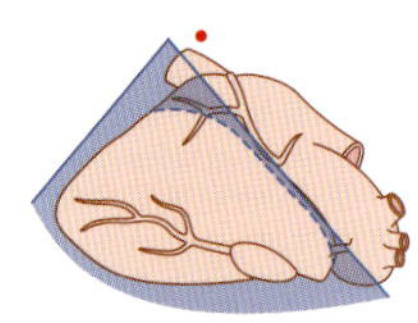

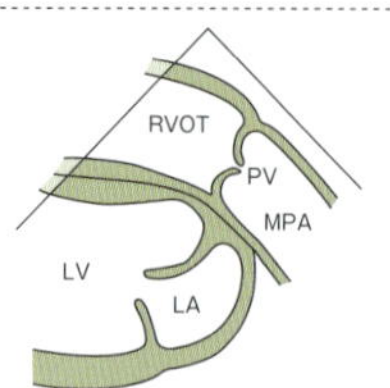

左胸壁四腔断面

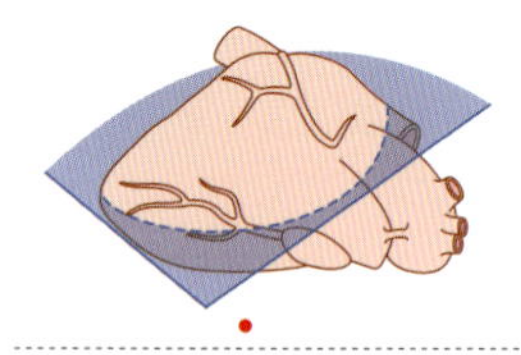

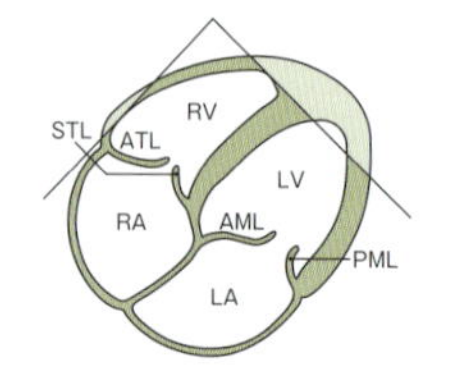

心尖部四腔断面

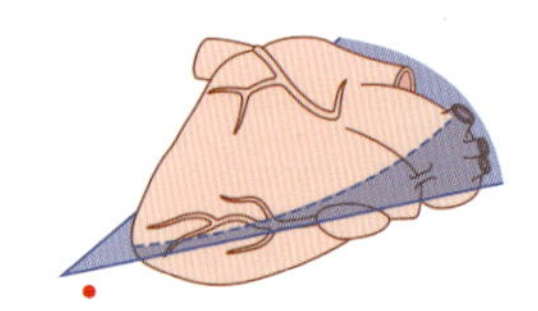

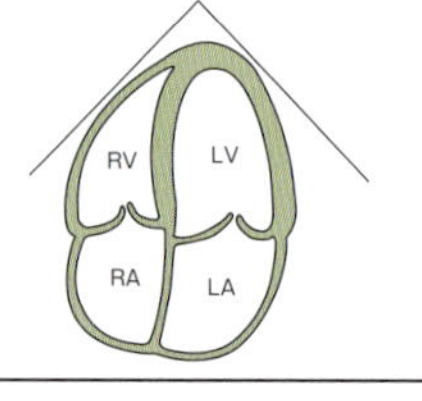

心尖部二腔断面

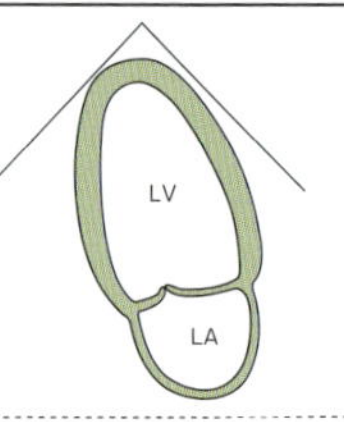

心尖部左室長軸断面

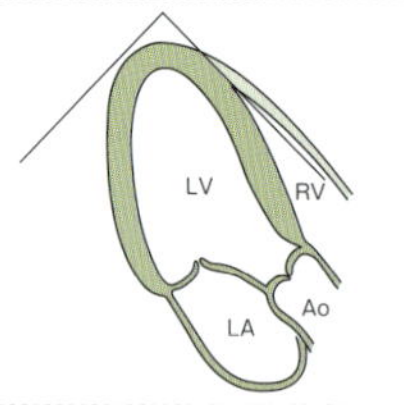

心窩部四腔断面

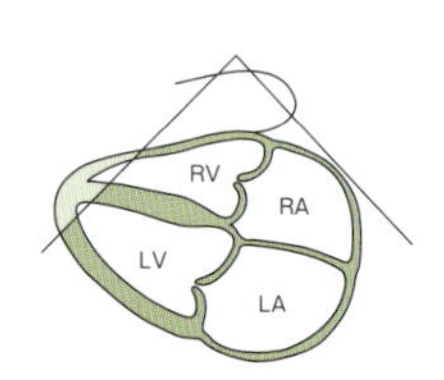

心窩部左室短軸断面

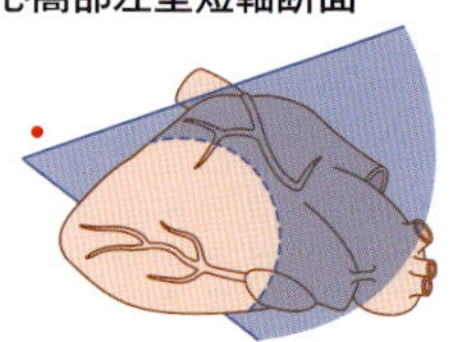

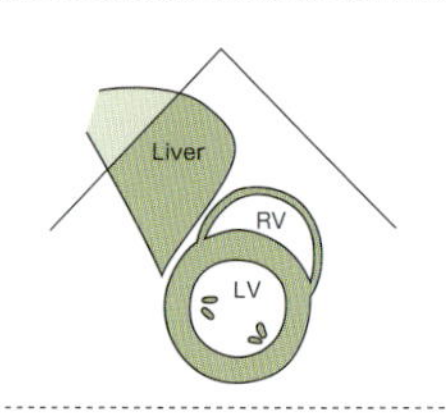

心窩部下大静脈

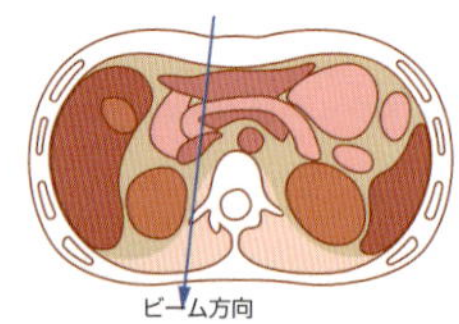

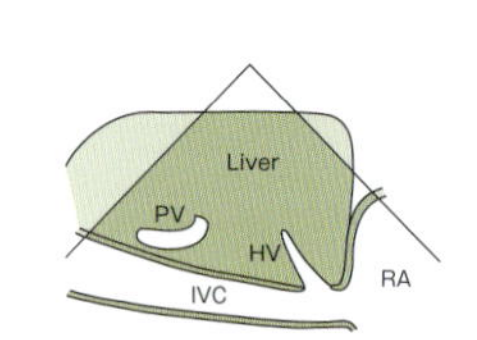

心窩部腹部大動脈

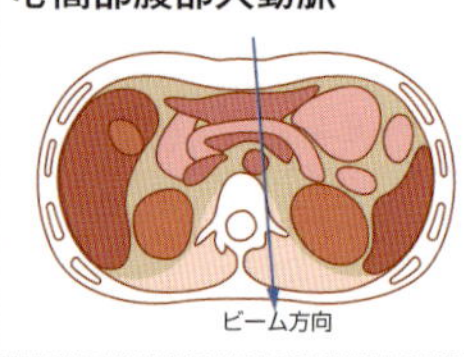

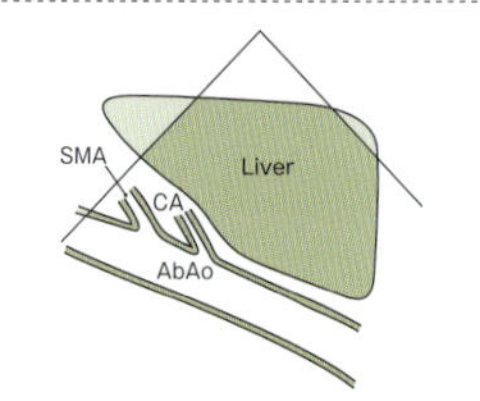

右胸壁アプローチ

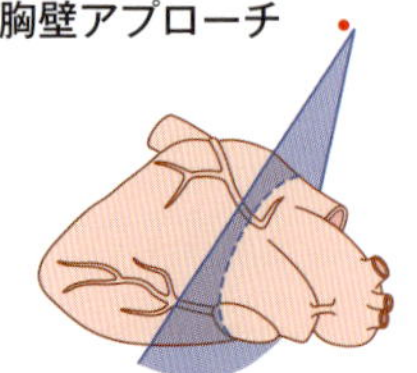

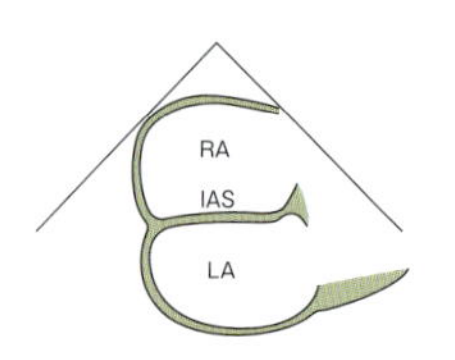

胸骨上窩大動脈弓断面

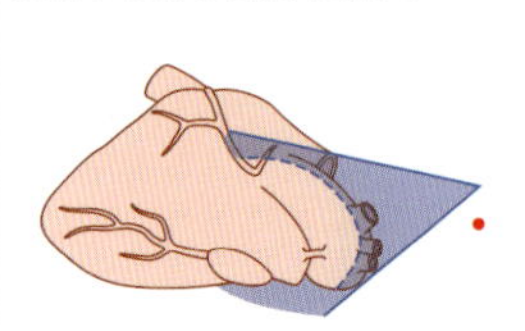

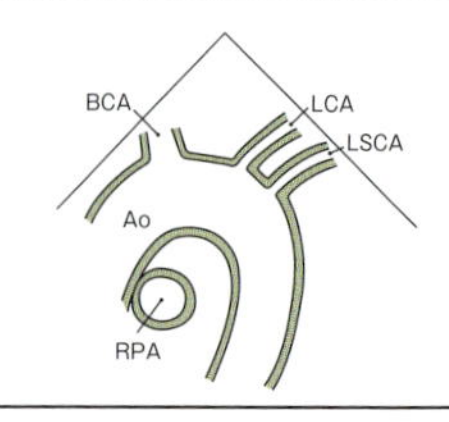

1 胸骨左縁左室長軸断面

描出法・チェックポイント

- 患者を**左側臥位**にして左腕を挙上させ肋間を広げる.
- **第 3 肋間，または第 4 肋間胸骨左縁**に探触子をあてる.
- 画像が明るくなるところを探す.
- 画面の中央に僧帽弁，左に左室，右に大動脈弁が見えるようにする.
- **大動脈前壁と心室中隔の画面上の高さ**を比べて，大動脈前壁の方がやや高いか，同じ高さになるようにする.

ワンポイントアドバイス

正中部長軸は右室径，左室径，左室壁厚などの計測や大動脈弁の観察に適している.

① 正中部長軸断面

- 僧帽弁が最も大きく開いて**左室が最も大きく見える**ようにする.
- このとき左室の**腱索ができるだけ見えない**ようにする.

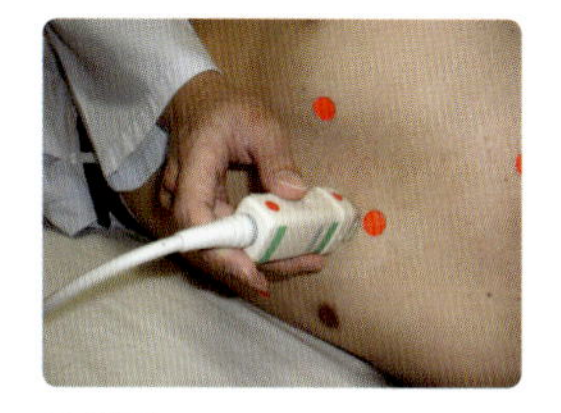

▶動画

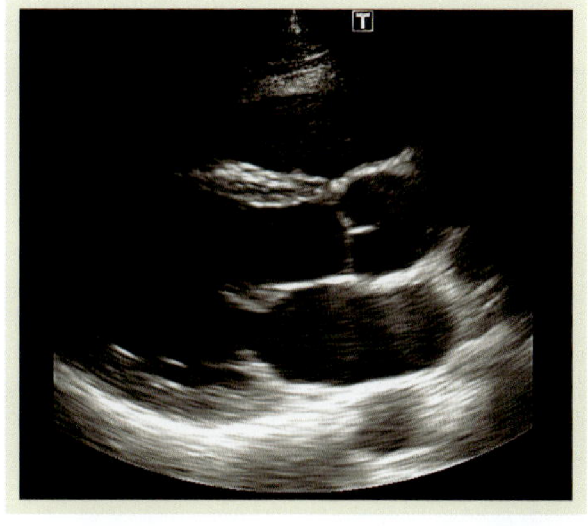

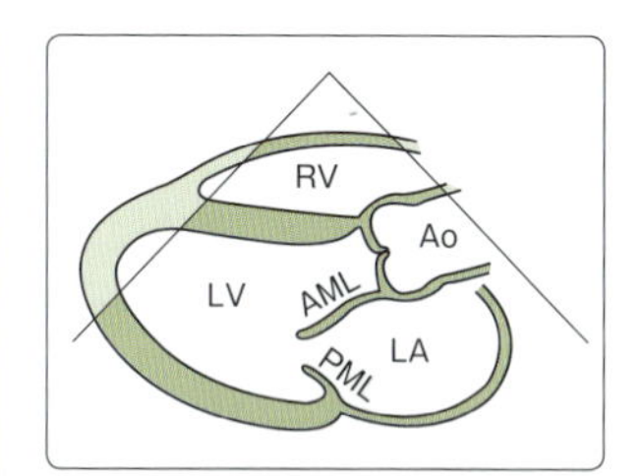

AML：僧帽弁前尖　LV：左室
Ao：大動脈　PML：僧帽弁後尖
LA：左房　RV：右室

▶基本Bモード断面・応用Bモード断面で使用する略語

AbAo	abdominal aorta	腹部大動脈
AML	anterior mitral leaflet	僧帽弁前尖
Ao	aorta	大動脈
APM	anterior papillary muscle	前乳頭筋
AsAo	ascending aorta	上行大動脈
ATL	anterior tricuspid leaflet	三尖弁前尖
BCA	brachio-cephalic artery	腕頭動脈
CA	celiac artery	腹腔動脈
CT	chordae tendineae	腱索
HV	hepatic vein	肝静脈
IAS	interatrial septum	心房中隔
IVC	inferior vena cava	下大静脈
LA	left atrium	左房
LCA	left common carotid artery	左総頸動脈
LCC	left coronary cusp	左冠尖
LPA	left plumonary artery	左肺動脈
LSCA	left subclavian artery	左鎖骨下動脈
LV	left ventricle	左室

MO	mitral orifice	僧帽弁口
MPA	main pulmonary artery	主肺動脈
NCC	non-coronary cusp	無冠尖
PML	posterior mitral leaflet	僧帽弁後尖
PPM	posterior papillary muscle	後乳頭筋
PTL	posterior tricuspid leaflet	三尖弁後尖
PV	pulmonary valve	肺動脈弁
PV	portal vein	門脈
RA	right atrium	右房
RCC	right coronary cusp	右冠尖
RPA	right pulmonary artery	右肺動脈
RV	right ventricle	右室
RVOT	right ventricular outflow tract	右室流出路
SMA	superior mesenteric artery	上腸間膜動脈
STL	septal tricuspid leaflet	三尖弁中隔尖
SVC	superior vena cava	上大静脈
TV	tricuspid valve	三尖弁

❷ 前交連側長軸断面

- 正中部長軸断面と同じ肋間で探触子を**やや外側にスライド**させる.
- 探触子をわずかに反時計回転させ，**やや外側上方**に傾ける.
- このとき**前乳頭筋〜腱索〜僧帽弁（前交連より）が繋がって見える**ようにする.

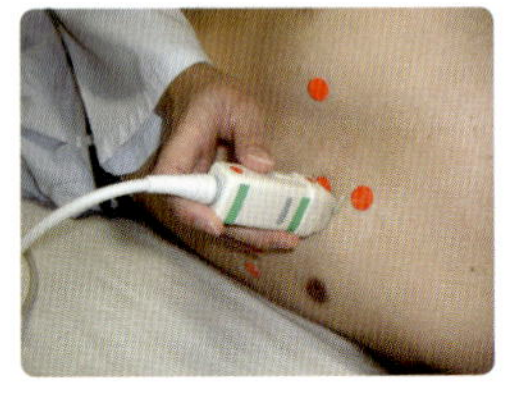

▶動画

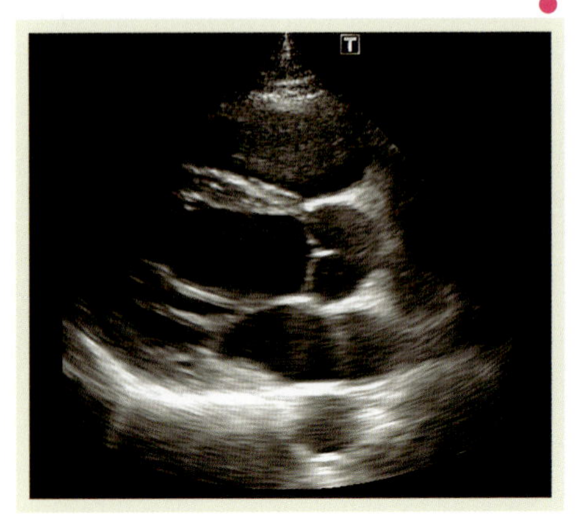

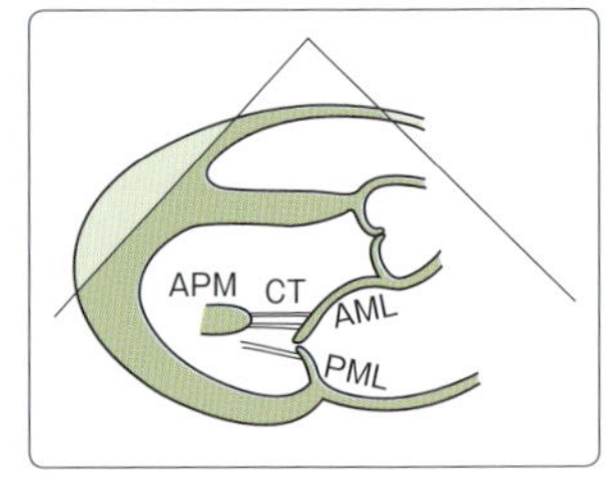

AML：僧帽弁前尖　CT：腱索
APM：前乳頭筋　PML：僧帽弁後尖

❸ 後交連側長軸断面

- 正中部長軸断面と同じ肋間で探触子を**やや外側にスライド**させる.
- 探触子をわずかに時計回転させ，**やや内側下方**に傾ける.
- このとき**後乳頭筋〜腱索〜僧帽弁（後交連より）が繋がって見える**ようにする.

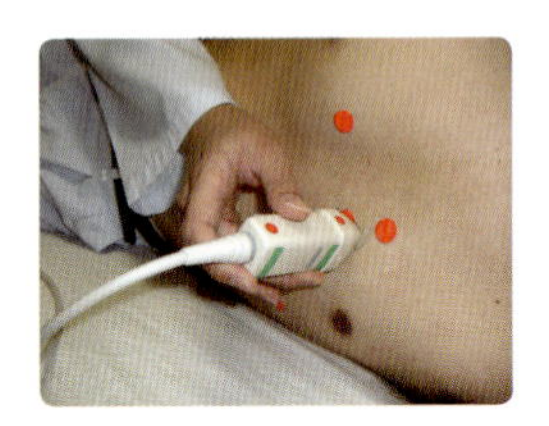

▶動画

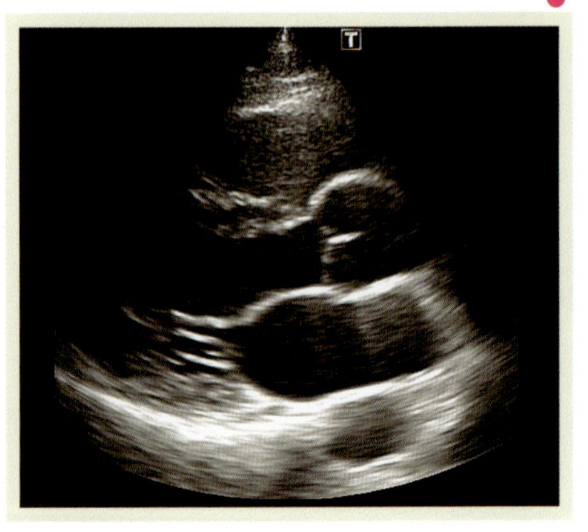

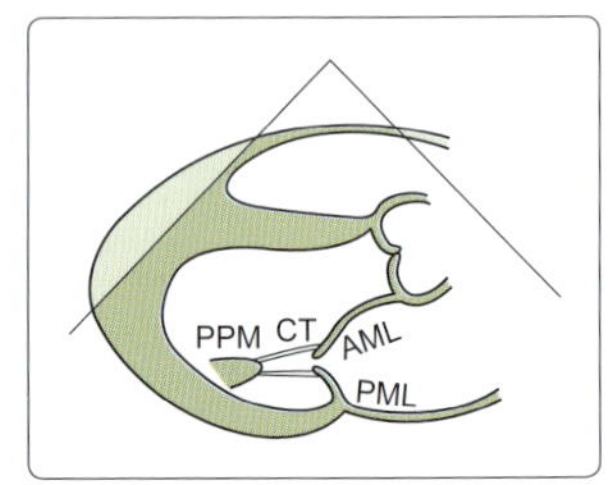

AML：僧帽弁前尖　PML：僧帽弁後尖
CT：腱索　PPM：後乳頭筋

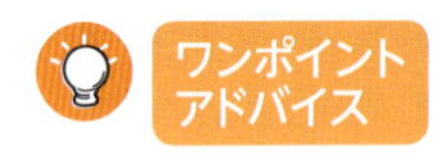

ワンポイントアドバイス

①胸骨左縁左室長軸断面を描出する際はメルクマールとして大動脈弁を探し出す.
②大動脈弁の接合線がバルサルバ洞の中央にくるようにして，**大動脈の長軸**に合わせる.
③そのまま探触子の傾きを変えずに左右どちらかに回転させて，**僧帽弁が最も大きく開放するところ**で固定する.
④最後に**腱索が見えない**ように微調整する.

❹ 正中部長軸断面（下位肋間）

- 探触子を**回転させずに一肋間下げ**，少し外側にスライドさせる．
- 僧帽弁が**最も大きく開放して**左室が最も大きく見えるようにする．
- このとき左室の**腱索ができるだけ見えない**ようにする．

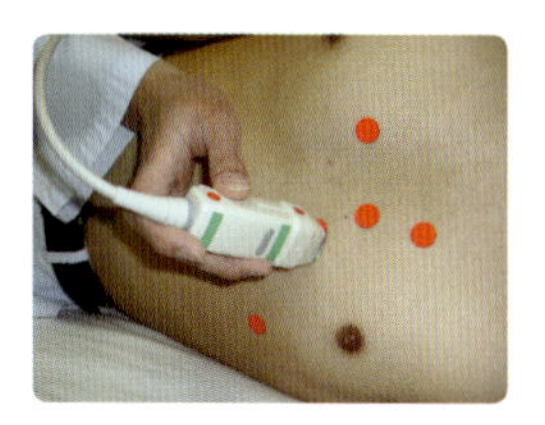

▶動画

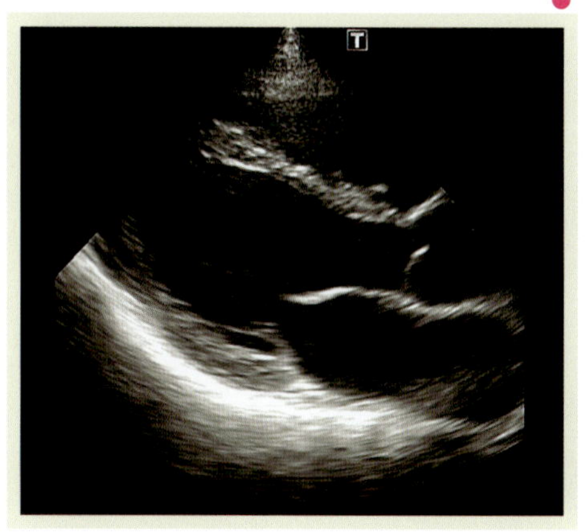

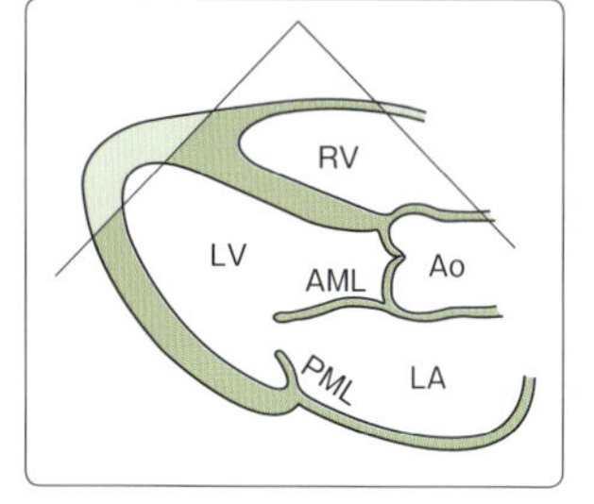

Ao：大動脈　LV：左室
AML：僧帽弁前尖　PML：僧帽弁後尖
LA：左房　RV：右室

❺ 前交連側長軸断面（下位肋間）

- 探触子を**わずかに反時計回転**させ，**やや外側上方**に傾ける．
- このとき**前乳頭筋～腱索～僧帽弁（前交連より）が繋がって見える**ようにする．

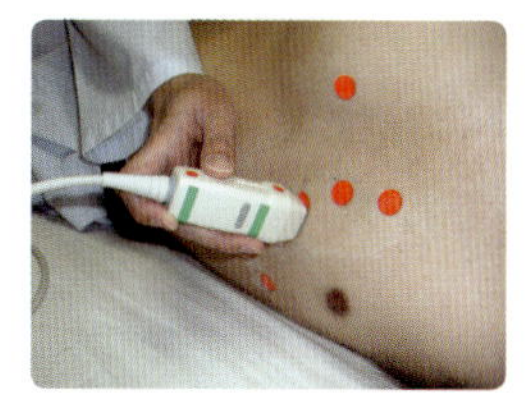

▶動画

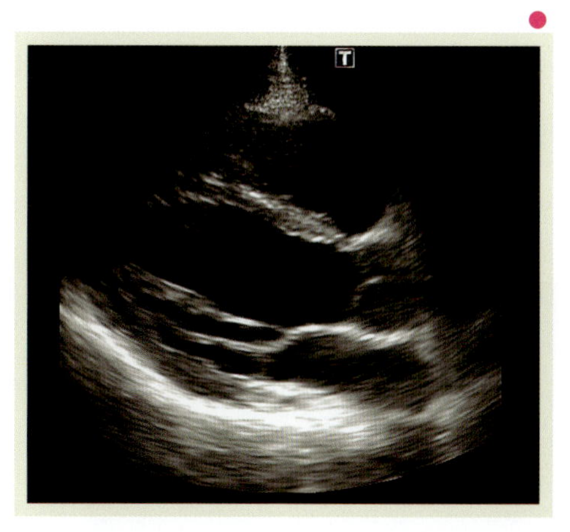

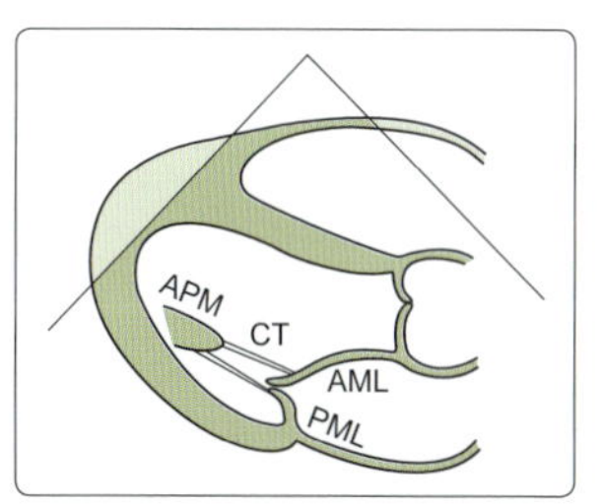

AML：僧帽弁前尖　CT：腱索
APM：前乳頭筋　PML：僧帽弁後尖

❻ 後交連側長軸断面（下位肋間）

- 探触子をわずかに**時計回転**させ，**やや内側下方**に傾ける．
- このとき**後乳頭筋～腱索～僧帽弁（後交連より）が繋がって見える**ようにする．

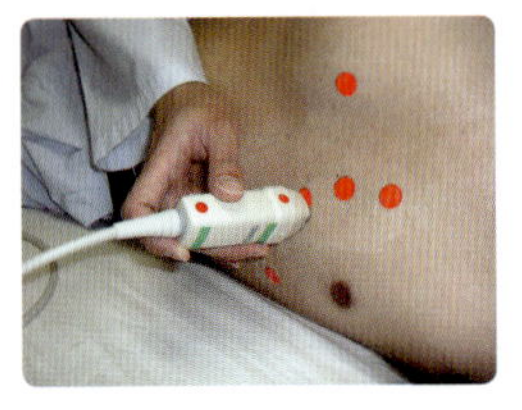

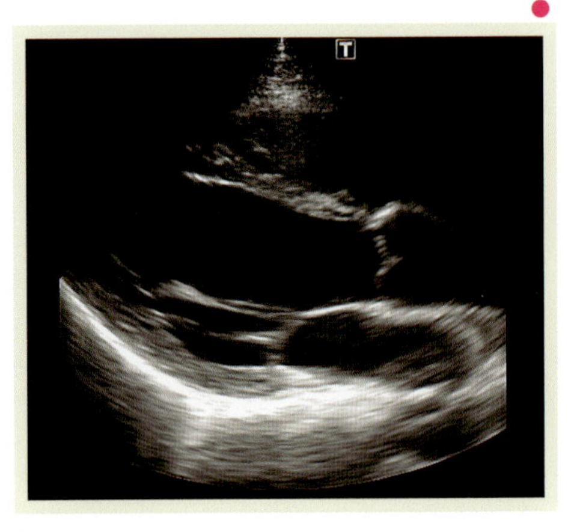

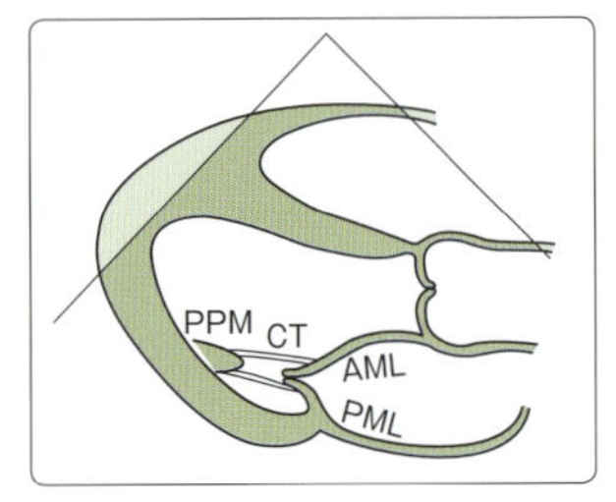

AML：僧帽弁前尖　PML：僧帽弁後尖
CT：腱索　PPM：後乳頭筋

ワンポイントアドバイス

①胸骨左縁左室長軸断面は通常の肋間と一肋間下（下位肋間）の**両方を記録**する．
②下位肋間の正中部長軸断面は心尖付近の壁運動評価，左房径計測などに適している．
③下位肋間の長軸断面は僧帽弁の観察に適している．

❼ 高位肋間からの長軸断面

- **第2肋間，または第3肋間胸骨左縁**に探触子をあてる．
- 画面の左側に左室，中央に大動脈弁，右に上行大動脈が見えるようにする．
- できるだけ**上行大動脈の末梢側**まで見えるようにする．

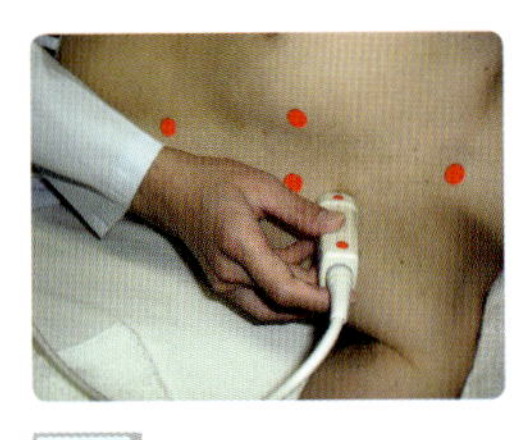

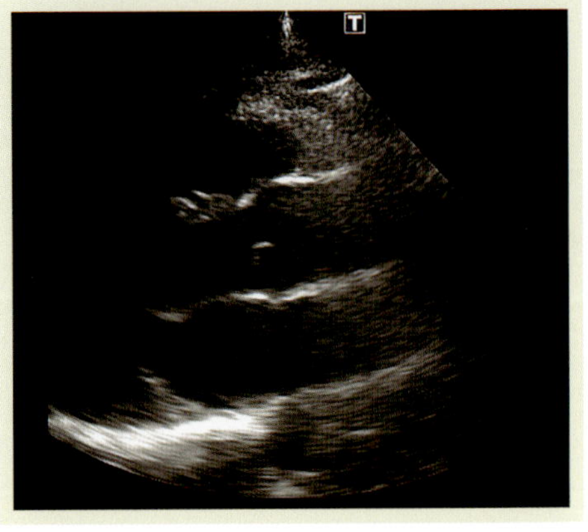

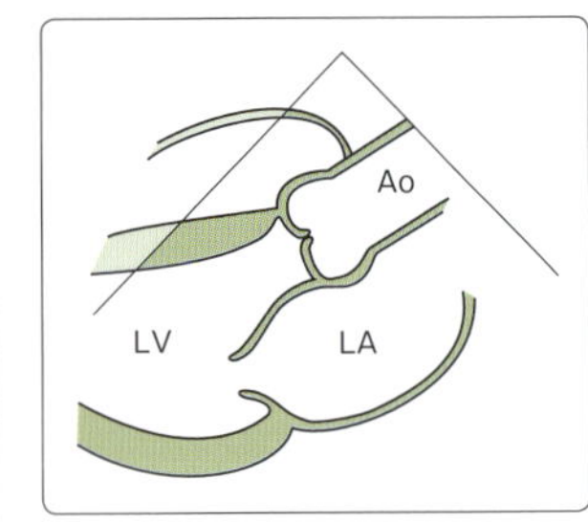

Ao：大動脈　LV：左室
LA：左房

ワンポイントアドバイス

①この断面は上行大動脈の観察に適している．
②バルサルバ洞径，ST-junction 径，上行大動脈径の計測に用いられる．

▶ST：Sino-Tubular

2 胸骨左縁左室短軸断面

描出法・チェックポイント

- 正中部長軸断面を描出し，探触子を時計回りに**90度回転**させる．
- このとき探触子は**患者から離さず**，画像を見ながらゆっくりと回転させる．
- 探触子を持ち直して肋間にしっかり固定する．
- 僧帽弁口レベルで軸が合っているかを確認してから，大動脈弁口レベル短軸断面を描出する．
- 腱索レベル左室短軸断面～心尖レベル左室短軸断面は左室壁ができるだけ**正円形**になるようにする．
- そのためには探触子を**左室長軸に沿って移動**させることが大切である．

❶ 大動脈弁口レベル左室短軸断面

- 画面の中央に大動脈弁，右に肺動脈弁，左に三尖弁が見えるようにする．
- 大動脈弁は閉鎖したときに三尖の接合線が見えるようにする．

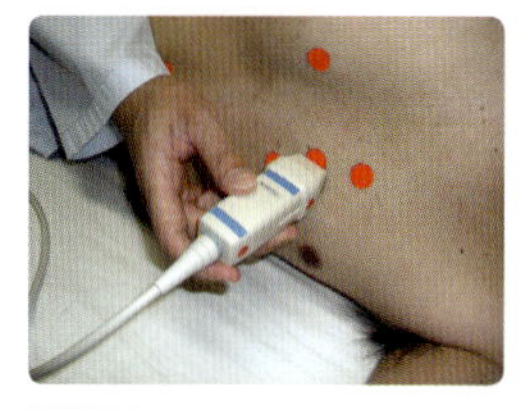

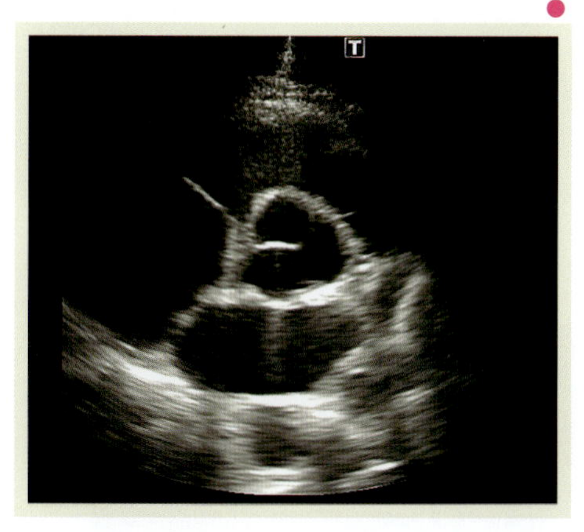

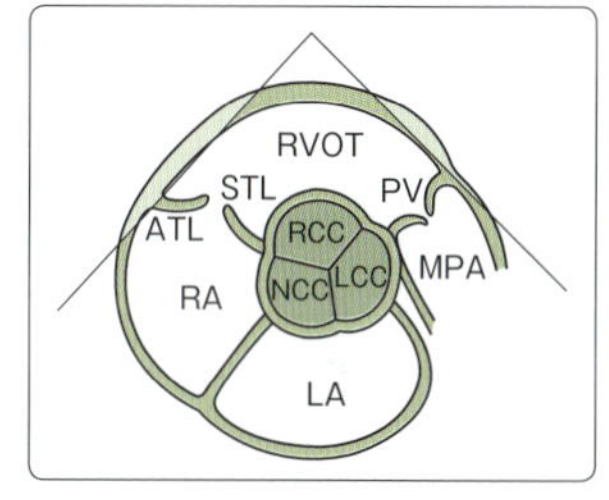

ATL：三尖弁前尖　PV：肺動脈弁
LA：左房　RA：右房
LCC：左冠尖　RCC：右冠尖
MPA：主肺動脈　RVOT：右室流出路
NCC：無冠尖　STL：三尖弁中隔尖

ワンポイントアドバイス

①胸骨左縁左室長軸断面よりも少しだけ外側にスライドさせてから描出する．
②大動脈弁の中では左冠尖が最も描出しづらい．
③探触子を上に振りながら少し時計方向に回転させると，**左冠動脈主幹部**や**左心耳**を描出できる．

❷ 僧帽弁口レベル 左室短軸断面

●画面中央に僧帽弁口が見えるようにする.

●このとき前尖と後尖ができるだけ繋がって見えるようにする（魚の口のように）.

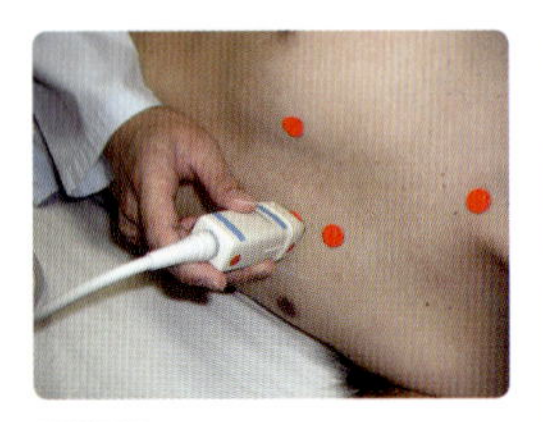

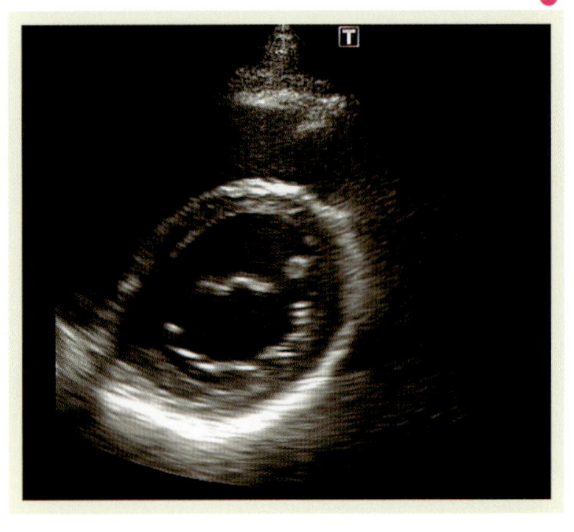

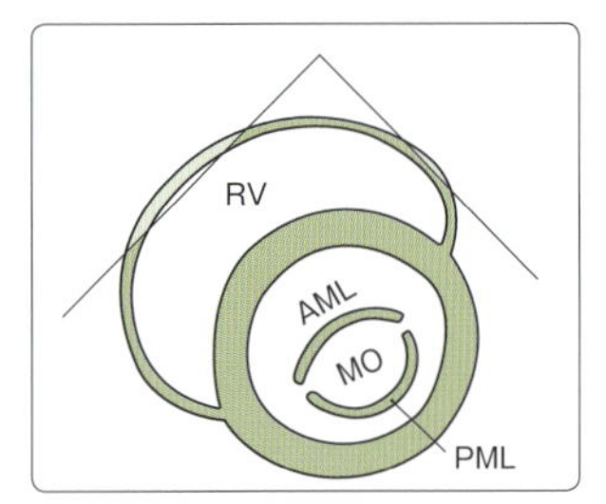

AML：僧帽弁前尖　PML：僧帽弁後尖
MO：僧帽弁口　RV：右室

ワンポイントアドバイス

①大動脈弁口レベル短軸の位置から少し内側に戻してから描出する.

②探触子先端を**体表面に密着させながら**心尖側に傾ける.

③この断面は僧帽弁逸脱の部位診断や僧帽弁狭窄の弁口面積計測に必須である.

❸ 腱索レベル 左室短軸断面

●探触子を心尖側にわずかに傾ける.

●左室腔内に**腱索**が**ハの字**に描出されるようにする.

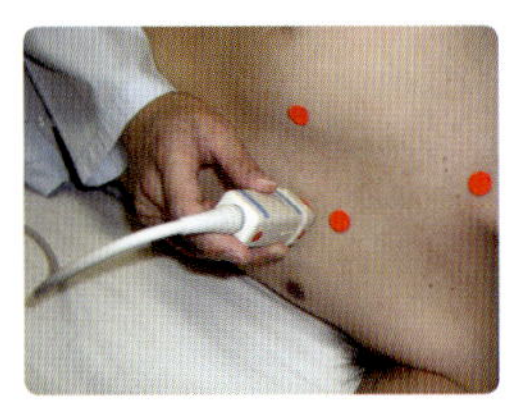

▶動画

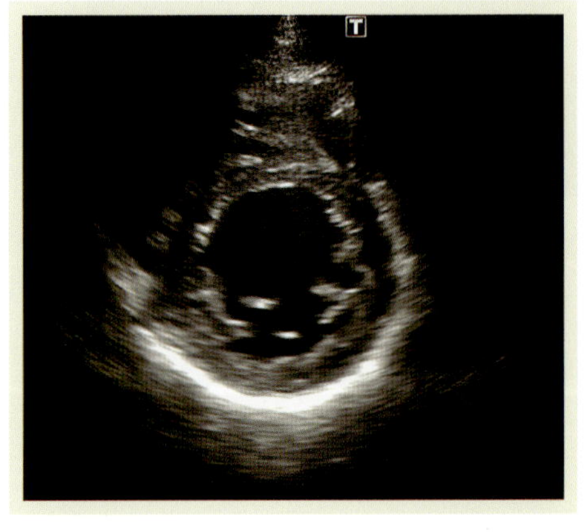

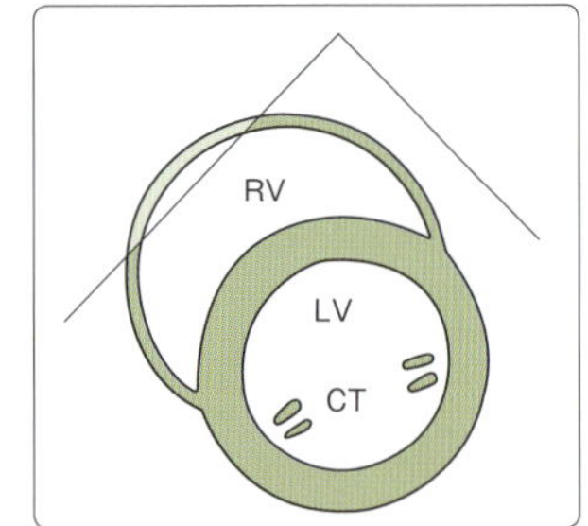

CT：腱索　RV：右室
LV：左室

❹ 乳頭筋レベル左室短軸断面

- 探触子を少し外側にスライドさせるか，一肋間下げてから心尖側に傾ける．
- 左室腔内に**前乳頭筋と後乳頭筋が円く描出**されるようにする．

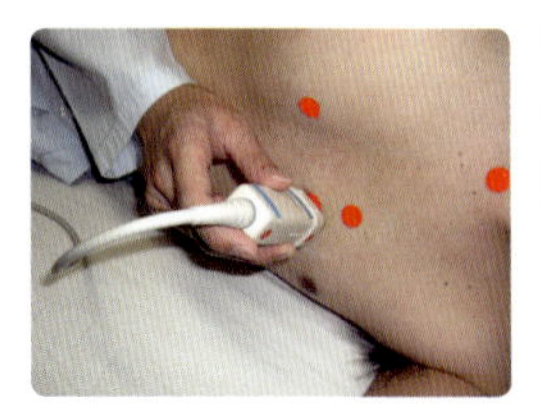

▶動画

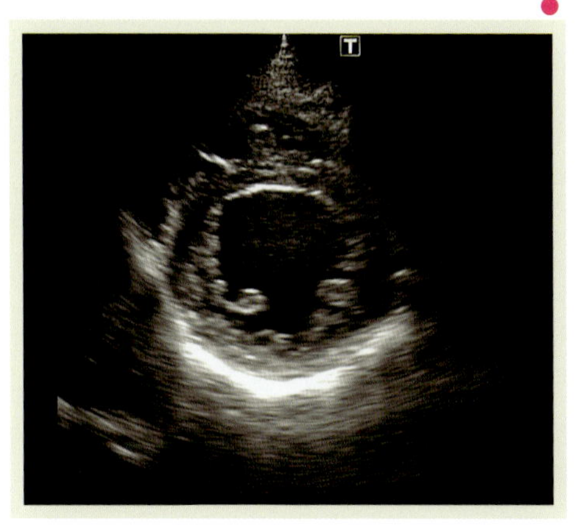

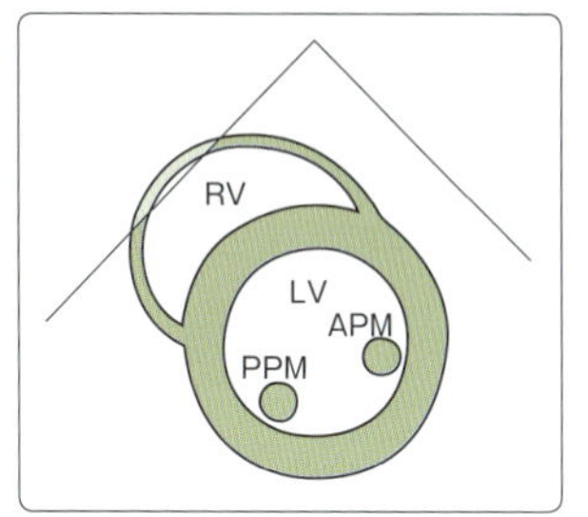

APM：前乳頭筋　PPM：後乳頭筋
LV：左室　RV：右室

❺ 下部乳頭筋レベル左室短軸断面

- 探触子を**一肋間下げてから**，少し外側にスライドさせて心尖側に傾ける．
- **前乳頭筋と後乳頭筋の付着部**が描出されるようにする．

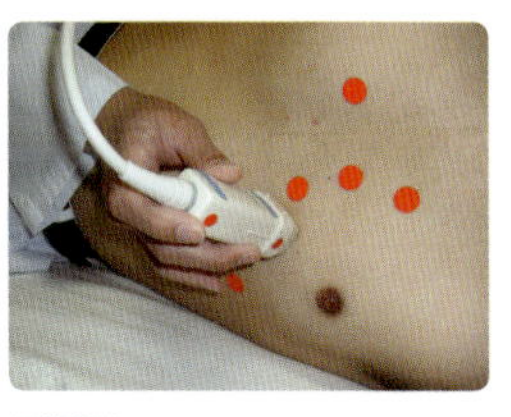

▶動画

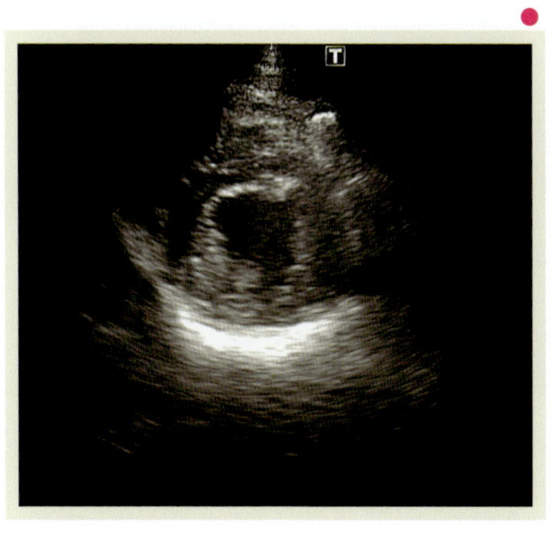

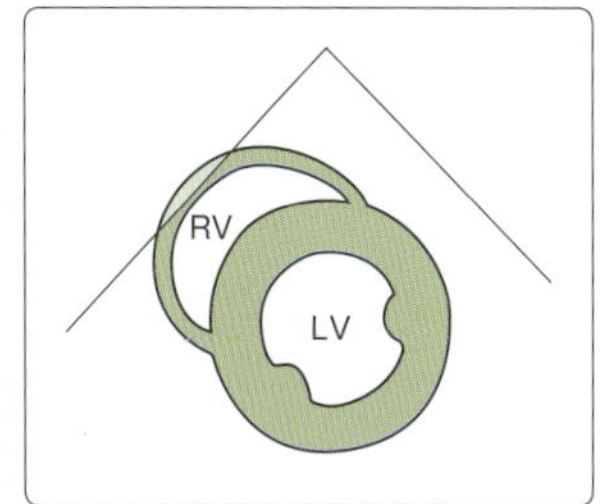

LV：左室　RV：右室

❻ 心尖レベル 左室短軸断面

- 探触子を一肋間下げてから，少し外側にスライドさせて心尖側に傾ける．
- 体位と呼吸を調節して**心尖部が正円形**になるようにする．

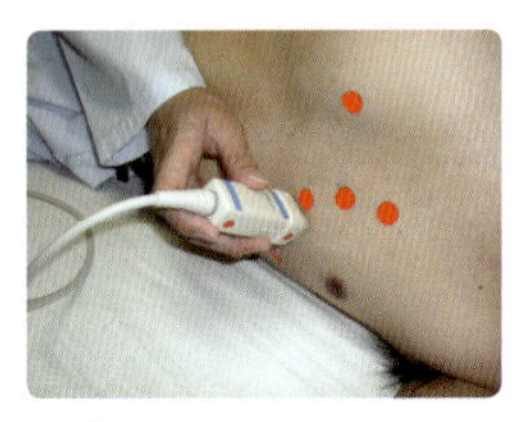

▶動画

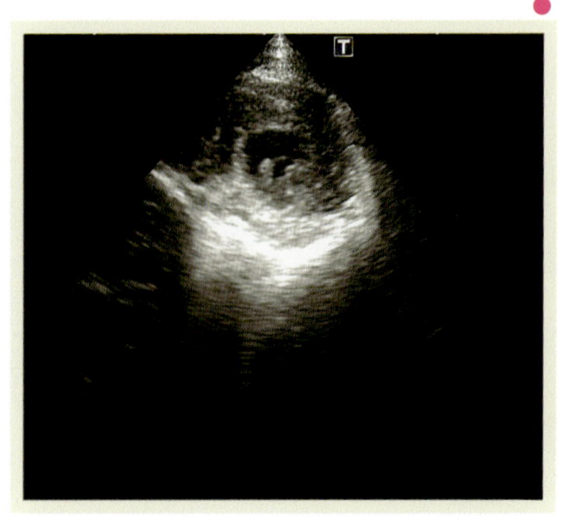

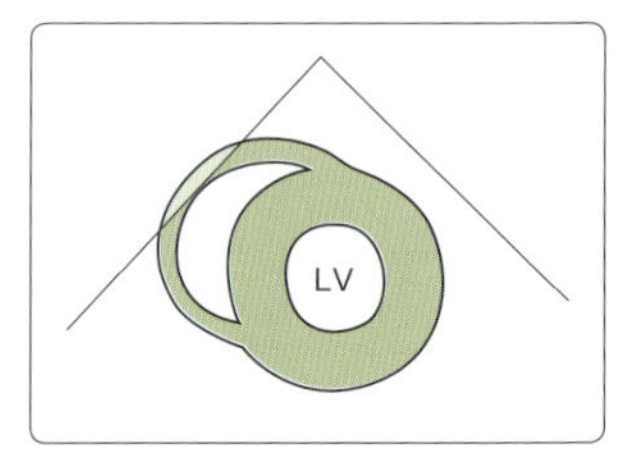

LV：左室

ワンポイントアドバイス

①体表面から左室までの距離が 2 ～ 3 cm になるところが正しい深さである．
②上の肋間から描出する場合は**呼気位**，下の肋間からアプローチする場合は**吸気位**がよい．

3 右室流入路長軸断面

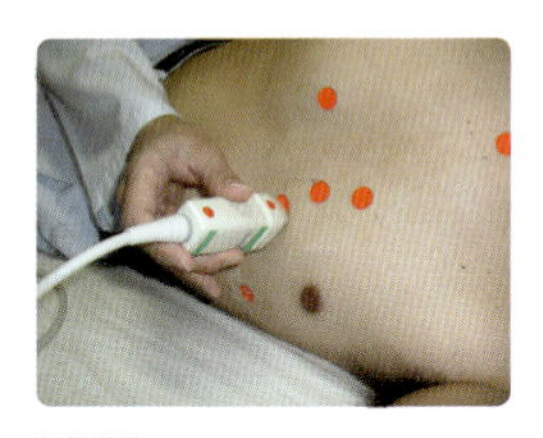

▶動画

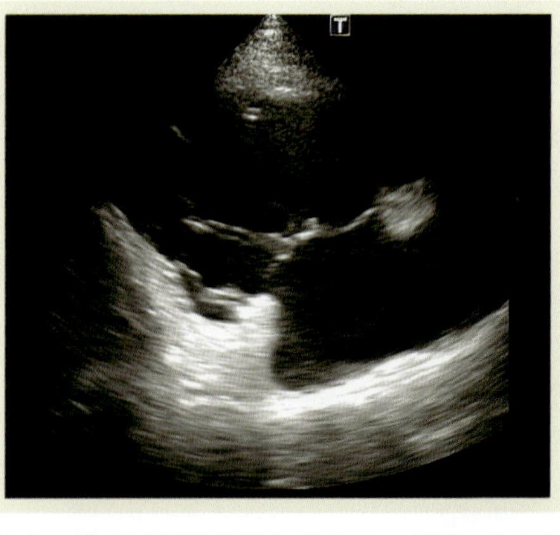

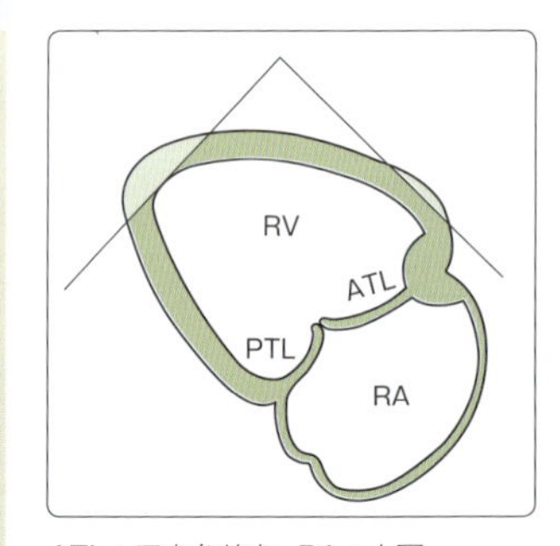

ATL：三尖弁前尖　RA：右房
PTL：三尖弁後尖　RV：右室

描出法・チェックポイント

- 胸骨左縁左室長軸断面を描出し，探触子を**少し外側にスライド**させる．
- 後交連側長軸断面を描出するときよりも，かなり大きく**内側下方**に傾ける．
- 画面の中央に三尖弁，左上に右室，右下に右房が見えるところで固定する．
- このとき**心室中隔や左室腔が見えてはならない**．

ワンポイントアドバイス

①この断面は三尖弁，右房，右室の観察や三尖弁逆流の重症度評価に用いる．
②三尖弁逆流から**右室収縮期圧を推定**できる．
③描出される三尖弁は**前尖と後尖**であるが，心室中隔が見えているときは**中隔尖**である．

4 右室流出路長軸断面

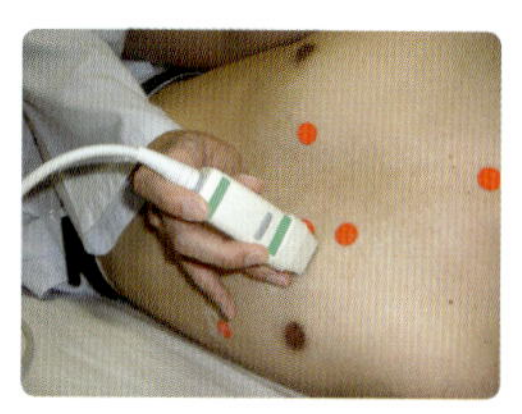

▶動画

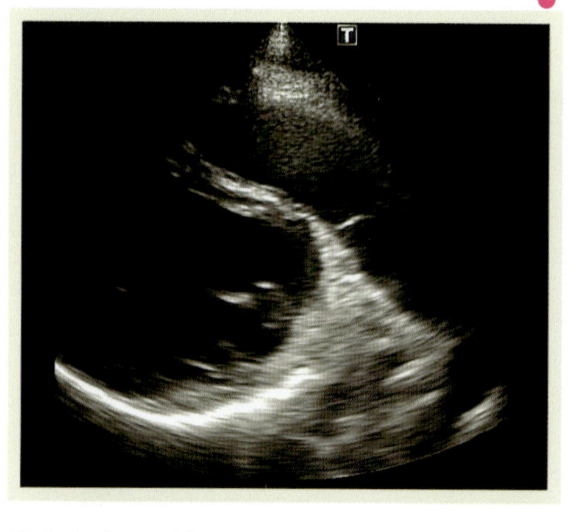

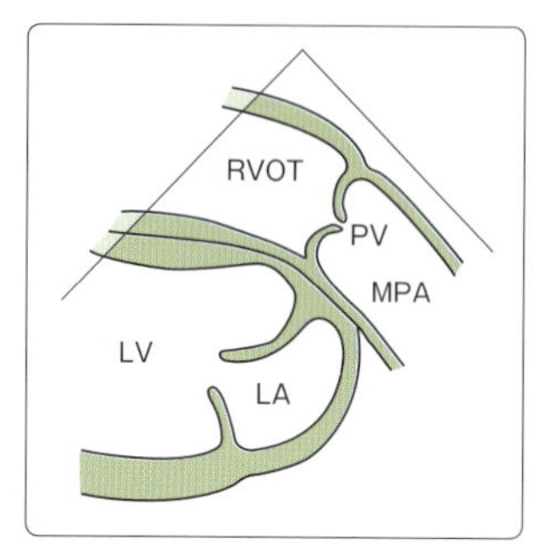

LA：左房　LV：左室　MPA：主肺動脈　PV：肺動脈弁　RVOT：右室流出路

描出法・チェックポイント

- 胸骨左縁左室長軸断面を描出し，探触子を**少し反時計方向に回転させて外側上方**に傾ける．
- このとき前交連側長軸断面よりも**大きく傾ける**．
- 画面左から右室流出路，肺動脈弁，主肺動脈が連続的に見えるところで固定する．

ワンポイントアドバイス

①大動脈弁口レベル左室短軸断面から探触子を**大きく反時計回転**させて描出してもよい．
②この断面は右室流出路狭窄や肺動脈弁狭窄の診断に有効である．
③右室流出路径を計測して肺体血流比（Qp/Qs）を算出するのに適している．

肺動脈弁～主肺動脈～左右肺動脈を見るには

- 大動脈弁口レベル短軸を描出し，探触子を**少し時計方向に回転させて上方に**傾ける．
- 画面の上に肺動脈弁，中央に主肺動脈，下に左右肺動脈，および下行大動脈の短軸が見えるところで固定する．

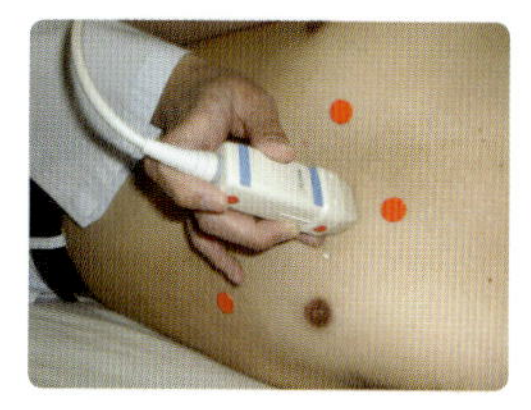

▶動画

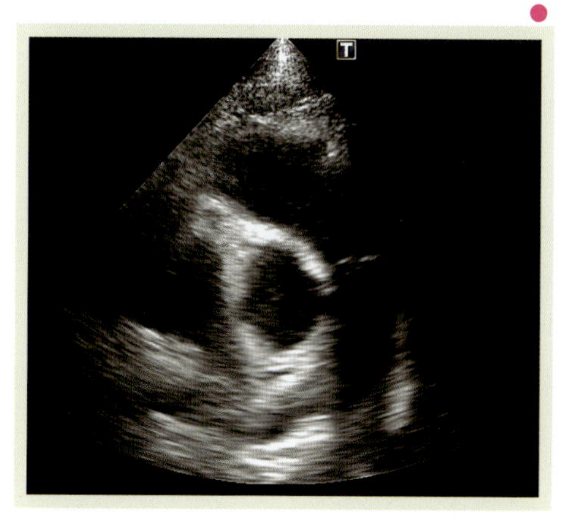

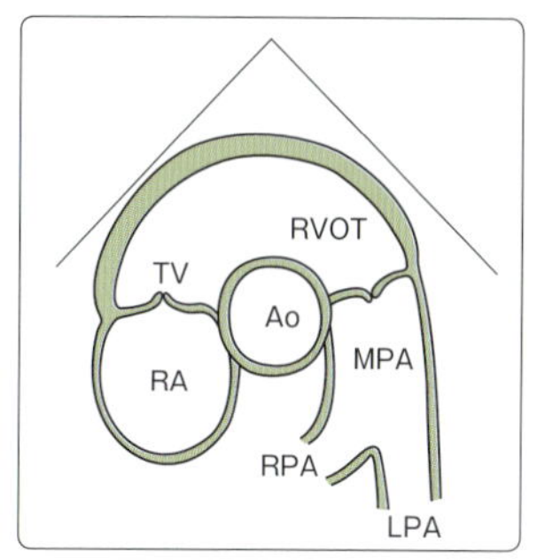

Ao：大動脈　LPA：左肺動脈　MPA：主肺動脈　RA：右房　RPA：右肺動脈　RVOT：右室流出路　TV：三尖弁

ワンポイントアドバイス

①この断面は肺動脈の観察や右室流出路径の計測に適している．
②動脈管開存の診断に必須である．

5 左胸壁四腔断面

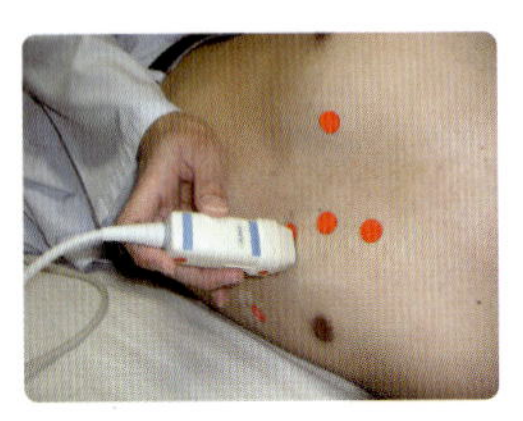

▶動画

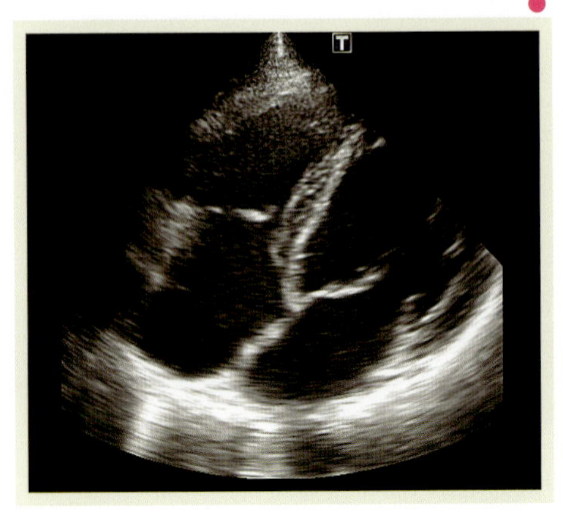

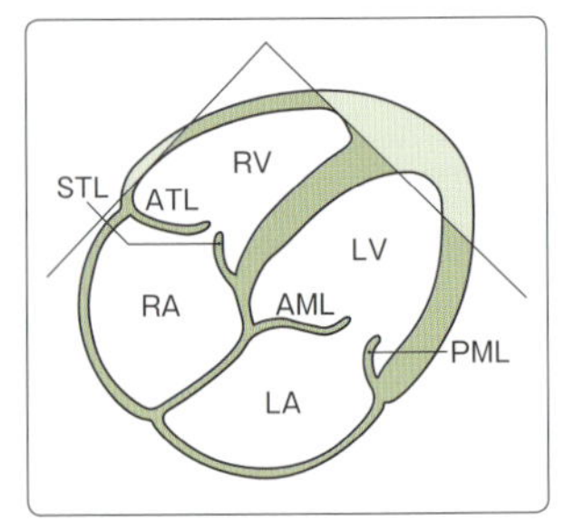

AML：僧帽弁前尖
ATL：三尖弁前尖
LA：左房
LV：左室
PML：僧帽弁後尖
RA：右房
RV：右室
STL：三尖弁中隔尖

描出法・チェックポイント

- 僧帽弁口レベル左室短軸断面を描出して探触子を**少し外側にスライド**させる.
- 探触子を**時計方向回転**させ，**4つの腔と両房室弁**が見えるようにする.

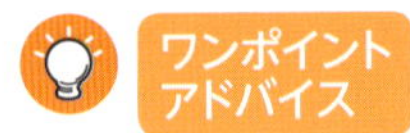

①この断面は心房中隔を観察するのに適している．心房中隔欠損の診断に必須である.
②この断面は三尖弁を描出し，逆流の重症度評価をしたり，右室収縮期圧を推定したりするのに適している.

6 心尖部四腔断面

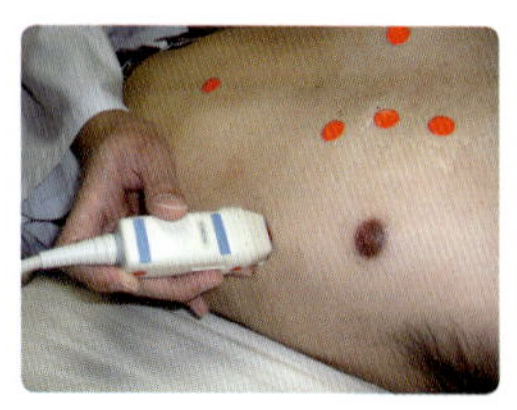

▶動画

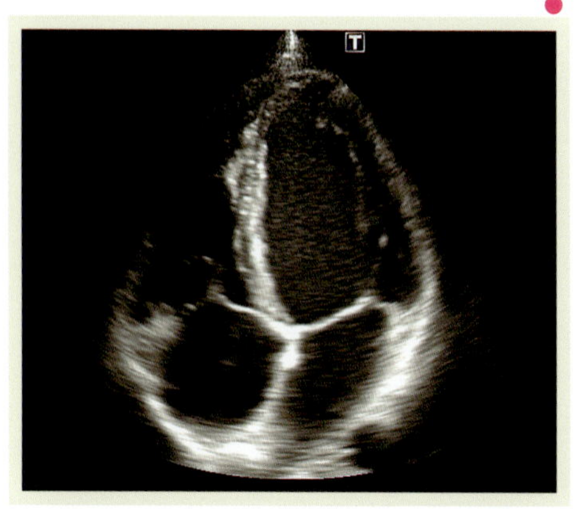

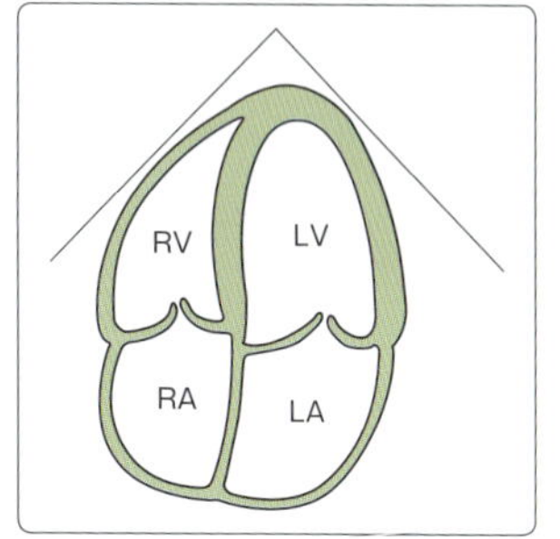

LA：左房　RA：右房
LV：左室　RV：右室

描出法・チェックポイント

- 探触子を心尖部（心尖拍動が触れるところ）に置く．
- 4つの腔が最も大きく見え，両房室弁がきれいに見えるところで固定する．
- **左室心尖が探触子直下にくる**ところが理想的な断面である．

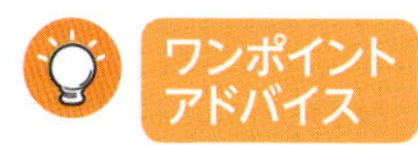

①四腔像の中に大動脈弁が見えたときは，探触子を上側に向けすぎである．
②左房が中途半端に見えたときは，探触子を下側に向けすぎである．
③心室中隔が右斜めに見えたときは，探触子をもっと外側に持っていく．
④心室中隔が左斜めに見えたときは，探触子をもっと内側に持ってくる．
⑤三尖弁逆流から**右室収縮期圧を推定**できる．

7 心尖部二腔断面

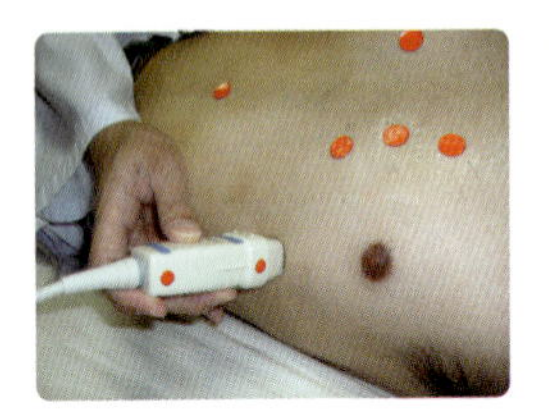

▶動画

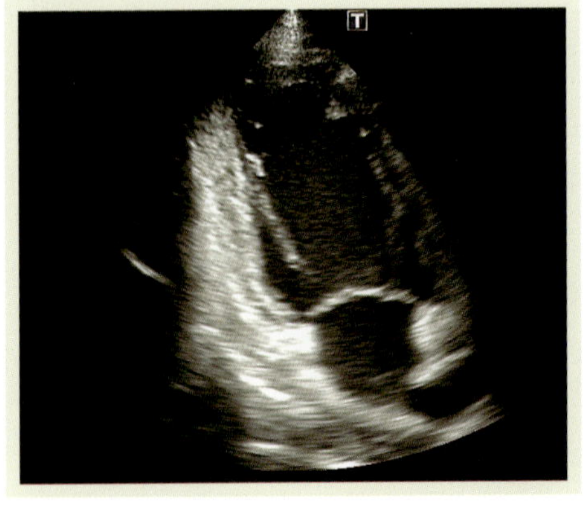

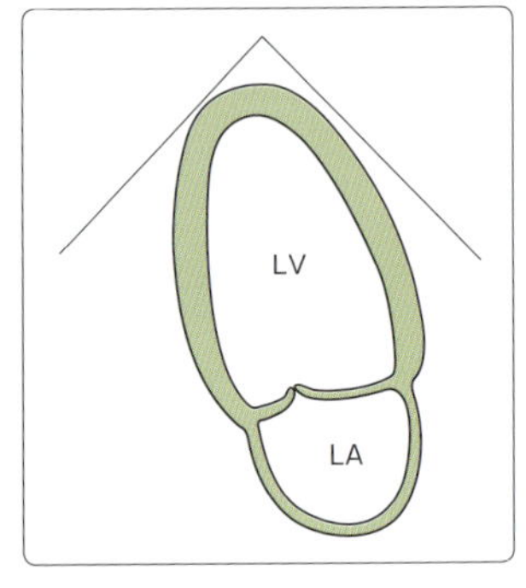

LA：左房　　LV：左室

描出法・チェックポイント

- 心尖部四腔断面を描出し，探触子を**反時計方向に回転**させる．
- **右心系が見えなくなったところ**で固定する．
- 画面の上に左室，中央に僧帽弁，下に左房が見えるようにする．

ワンポイントアドバイス

①探触子の断層面と患者の体が**ほぼ水平**になるようにする．
②同時に下行大動脈の長軸像が描出できることがある．

8 心尖部左室長軸断面

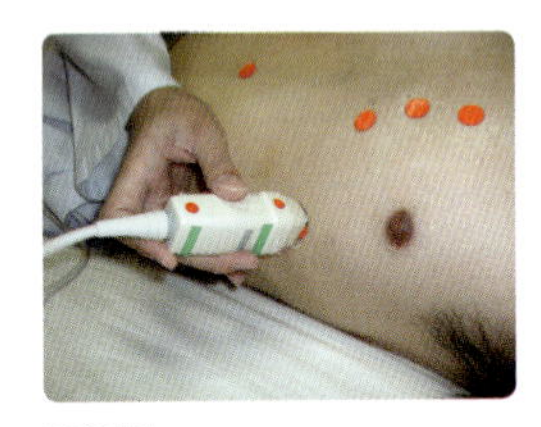

▶動画

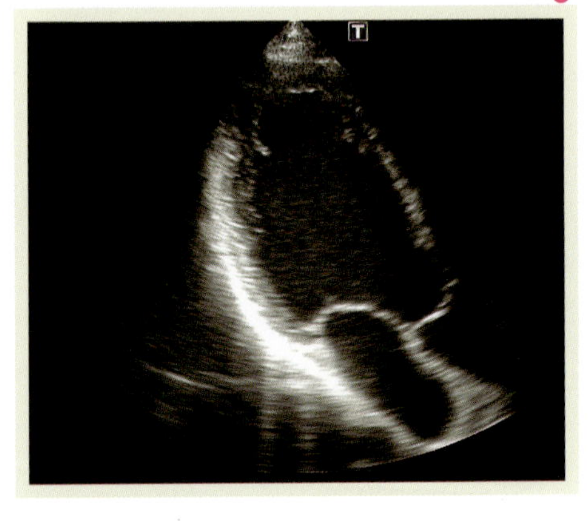

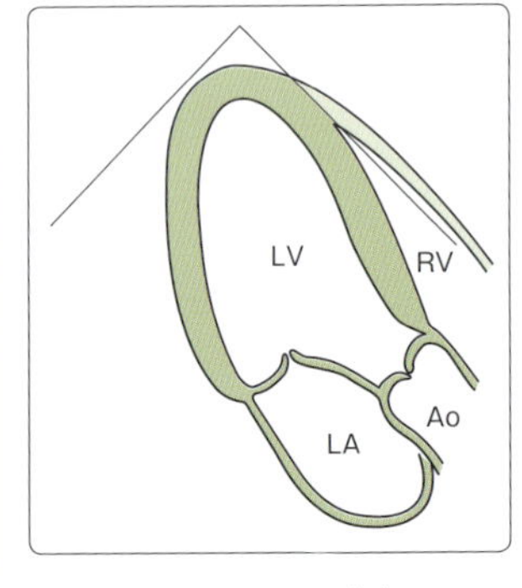

Ao：大動脈　　LV：左室
LA：左房

描出法・チェックポイント

- 心尖部二腔断面から，接触子をさらに反時計方向に回転させる．
- あるいは，胸骨左縁左室長軸断面から探触子を**そのまま心尖部に移動**する．
- このとき**傾きや回転を加えない**．
- 胸骨左縁左室長軸断面と同様に，右室，左室，大動脈，左房が描出される．

ワンポイントアドバイス

①**大動脈弁**がきちんと描出されるようにする．
②この断面は左室流入血流や駆出血流を記録するのに適している．

Bモード応用断面

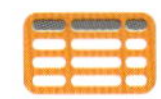

1 心窩部四腔断面

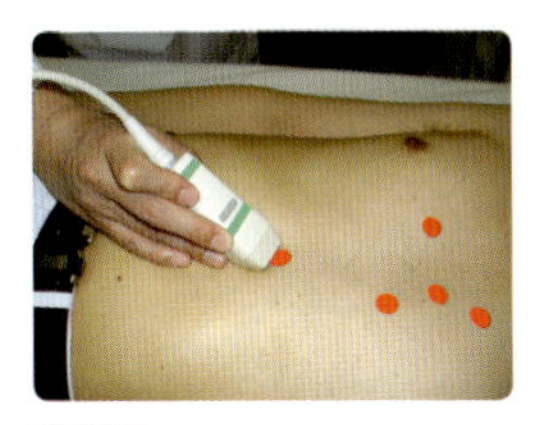

▶動画

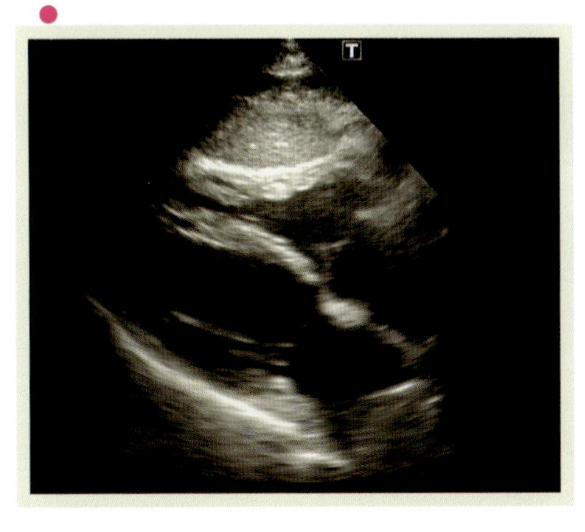

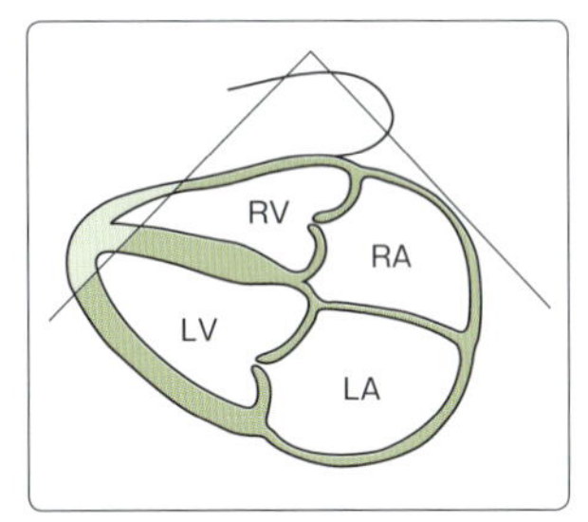

LA：左房　RA：右房
LV：左室　RV：右室

描出法・チェックポイント

- 患者を仰臥位にさせる．
- 腹壁の緊張が高い場合は**両膝を立ててもらい**，緊張を和らげる．
- 探触子を心窩部にあてる．
- このとき**剣状突起下**のやや下から上側を仰ぎ見るようにする．
- 4つの腔が最も大きく見え，両房室弁がきれいに見えるところで固定する．

ワンポイントアドバイス

①通常よりも探触子を**強く押しあてる**．
②**肝臓を介して心臓を描出**するとよい．
③肺気腫などで傍胸骨からの描出が困難な場合に有効な断面である．
④**心房中隔**を描出するのに適している．

2 心窩部左室短軸断面

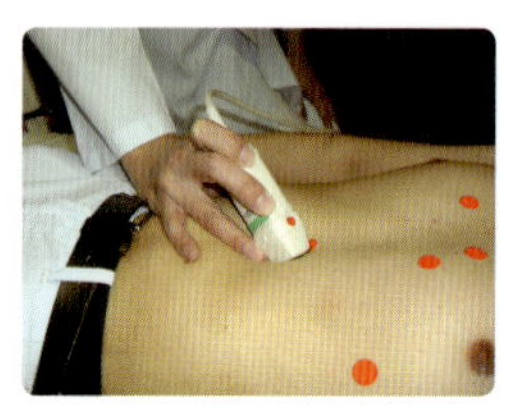

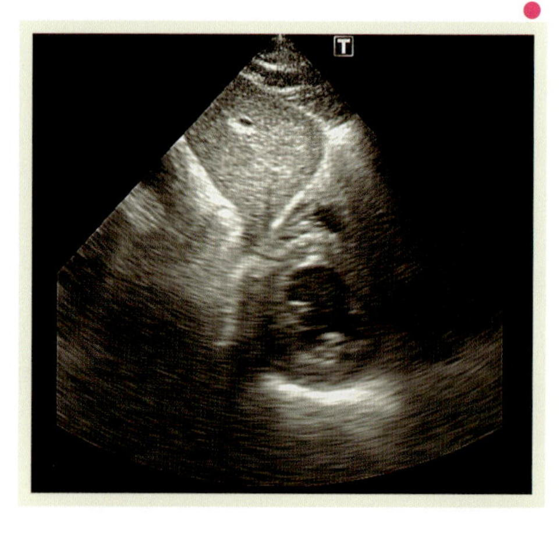

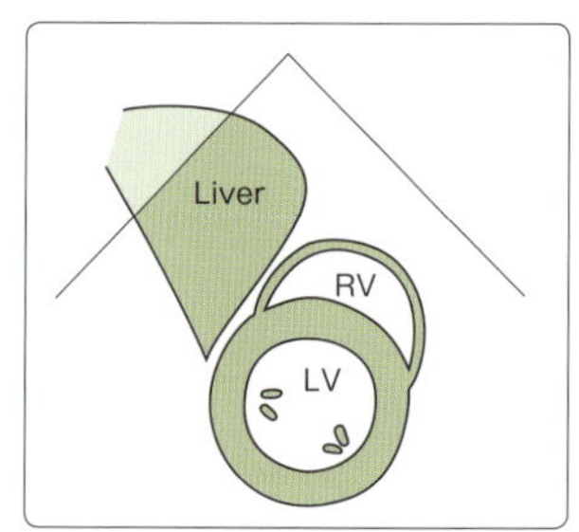

Liver：肝臓　RV：右室
LV：左室

描出法・チェックポイント

- 心窩部四腔断面から時計回りに**ほぼ 90 度回転させる**.
- 探触子の断層面を傾け，大動脈弁口〜乳頭筋レベル短軸まで描出する.
- 左室壁ができるだけ**正円形**になるようにする.

ワンポイントアドバイス

①通常よりも探触子を**強く押しあてる**.
②**肝臓を介して心臓を描出**するとよい.
③肺気腫などで傍胸骨からの描出が困難な場合に有効な断面である.
④胸骨左縁左室短軸断面よりも**時計回転した短軸**で，左室前壁は最深部に描出される.

3 心窩部下大静脈・腹部大動脈

① 下大静脈

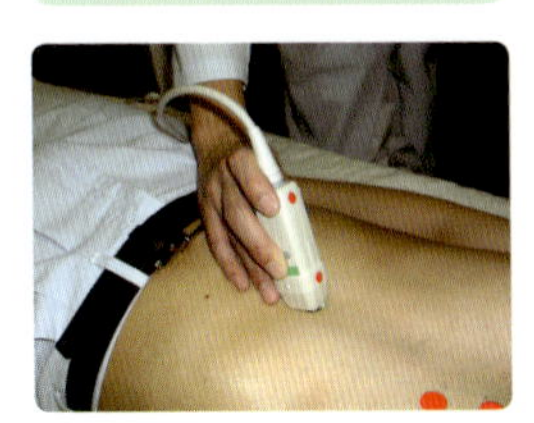

▶動画

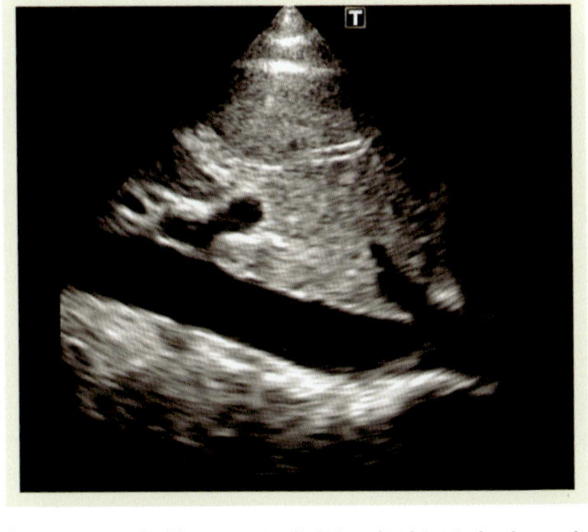

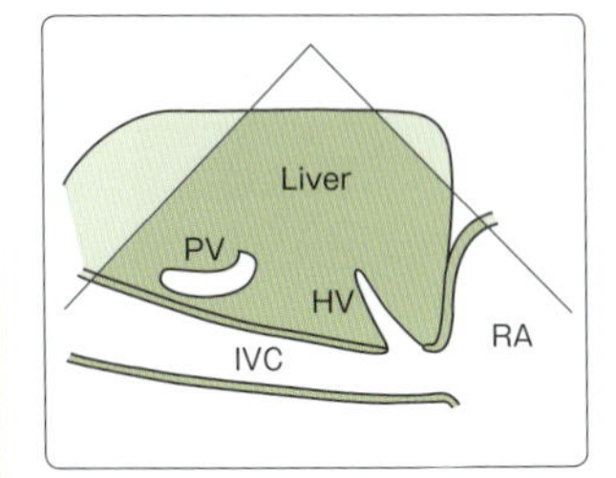

HV：肝静脈　PV：門脈
IVC：下大静脈　RA：右房
Liver：肝臓

描出法・チェックポイント

- 剣状突起下で**正中線のやや右側**に探触子をまっすぐにあてる.
- 下大静脈長軸，肝静脈，右房への入口部が描出されるようにする.
- 下大静脈短軸を描出する場合は時計方向に 90 度回転させる.

ワンポイントアドバイス

①**下大静脈径が最大**となるようにする.
②この断面は下大静脈径とその呼吸性変動から右房圧を推定する際に用いる.

② 腹部大動脈

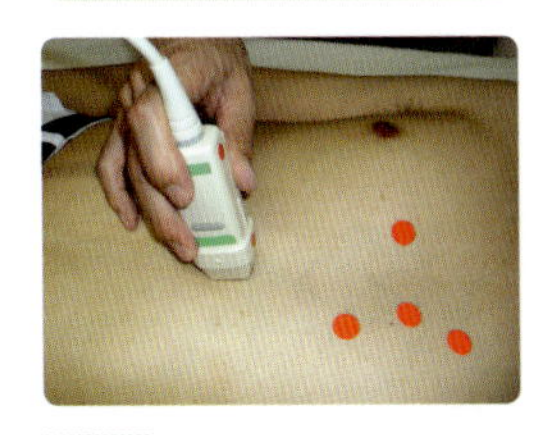

▶動画

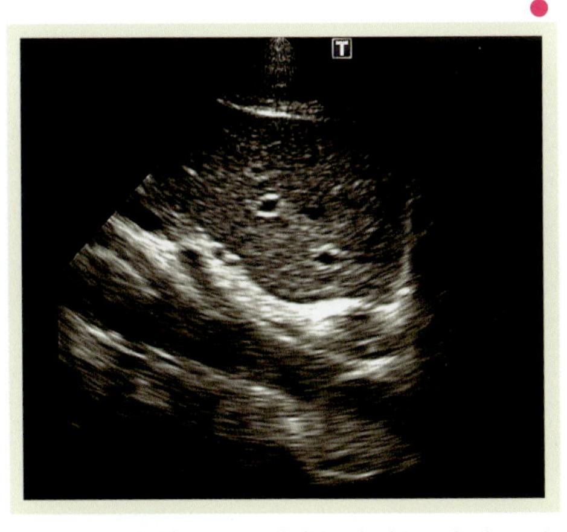

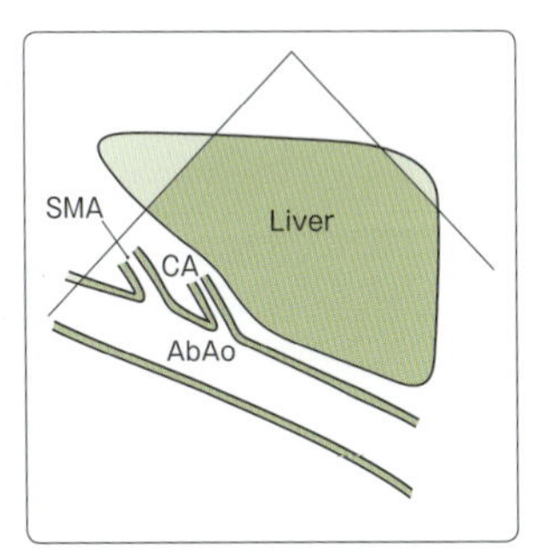

AbAo：腹部大動脈　Liver：肝臓
CA：腹腔動脈　SMA：上腸間膜動脈

描出法・チェックポイント

- 剣状突起下で**正中線のやや左側**に探触子をまっすぐにあてる.
- このとき下大静脈を描出した位置よりも探触子を**少し右側にスライド**させる.
- このとき下大静脈から探触子を**時計回りに 180 度回転**させて（左右逆の画像で）表示させる方法もある.
- 腹部大動脈，腹腔動脈，上腸間膜動脈が描出されるようにする.
- 大動脈短軸を描出する場合は時計方向に 90 度回転させる.

ワンポイントアドバイス

①**腹部大動脈径が最大**となるようにする.
②この断面は腹部大動脈瘤や大動脈解離の診断に有効である.

4 右胸壁アプローチ

① 水平断面

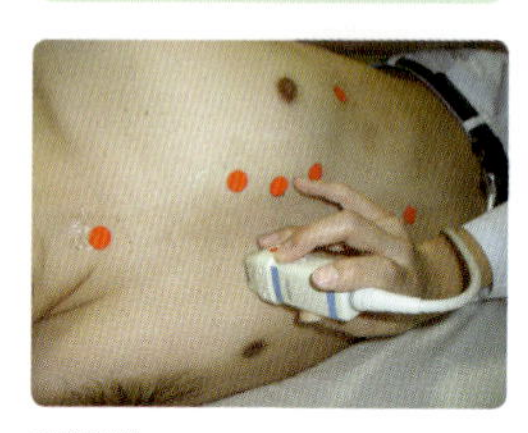

▶動画

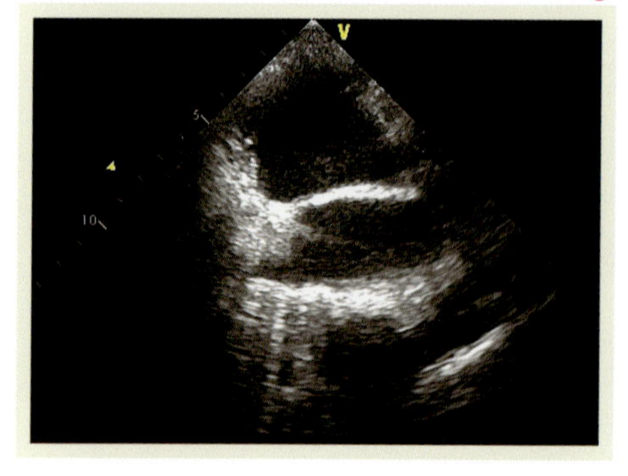

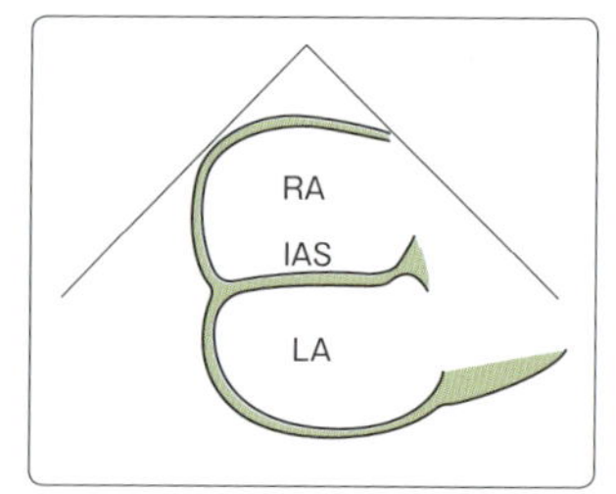

IAS：心房中隔　RA：右房
LA：左房

描出法・チェックポイント

- 患者を**右側臥位**にして右腕を挙上させ肋間を広げる.
- **第 3 肋間，または第 4 肋間右胸壁**に探触子をあてる.
- 探触子を**水平**にして右房，心房中隔，左房が描出されるようにする.

ワンポイントアドバイス

心房拡大例では，心房中隔を水平に描出できるため心房中隔欠損などの診断に有効である.

② 矢状断面

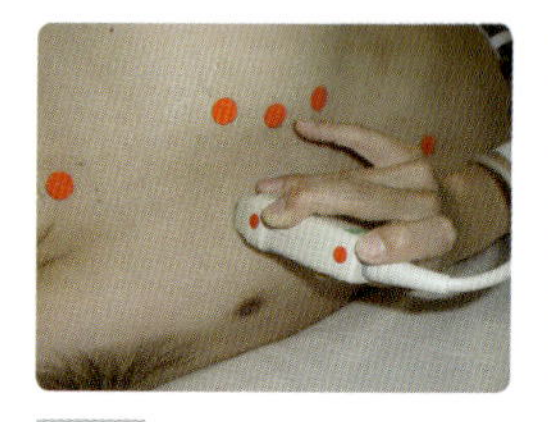

▶動画

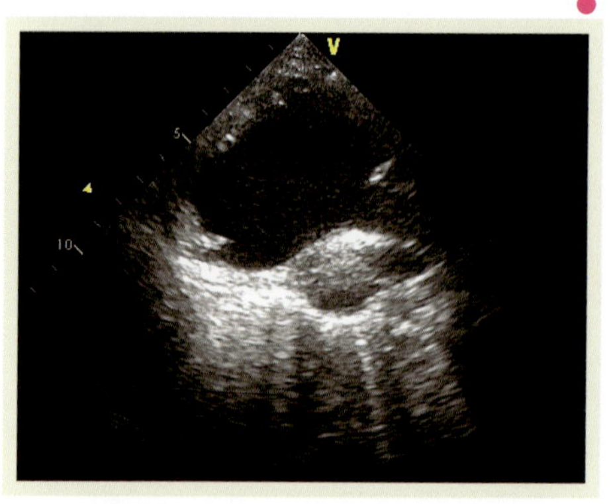

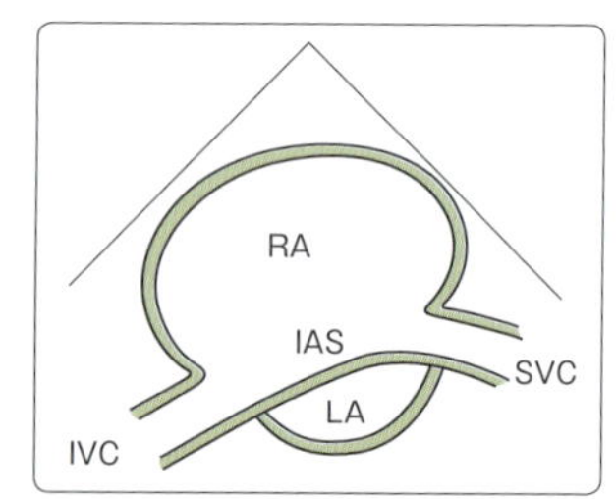

IAS：心房中隔　RA：右房
IVC：下大静脈　SVC：上大静脈
LA：左房

描出法・チェックポイント

- 右胸壁アプローチ水平断面から時計回りに **90 度回転**させる.
- 右房，および**下大静脈と上大静脈の入口部**が描出されるようにする.

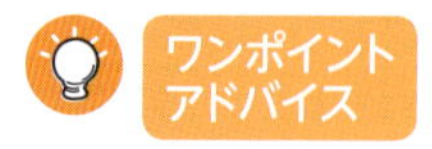

ワンポイントアドバイス

この断面は静脈洞型心房中隔欠損の診断に有効である.

❸ 上行大動脈の長軸断面

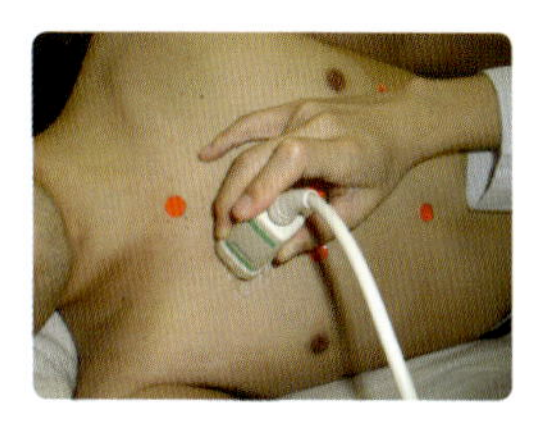

▶動画

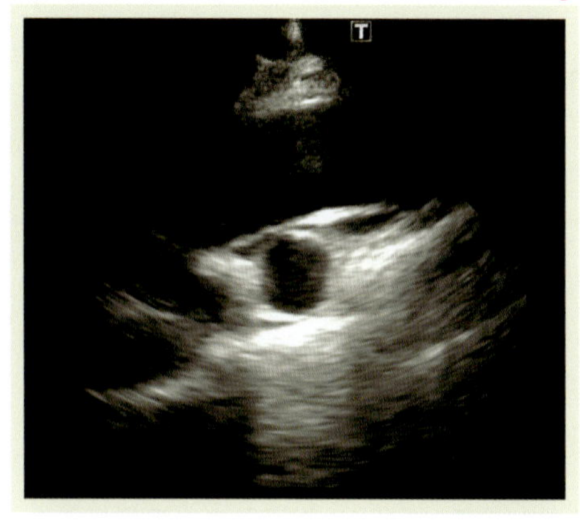

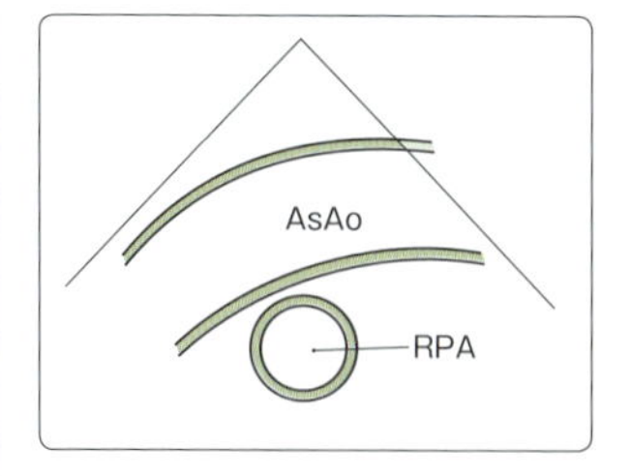

AsAo：上行大動脈　RPA：右肺動脈

描出法・チェックポイント

- **第 2 肋間，または第 1 肋間右胸壁**に探触子をあてる．
- 探触子の角度を上行大動脈に合わせる（45 度くらい）．
- 上行大動脈が**できるだけ長く，最大径が描出**されるようにする．

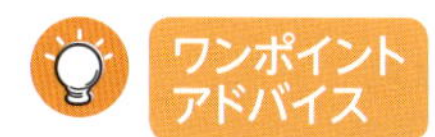

①大動脈解離や上行大動脈瘤の診断に有用である．
②**大動脈弁狭窄の圧較差**を計測するときに用いられる（特に心尖部アプローチで計測が困難な場合）．

5 胸骨上窩大動脈弓断面

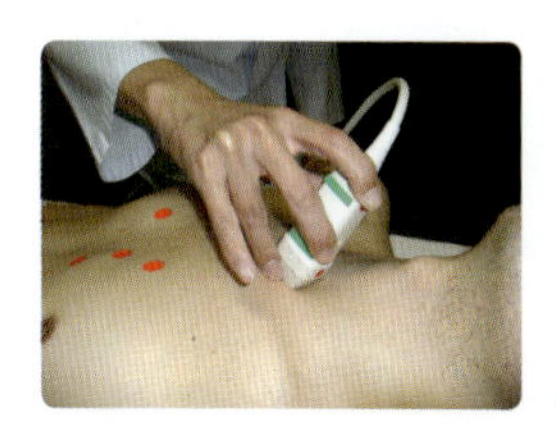

▶動画

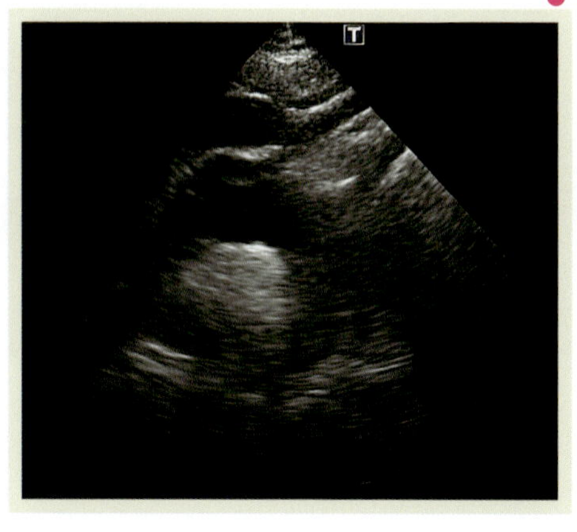

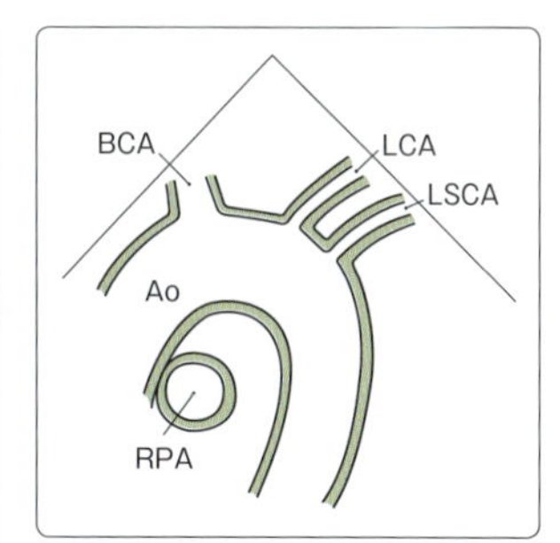

Ao：大動脈　LSCA：左鎖骨下動脈
BCA：腕頭動脈　RPA：右肺動脈
LCA：左総頸動脈

描出法・チェックポイント

- 患者を仰臥位にして肩甲骨の下に枕を入れて**首を後屈**させる．
- **胸骨上窩**に探触子をあて，上行大動脈，大動脈弓とその分枝動脈，下行大動脈が見えるようにする．

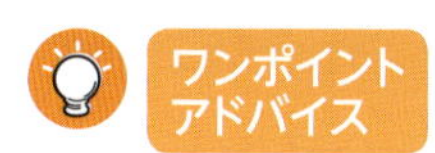

①**大動脈径が最大**となるようにする．
②**腕頭動脈が同時に描出**されることは**稀**である．
③この断面は大動脈解離，大動脈縮窄などの診断に用いる．

Mモード法

左室Mモード

❶ どのように記録するか

- 左室Mモードは，**左室の中央を通過しかつ左室腔が最大**となる断面でMモードカーソルを置いて記録する．
- 左室長軸断面から90度探触子を時計方向に回転させて，短軸断面にしたときには正常心では正円形になる（**図5-1**）．
- その**左室腔の中央を通過するように**Mモードのカーソルを合わせることで正しい適切な左室Mモード記録が得られる．

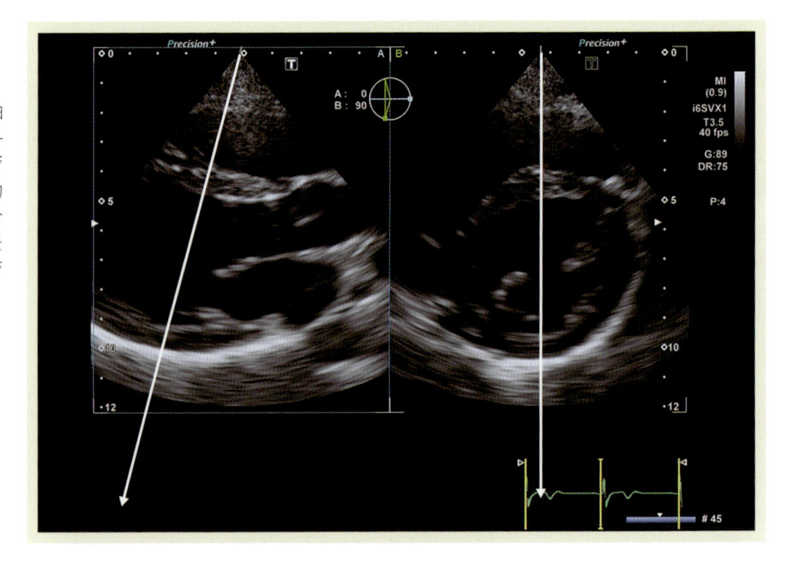

図5-1 ▶動画

左室の長軸断面と短軸断面

この画像は，3D探触子で長軸および短軸の2方向(multi-plane)を同時に描出したものである．アプローチに選択した肋間や探触子の位置が適切な場合には，左室長軸で設定したMモードカーソルラインは，短軸でも左室内腔の中央を通過する．

- Bモード画像が下位肋間アプローチの場合には，Mモードカーソルが左室を斜めに切ることになる．最終的に左室径は過大評価される（**図5-2**）．

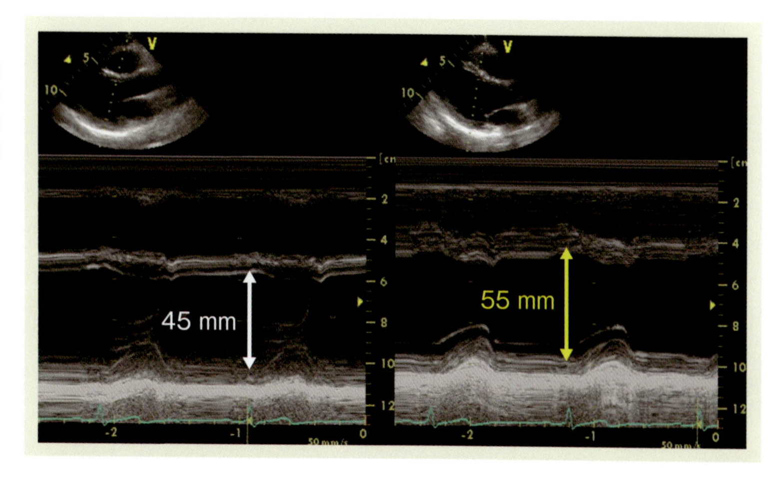

図5-2　斜め切り

左図の設定断面に対して右図は心尖部方向からのアプローチのため，Mモードカーソルは左室を斜めに投入され，左室腔は大きく記録される．

❷ 計測の注意点

- Mモード法計測の基本は上から上（leading edge to leading edge，☞P 93）が原則である．
- 記録にあたっては，計測すべき部分を可能な限り拡大して，さらに掃引速度を適切に（☞P 93）設定することで計測精度が向上する（**図5-3**）．

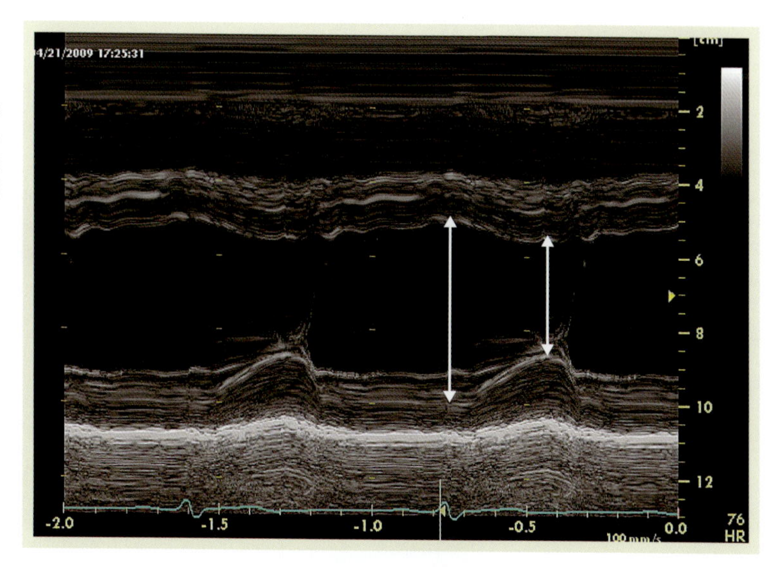

図5-3

適切な左室Mモード記録

計測を意識した記録では，画像の大きさと掃引速度が重要である．計測は上から上(leading edge to leading edge)を原則とする．

❸ 盲点

●心臓は，心周期で移動するが，M モードカーソルの位置は固定されているために，厳密な意味では同じ部位の左室壁を観察しているわけではない（**図 5-4**）．

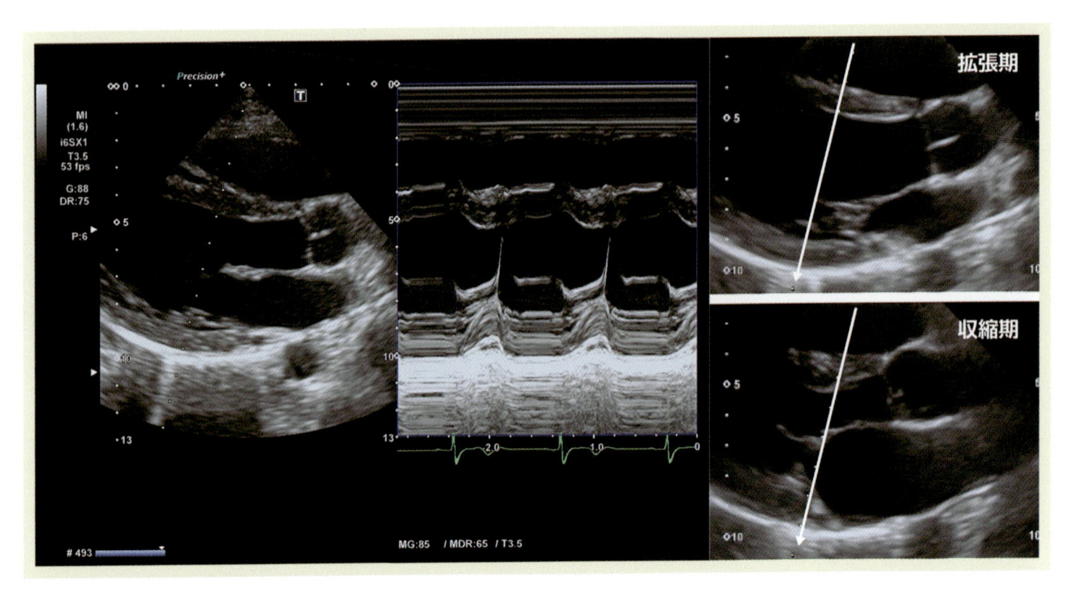

図 5-4 ▶動画 **心臓の動きと M モードのカーソル**
M モード法のカーソルは一方向ラインで固定されている．一方，心臓の動きは収縮期には内側方向にも動くが，心尖部方向へも移動する．

2 大動脈ー左房 M モード

❶ どのように記録し，評価するか

● M モードカーソルが右室流出路，大動脈弁尖，左房を通る部分で記録を行う（**図 5-5**）．

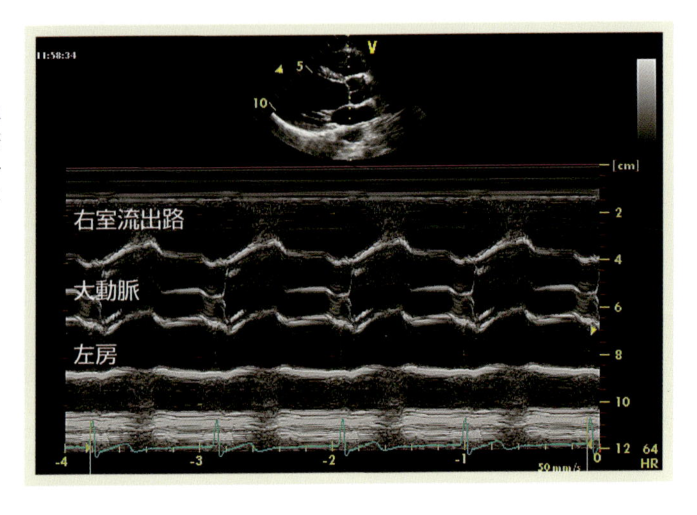

図 5-5
大動脈ー左房 M モード
B モード法にて第 3 または第 4 肋間からの胸骨左縁左室長軸断面を描出し，M モードカーソルが左房腔に対して適切な位置になるように設定する．

- その際に長軸および短軸両断面を用いてカーソルが**斜めに入射されていない**こと，**大動脈の最大径**をとらえていることなどを確認して記録する．
- 通常は，右室流出路径，大動脈径，左房径の計測で終わるが（**図 5-6**），大動脈弁が明瞭に描出されていればET（ejction time：駆出時間），PEP（pre ejection period：駆出前期）の計測が可能となる．

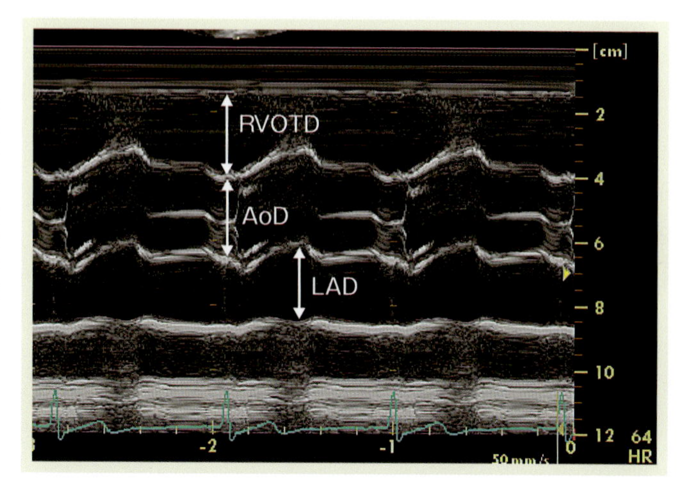

図 5-6
大動脈径，左房径の計測
大動脈径（AoD）および右室流出路径（RVOTD）は拡張末期，左房径（LAD）は収縮末期で計測する．計測の基本は，「上から上（leading edge to leading edge）」であるが，大動脈後壁はtrailing edge，左房後壁はleading edgeでの計測が浸透している．

❷ 盲点

- 左房の拡大様式は疾患により多彩であり，側壁側から心房中隔側への短径方向，僧帽弁輪部から後方（天井側）への長径方向への拡大も認められる．
- このような症例ではMモードの左房計測は適さない（**図 5-7**）．
- また，左室後壁や，心膜などからのサイドローブによるアーチファクト（☞P 54）と本来の左房壁との鑑別に苦慮する場合があるので断層像を確認して計測する．

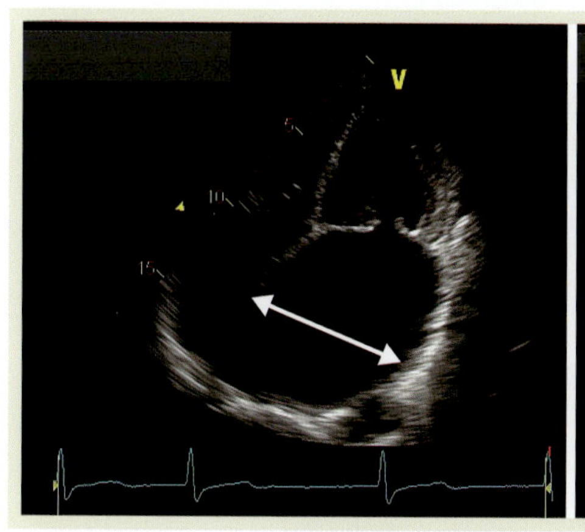

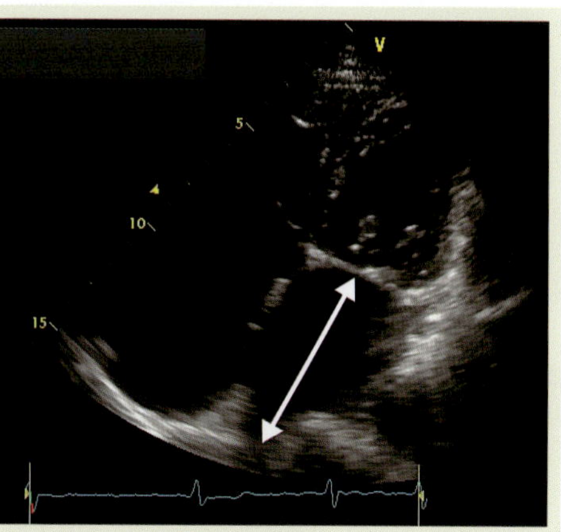

図 5-7　僧帽弁疾患における左房形態の変化
左：左房は心房中隔側に大きく，側壁側にも張り出している（僧帽弁狭窄例）．
右：左房は僧帽弁輪部から後方へ拡大している（僧帽弁逆流例）．

6 ドプラ法

1 カラードプラ法

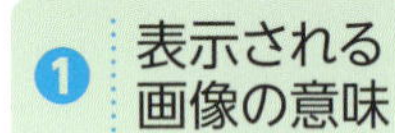

❶ 表示される画像の意味

- カラードプラ法は，ドプラ効果を利用して得られた平均血流速度の情報から２次元画像を作り出し，それを色情報としてＢモード断層像に重ねて表示するものである．
- **探触子に向かう血流は赤色，遠ざかる血流は青色**で表し，**血流速度が速いほど明るく**表示される（**図 6-1**）．
- **速度分散表示では，**速度成分表示に**緑色を加えて**モザイクパターンにすることにより異常血流発見に役立っている（**図 6-2**）．

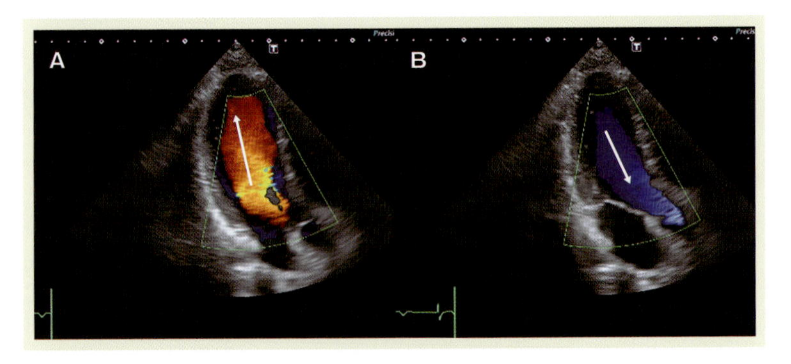

図 6-1 ▶動画
カラードプラ像
A：拡張期に左房から左室へ流入する血流．探触子に向かう血流は赤色で表示される．
B：収縮期に左室から大動脈へ流出する血流．探触子から遠ざかる血流は青色で表示される．

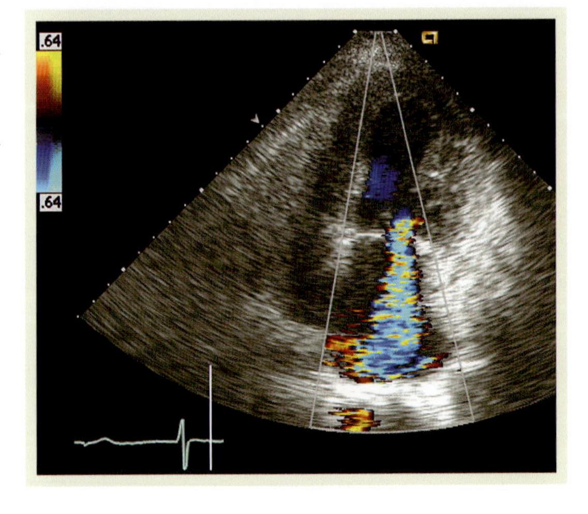

図 6-2　速度分散表示
速度分散表示では，速度成分表示（赤と青）に乱流を示す緑色を加えてモザイクパターンにすることにより異常血流発見に役立っている．
図は僧帽弁逆流である．

❷ 記録と注意点

▶ROI:
region of interest

- ゲインは，一度ノイズが出現するまで上げ，ノイズが低下・消失するまで減少させて記録する．
- カラー表示の視野角度と深度すなわち関心領域（ROI，☞Ⓟ11）は，広くするとフレームレートは低下しリアルタイム性が落ちるので**目的に応じた視野角度，観察深度，流速レンジを設定**する．
- また，血流を十分に描出するためには，基本的断面にかかわらず，**血流方向に超音波ビーム方向を近づけるように多方向に探触子を操作**することが必要である（**図6-3**）．

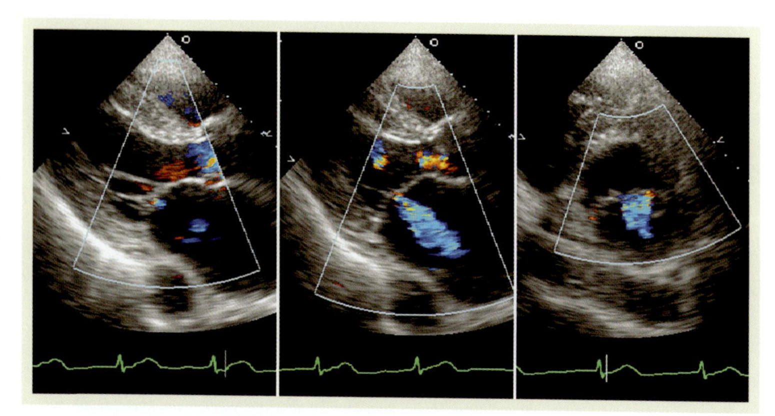

図6-3
偏位した異常血流シグナル
左室中央部（**左図**）では僧帽弁逆流は軽微であるが，前交連部（**中央図**）では，中等度の逆流を認める．**右図**の僧帽弁レベル短軸断面で確認すると前交連部を中心に逆流が発生しているのが確認できる．

2 パルスドプラ法

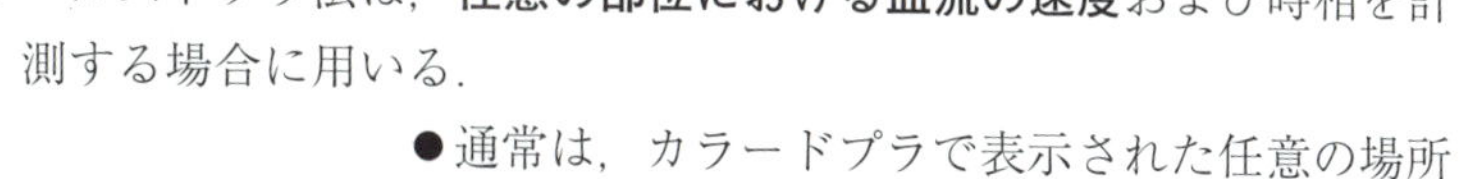

❶ 表示される画像の意味

- パルスドプラ法は，**任意の部位における血流の速度**および時相を計測する場合に用いる．
- 通常は，カラードプラで表示された任意の場所にサンプルボリュームを置き信号を記録する．
- 信号は，高速フーリエ変換を用いて横軸に時間，縦軸に速度（周波数）として表示され，ベースラインより**上方は探触子に近づく血流**，**下方は遠ざかる血流**となる（**図6-4**）．
- 血流速度が均一な**層流血流は狭帯域スペクトル**のパターン，**乱流を含む血流は広帯域スペクトル**のパターンを呈する．

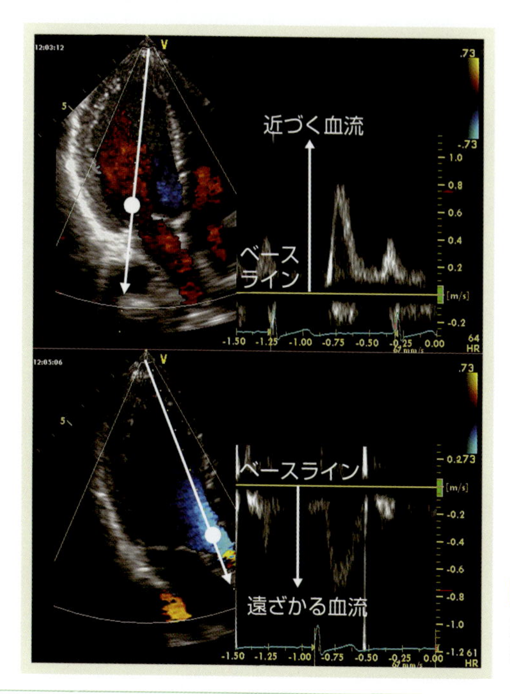

図6-4 **パルスドプラ波形**
左室流入と流出の血流である．横軸は時間，ベースラインより上方は探触子に近づく血流，下方は遠ざかる血流の速度が表示される．

❷ 記録と注意点

▶PRF：
pulse repetition frequency

- 流速の測定可能範囲（流速レンジ）は，PRF（パルス繰り返し周波数）の設定に依存する．
- **最大検出可能速度，送信周波数とPRFの関係，診断距離とPRFの関係を理解**し，サンプルボリュームを正しい場所に設定する．
- 特に，左室流入血流はサンプルボリュームの位置によってE波高およびA波高が変化する．
- 結果としてE/A比も変化するので，左室流入血流波形の記録は僧帽弁尖端にサンプルボリュームを置くことを施設内で統一しておくことが必要である（**図6-5**）．

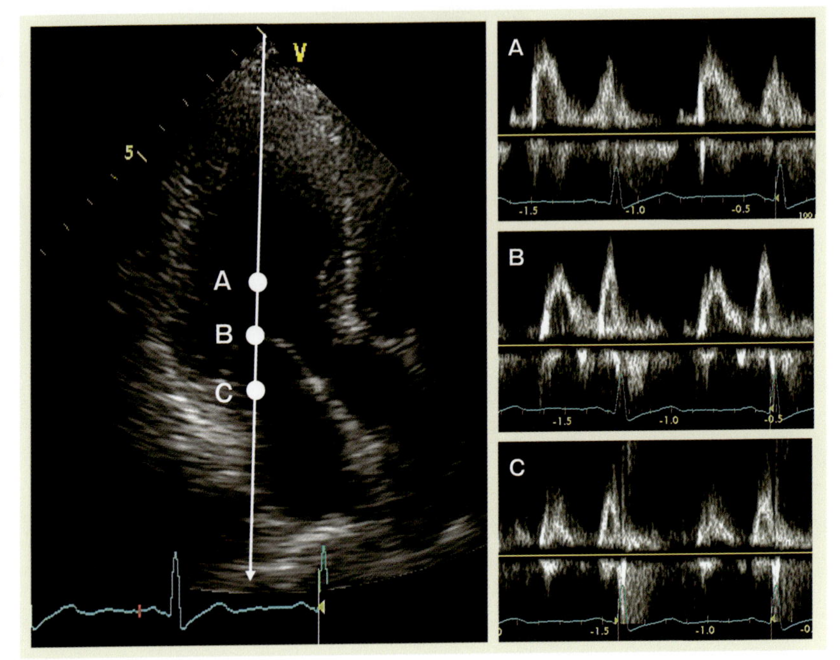

図6-5
サンプルボリュームの位置による左室流入血流パターンの違い
A：僧帽弁尖端よりも左室側.
B：僧帽弁尖端.
C：僧帽弁尖端よりも左房側.

- その他，サンプルボリュームサイズ，フィルター，ゲイン，掃引速度，入射角度，流速レンジ，ベースラインシフトなどの設定に注意する（**表6-1**）．

表6-1
パルスドプラ法の設定

	基本設定と注意点
サンプルボリューム	2～3 mm．小さいほど辺縁が明瞭．
フィルター	200～400 Hz．低速血流描出の際は，低めに設定．
ゲイン	徐々に上げて，ノイズやアーチファクトが出る直前．
掃引速度	通常は50～75 mm/s．時相分析をする場合は100～200 mm/s，経時変化を観察する場合は25 mm/s．
角度補正	20度以内
流速レンジとベースラインシフト	パルス繰り返し周波数(PRF)に依存する．折り返し現象が出ないように調節する．PRFを上げると視野深度は浅くなり，下げると深くなる．

連続波ドプラ法

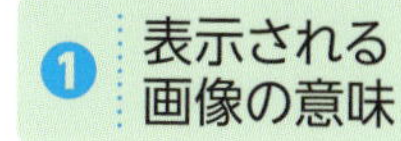

❶ 表示される画像の意味

- 超音波ビーム軸上のすべての血流速度を反映し，スペクトラムとして表示する方法である．
- 超音波を連続的に発信し，別の素子で連続的に受信するため，**高速血流をとらえることができるが**，受信波がビーム上のどの部位からの反射波であるかを特定することはできない（**図 6-6**）．

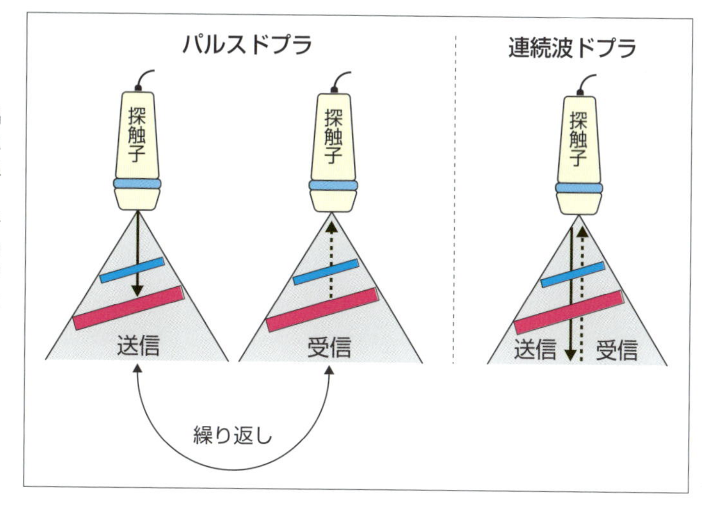

図 6-6
パルスドプラ法と連続波ドプラ法の違い
パルスドプラ法は，B モード画像を描出するときと同様に，超音波の短いパルスの送信・受信を繰り返すことにより，血流部位の深さを特定することができる．連続波ドプラ法は，独立した 2 つの素子で送信と受信を連続して行っているために，血流部位の深さを特定することができず，その位置は超音波ビーム上のどこかということになる．

- 断層法やカラードプラ法を用いて検出すべき血流部位にビームフォーカスを合わせることにより，ビーム軸上の血流のうち流速が他に比較して明らかに速いと判断される場合には，**ドプラ波形の辺縁の流速（瞬時瞬時の最高流速）が目的とする弁狭窄や逆流の流速**を表示していると判断できる（**図 6-7**）．

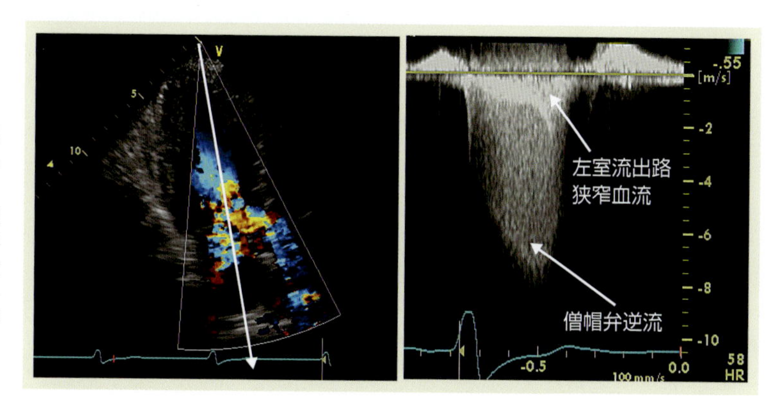

図 6-7
連続波ドプラ信号の解釈
肥大型閉塞性心筋症例である．左室流出路狭窄血流と僧帽弁逆流血流が同一ビーム上にあるため，二重に記録されている．僧帽弁逆流血流は，速くかつ収縮中期にピークを有することから薄い約 8 m/s の波形，左室流出路狭窄血流は，収縮中期から加速する濃い波形であることがわかる．

② 記録と注意点

- 波形から簡易ベルヌーイ式（☞P 113）を用いて圧較差の算出，連続の式（☞P 118）では速度時間積分値を計測することにより弁狭窄または弁逆流の重症度評価，さらに時相分析に応用されている．
- いずれも**最高流速および明瞭な波形**を描出することが鍵となる．**多方向からのアプローチ**を駆使することが重要である（**図 6-8**）．

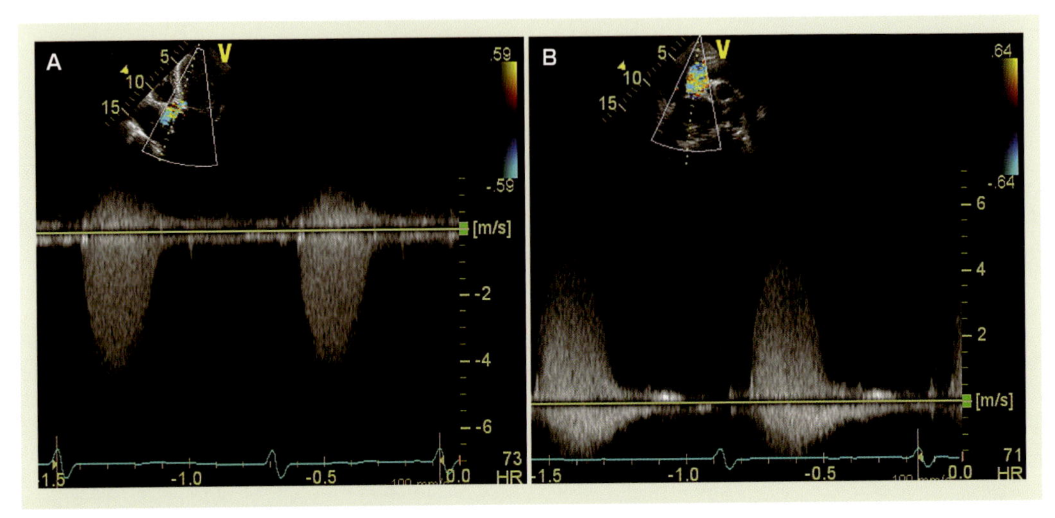

図 6-8　大動脈弁狭窄例の連続波ドプラ波形

A：胸骨左縁心尖部から得た大動脈弁狭窄の血流は，ピークが不明瞭である．
B：右側臥位にて右胸壁第２肋間よりアプローチすると血流のピークは明瞭となり，胸骨左縁心尖部から得られた流速よりも高い値をとらえている．

4 組織パルスドプラ法

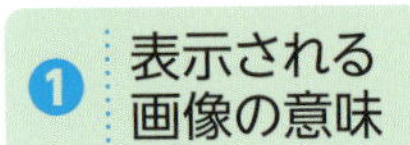

① 表示される画像の意味

- 組織ドプラ法は，M モードまたは B モード上で心筋などの速度情報がカラー表示される組織カラードプラ法と，運動速度のスペクトラムを表示する組織パルスドプラ法に大別される．
- 後者の組織パルスドプラ法による僧帽弁輪移動速度波形の記録（☞P 123）は，臨床の現場で広く活用されている．
- 僧帽弁輪部にサンプルボリュームを設定すると，正常例の僧帽弁輪移動速度波形は，収縮期第１波（Sw1），収縮期第２波（Sw2），拡張早期波（Ew），心房収縮期波（Aw）で構成され局所左室心筋の収縮および拡張機能を反映する（**図 6-9**）．

図 6-9

正常例の僧帽弁輪移動速度波形

収縮期第 1 波(Sw1), 収縮期第 2 波(Sw2), 拡張早期波(Ew), 心房収縮期波(Aw)で構成される. Ew は e', Aw は a' (イープライム, エープライムと読む) と表現されることが多くなっている.

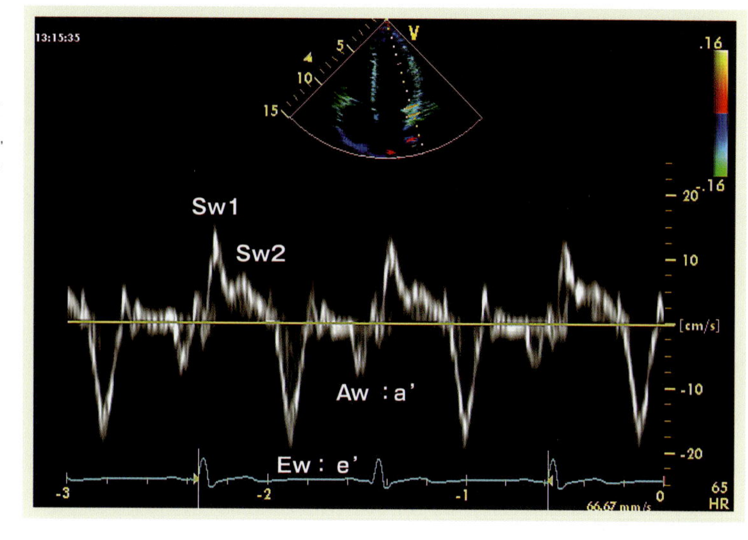

❷ 記録と注意点

- 組織ドプラ法も, ドプラ効果に基づいているため**角度依存性**を有する.
- 組織パルスドプラ法では, 壁運動の方向を断層像から正確に読み取ることは難しいが, **長軸方向の動きに超音波ビームができるだけ平行に投入**されるような断層像を描出し, **サンプルボリュームは大きめ (5〜10 mm)** に設定する.
- また, ゲイン調整およびフィルター設定を適正に行う. 僧帽弁輪移動速度波形の記録はサンプルボリュームの位置により波高が異なるため (**図 6-10**), 施設内で統一しておくことが必要である.

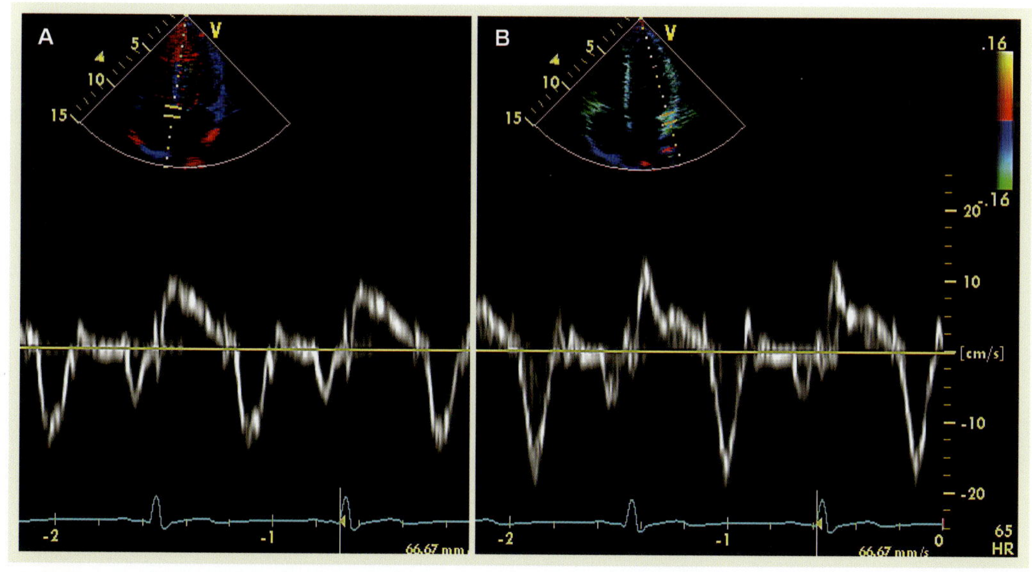

図 6-10 **僧帽弁輪移動速度波形の記録におけるサンプルボリュームの位置**

心尖部四腔断面で中隔側に置いた場合(A)と側壁側に置いた場合(B)では, 波高が異なる.

スペックルトラッキング法

1 スペックルトラッキング法

① 原理

- スペックルとは超音波の波長より小さい構造物によって後方散乱した超音波の干渉によって作られた像である.
- 最初のフレームで関心領域中に設定された1つのテンプレート画像が次のフレームで最も似ている画像部分を検索し，テンプレート画像の行き先として決定される（パターンマッチング法）.

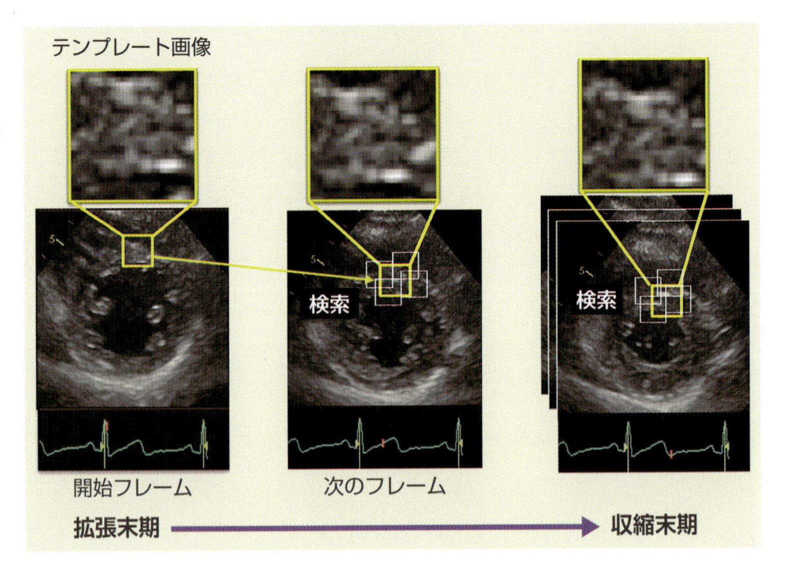

図 7-1
スペックルトラッキング法
パターンマッチング法により自動追跡しフレームごとに移動距離や移動速度を求める.

② 利点

- Bモード画像を使用するためドプラ法で問題となる角度依存性の影響が少なくあらゆる方向の追跡が可能である.

③ 注意点

▶FR: frame rate

- スペックルを追跡するという原理から，解析精度は断層像の画質とフレームレート（FR）に依存する.
- 至適FRは40〜80HzでFRが低すぎるとトラッキングしているパターンを次のフレームで認識できない．FRが高すぎるとフレーム間の距離が短すぎて移動距離を検出できない.
- 心基部は収縮期に心尖部方向に移動するため2次元断面上で左室壁をトラッキングするには限界がある.

2 ストレイン

- 2点が近づいたり離れたりする心筋の変形，すなわち歪みのことをストレイン（strain）と呼び，心筋長が L_0 から L_1 になる場合ストレインは次の式で定義される．

$$\frac{L_1 - L_0}{L_0} \times 100(\%)$$

- 左室の伸び縮みは中心方向（radial strain），円周方向（circumferential strain），および長軸方向（longitudinal strain）の3つの成分に分けて評価される．なお，左室長軸を含む断面において，壁厚方向ストレイン（transverse strain）を計測する場合もあるが，これは左室短軸断面における中心方向ストレイン（radial strain）に近いものとなる．
- 拡張末期を初期長とすると収縮期中心方向ストレインは正の値を示す．円周方向，長軸方向へは収縮により短縮するため，円周方向ストレインと長軸方向ストレインは負の値に計算される（**図7-2**）．

図7-2
3種類の左室ストレイン

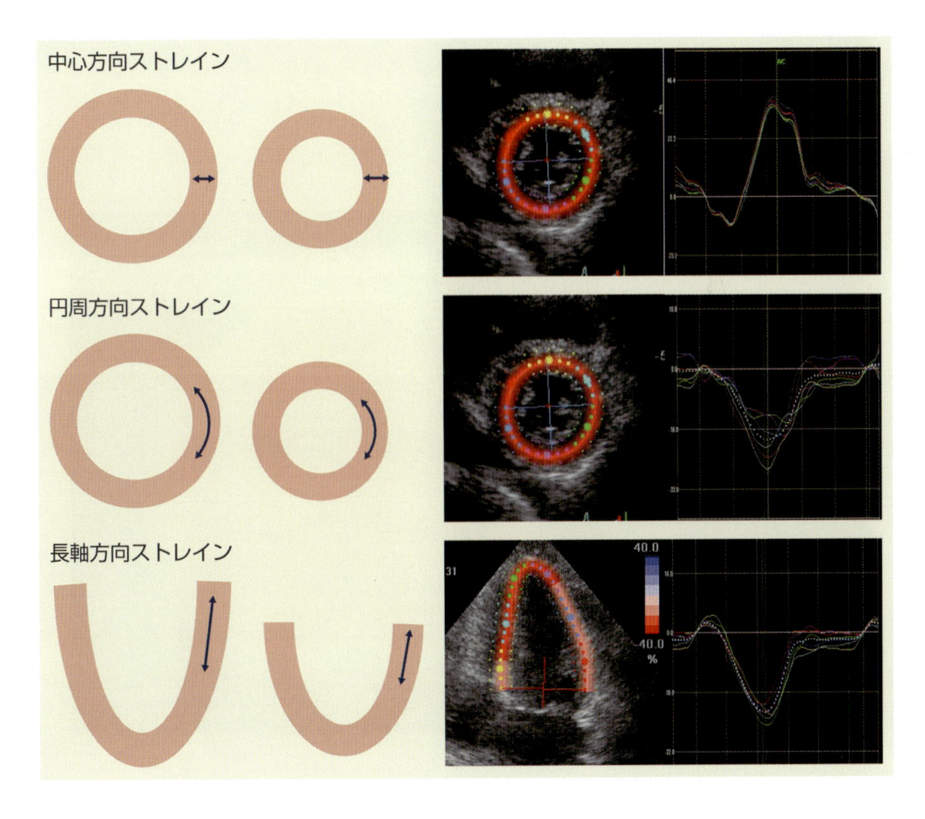

- ストレイン計測は局所心筋機能および心室全体心筋機能の両方を評価することが可能である．

❶ global longitudinal strain

▶LVEF:
left ventricular ejection fraction

▶GLS:
global longitudinal strain

▶GCS:
global circumferential strain

- 長軸方向ストレインの評価を行うことで，左室駆出率（LVEF）ではとらえられない早期の心筋障害をとらえることが可能である．長軸方向ストレインの中でも，特に心尖部四腔像，二腔像，長軸断面像の3断面の値を総合した長軸方向グローバルストレイン（GLS）がその正確性・再現性や予後予測における有用性が高く，最も重要な指標と考えられている．
- 肥大型心筋症ではLVEFが保たれていてもGLSや円周方向グローバルストレイン（GCS）が著しく低下する[1]．

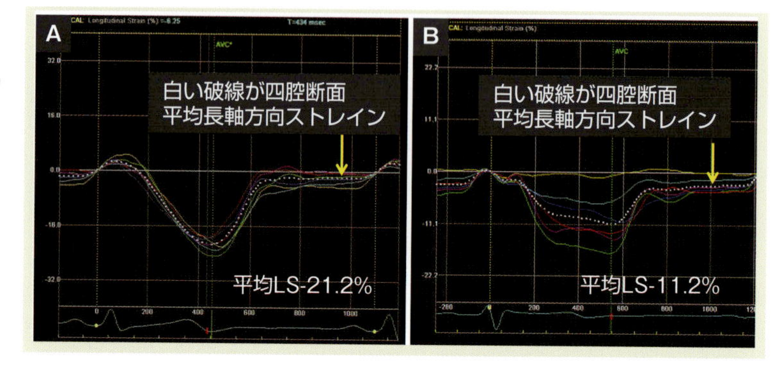

図 7-3
長軸方向ストレイン解析
GLS3断面のうち四腔断面平均長軸方向ストレイン(LS).
A：正常例.
B：肥大型心筋症.

- GLSの低下により抗がん剤による心筋障害を早期に検出可能であり，治療前後でGLS低下の変化率が15%以上であれば心筋障害の可能性が高いとされている[2]．

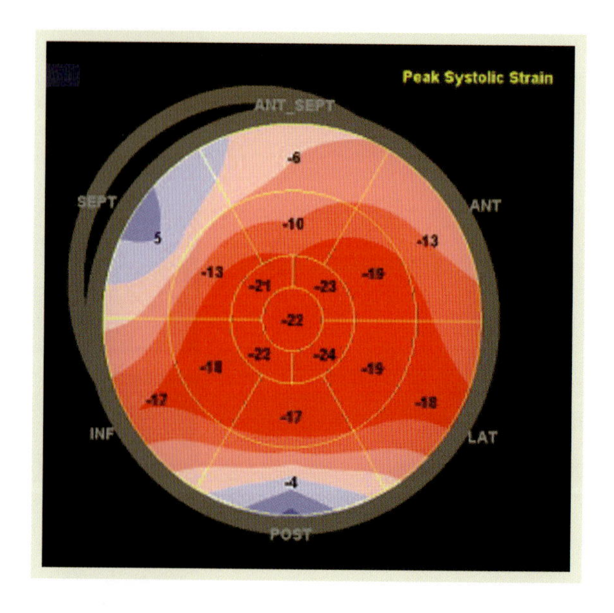

図 7-4
長軸方向ストレイン解析（ブルズアイ表示）
心アミロイドーシス症例.

- 心アミロイドーシスでは，長軸方向ストレインは心不全発症前から低下し病初期における心病変の検出に有用である．また，心尖部に比べて心基部と中部レベルで著明に低下する特徴的なパターンを示す[3]．

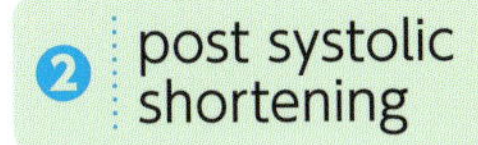

- 大動脈弁閉鎖後に起こる収縮を駆出後収縮（PSS）といい，PSSは虚血時に鋭敏に出現し，PCIなどの再環流療法にて虚血が改善すると消失すると言われている．

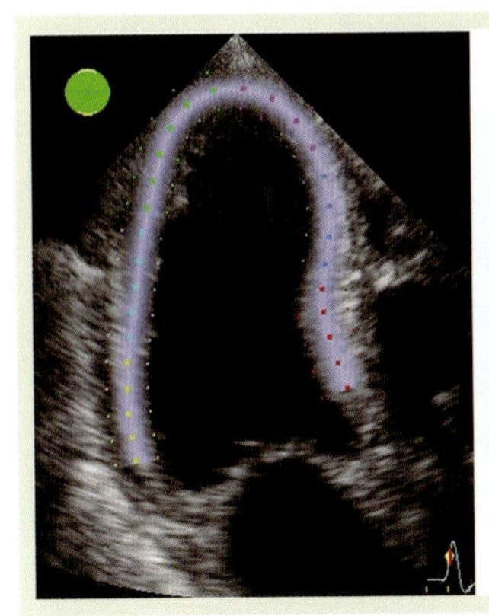

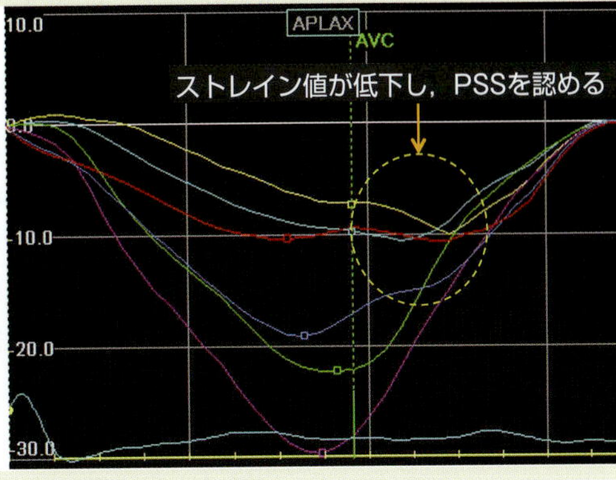

図7-5 ▶動画
post systolic shortening
心尖部長軸断面における長軸方向ストレイン解析でPSSを認める．

▶PSS：post systolic shortening

3 3Dストレイン

- 3Dスペックルトラッキング法では，full volume画像を取得・解析することより，同一画から長軸方向，中心方向，円周方向の3方向ストレインに加え心内膜面積変化率であるarea change ratio /area strainの解析が可能である．
- 左室は心尖部に向かい移動しねじれながら収縮するため，2スペックルトラッキング法ではtranslationあるいはthrough-plan現象の影響を受ける．一方，3Dスペックルトラッキング法ではcubic templateと呼ばれる立方体の関心領域でパターンマッチングし追跡するため，精度よく測定ができる（☞P 149）．

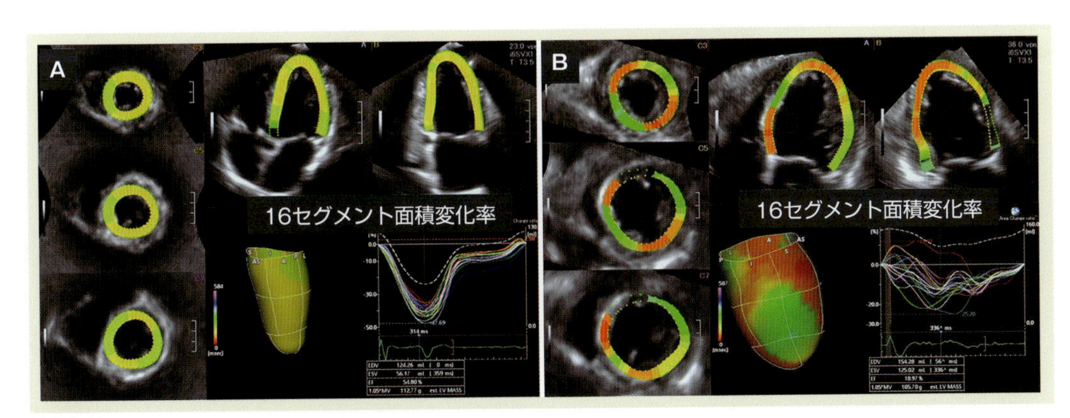

図7-6 3Dストレイン（area strain）解析
A：正常．
B：拡張型心筋症．

文献
1) Okada K, et al. Myocardial shortening in 3 orthogonal directions and its transmural variation in patients with nonobstructive hypertrophic cardiomyopathy. Circ J 2015；79：2471-2479.
2) Plana JC, et al. Expert consensus for multimodality imaging evaluation of adult patients during and after cancer therapy：a report from the American Society of Echocardiography and the European Association of Cardiovascular Imaging. J Am Soc Echocardiogr 2014；27：911-939.
3) Yingchoncharoen T, et al. Cardiac amyloidosis：Echocardiographic features. "ASE's Comprehensive Echocardiography (2nd ed)". Elsevier. Philadelphia, 2016, pp343-348.

経胸壁の3D心エコー法

経胸壁3次元（3D）心エコー法が臨床の現場に登場して十余年が経過し，多くの検査室に導入されるようになってきた．2次元（2D）心エコー法は，平面の画像から心臓の立体構造を頭でイメージし，探触子を走査して心臓全体をスキャンする．一方，3D心エコー法は，心臓全体をピラミッド状のボリュームデータで収集し3Dで画像を表示（**図8-1**）するため，立体構造の把握やあらゆる角度から観察できるため，臨床の場で多くの有益な情報を与えてくれる．

本稿では経胸壁3D心エコー法の特徴と原理，画像の記録や解析方法などについて解説する．

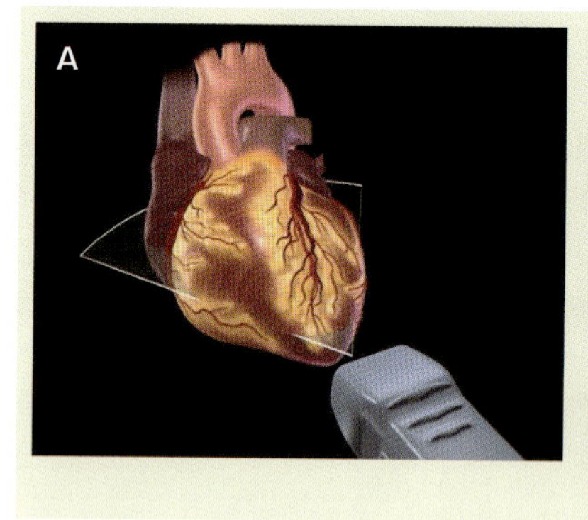

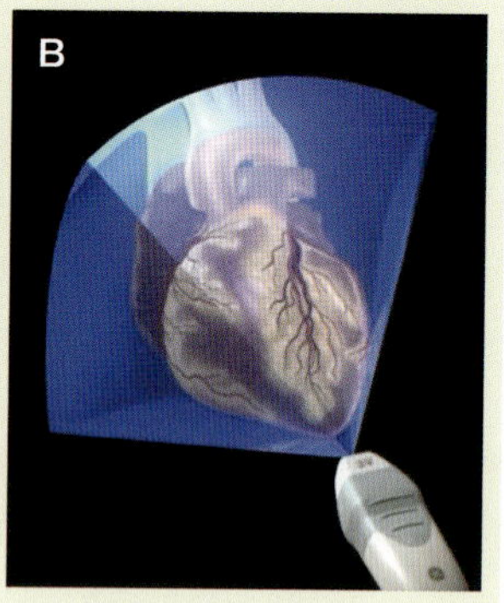

図8-1
2Dと3Dエコーの違い
A：2Dエコー．
B：3Dエコー．
（写真提供：GEヘルスケアジャパン社）

1 探触子の構造

- 経胸壁3D心エコー法の探触子は，超音波振動子を碁盤の目状にカッティングした数千個の素子からなる2次元アレイトランスジューサである．
- 初期の3D探触子は，2D専用探触子に比べ大きく重量感があったが，近年ではダウンサイジング化が進み2D専用探触子とほぼ同じ大きさになっている（**図8-2**）．

図 8-2
2D および 3D 探触子
A：2D 専用探触子.
B：従来の 3D 探触子.
C：最新の 3D 探触子.
（写真提供：東芝メディカルシステム社）

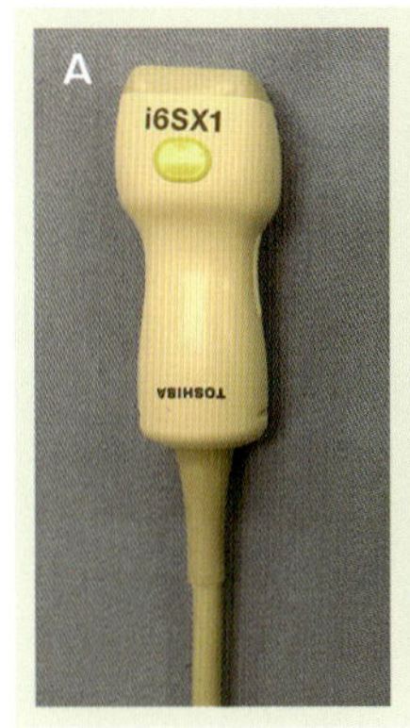

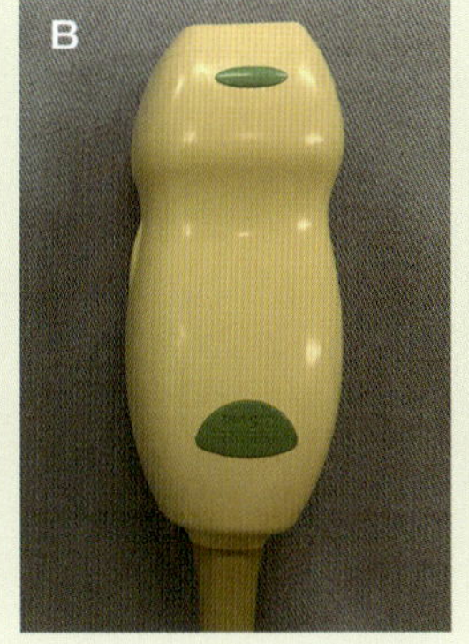

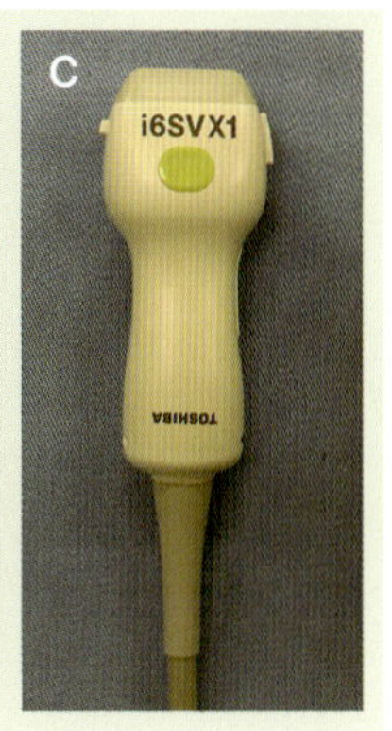

2 3D 心エコー法の多心拍法と単心拍法

- 3D 心エコー法には多心拍法と単心拍法がありそれぞれの特徴を理解することが重要である.
- 多心拍法は，1 心拍のサブボリュームデータを複数心拍合成し，心臓全体のボリュームデータを取得する方法である．この方法は高画質でボリュームレート（vps）が速い 3D 画像を作ることができる（**図 8-3A**）.

▸vps:
volume per second

不整脈や呼吸止めが困難な症例ではモーションアーチファクトが入り記録が難しい.

- 単心拍法は，1 心拍でボリュームデータを取得する方法で，多心拍法に比べ画質が悪く vps が遅い（**図 8-3B**）.
- 対策として観察したい部位に関心領域を設定することで良好な画像が得られる.
- また，不整脈や呼吸止めが困難な症例においても記録ができる.

図 8-3
多心拍法と単心拍法
A：単心拍法である．1 心拍で心臓全体のボリュームデータを取得するため vps が遅い.
B：多心拍法である．複数心拍で心臓全体のボリュームデータを取得するため vps が速い.

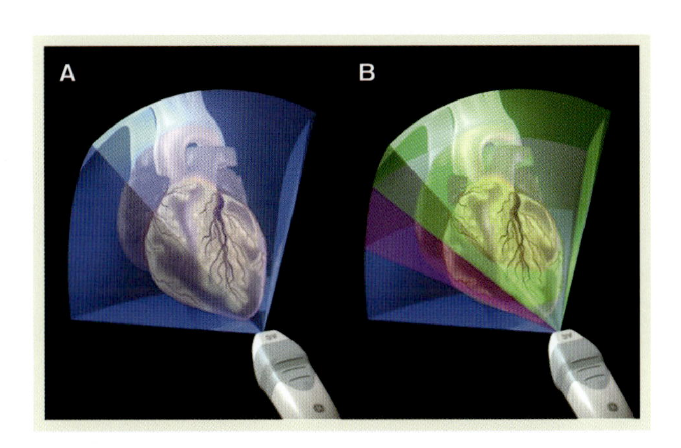

3 マルチスライスモード

- マルチスライスモードは，心尖部3断面，その直交する短軸9断面を同一画面上に表示するモードである（**図8-4**）．
- 3D心エコー法では，心臓の軸を自由に設定できるため真の心尖部を捉えた心尖部断面を描出でき，それに直交する正しい短軸断面が表示可能である．
- 短軸断面や心尖部断面が斜め切れになってしまう症例では，壁運動評価を誤ってしまうことがあるためマルチスライスモードを用いると正確な壁運動評価が可能である．

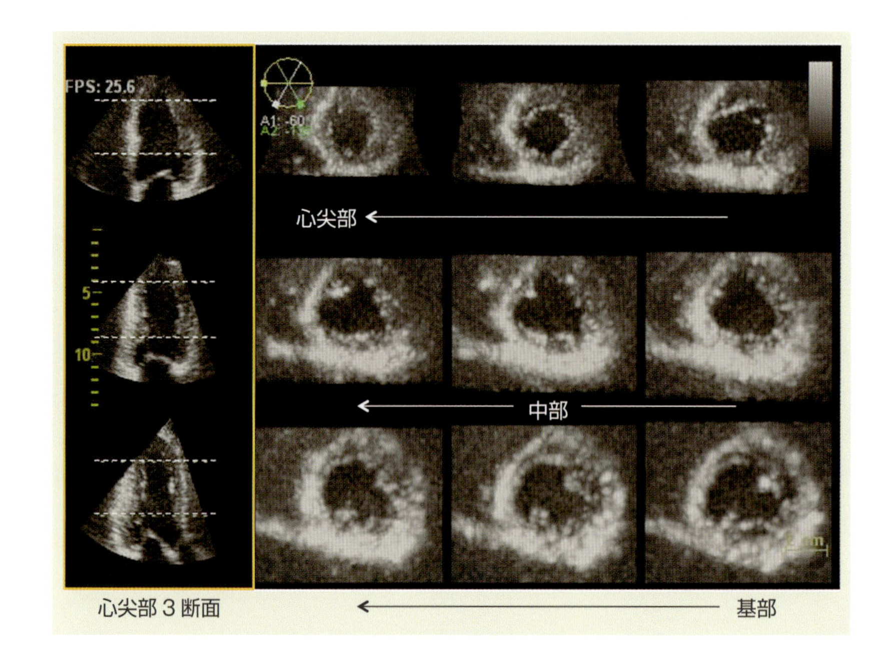

図8-4
マルチスライスモード
心尖部3断面（黄枠）の基部から心尖部の点線間において9つにスライスした短軸断面が表示される．

4 臨床応用

- 3D心エコー法は解剖学的構造の観察に適しているため先天性心疾患などの症例で適している．
- 3D心エコー法による左室容積の評価は仮定を必要としないため核磁気共鳴画像法と同等の高い信頼性が得られている（☞ 147）．

> 三尖弁は体表から近く経胸壁3D心エコー法で詳細な形態評価が可能である．

ワンポイントアドバイス

モーションアーチファクト

• 多心拍法ではサブボリュームデータを連続心拍で画像を収集し合成するため不整脈や呼吸により心臓が動いた場合，データ収集の際に同期のズレを起こし画像に筋が入る（**図 8-5**）．

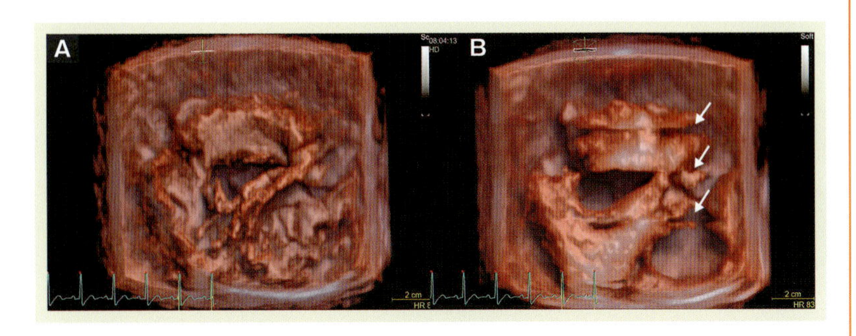

図 8-5
モーションアーチファクト
A：モーションアーチファクトのない画像．
B：モーションアーチファクト(矢印)が入った画像．

デバイスリード起因性三尖弁閉鎖障害の診断

• ペースメーカを含むデバイスリードにより三尖弁の圧排，穿孔，癒着による弁閉鎖障害が生じ，三尖弁閉鎖不全が発症あるいは増悪することが報告されている（**図 8-6**）．2D 心エコー法ではデバイスリードと三尖弁閉鎖不全を観察はできるものの，デバイスリード起因性三尖弁閉鎖障害の診断は困難であったが，経胸壁 3D 心エコー法を用いるとその診断が可能となる．

• 三尖弁の記録には，胸骨左縁左室短軸断面大動脈弁レベルにおいて三尖弁を中心に描出し，多心拍法にて画像を記録する．正常のリード走行位置は交連部を走行しているのに対し，高度三尖弁閉鎖不全を伴うデバイスリード起因性弁閉鎖障害ではリードが弁腹を走行している[1]．

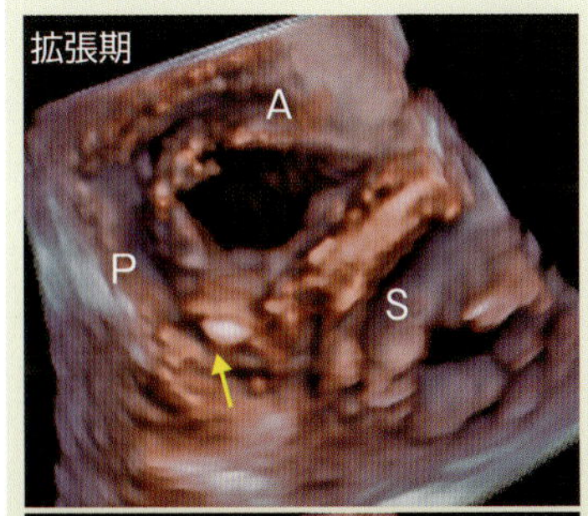

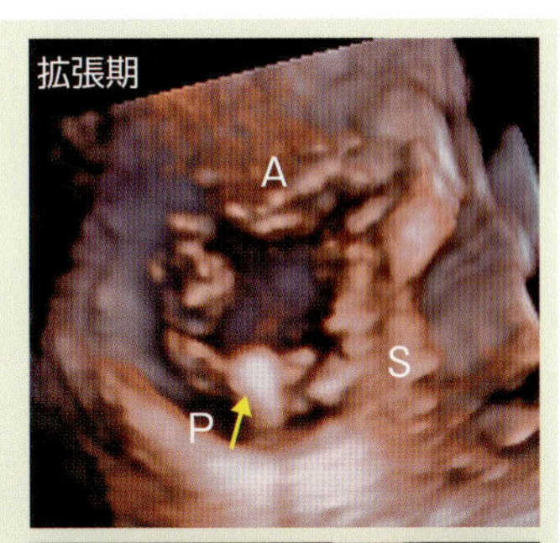

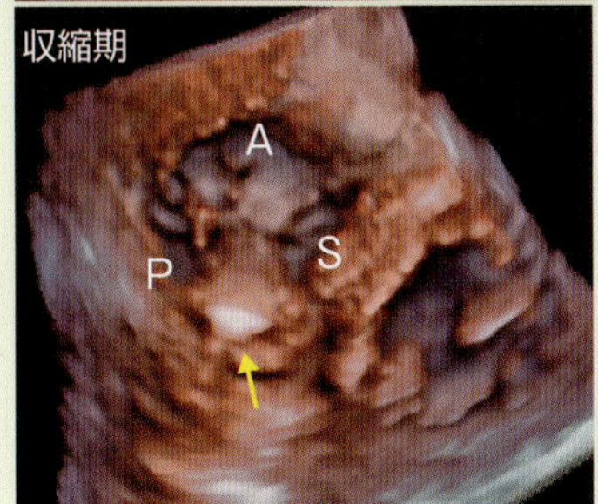

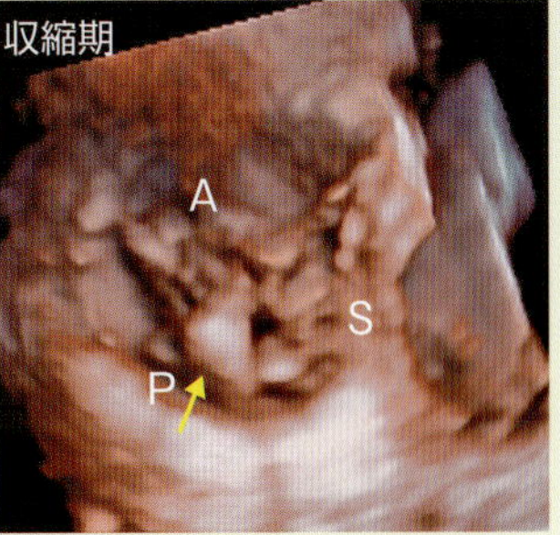

図 8-6
デバイスリード起因性三尖弁閉鎖障害の診断
左は正常のリード走行位置である．中隔尖と後尖の間を走行している．一方，**右**はデバイスリード起因性三尖弁閉鎖障害の症例である．
リードは後尖の弁腹を走行し弁閉鎖を妨げている．
S：中隔尖
A：前尖
P：後尖
矢印：デバイスリード

文献
1) Seo Y, et al. Clinical utility of 3-dimensional echocardiography in the evaluation of tricuspid regurgitation caused by pacemaker leads. Circ J 2008; 72: 1465-1470.

注意すべきアーチファクト

1 心エコーで問題となるアーチファクトの種類

①多重反射
②サイドローブ
③音響陰影
④屈折
⑤ドプラ法におけるアーチファクト

2 多重反射 reverberation

❶ 発生機序

- 超音波ビーム上に強い反射面がある場合，探触子から発射された超音波がその反射面と探触子間で**複数回反射**を生じることにより発生する．
- 通常，探触子と強反射面の距離の**整数倍の深度**にアーチファクトが出現するが，実際にはいくつかの多重反射が重なって出現することもあるので，注意が必要である．
- 心膜などの強反射体からの信号が受信される前に，次のパルスが送信されると**実像の前面に多重反射が出現することもある**．

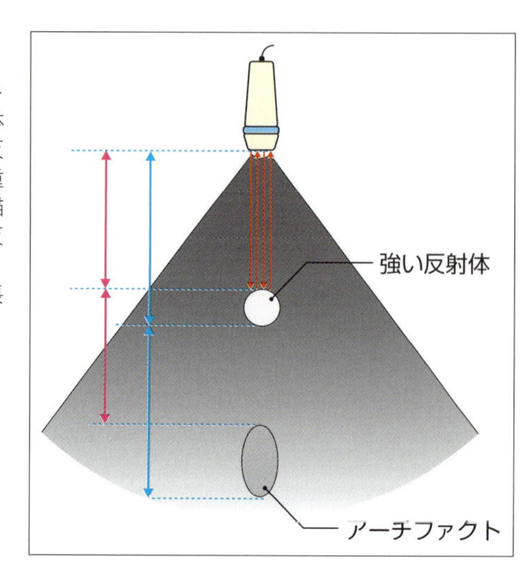

図 9-1 多重反射
多重反射によるアーチファクトの原理を示す．通常強い反射体にビームがあたると，表面で反射されるため，表面のみが多重反射のアーチファクトとして描出されるが，反射体下面でも反射が起こると図のようになり，実際の像より多重反射の像は長くなる．

図 9-2
複数の多重反射による
アーチファクト

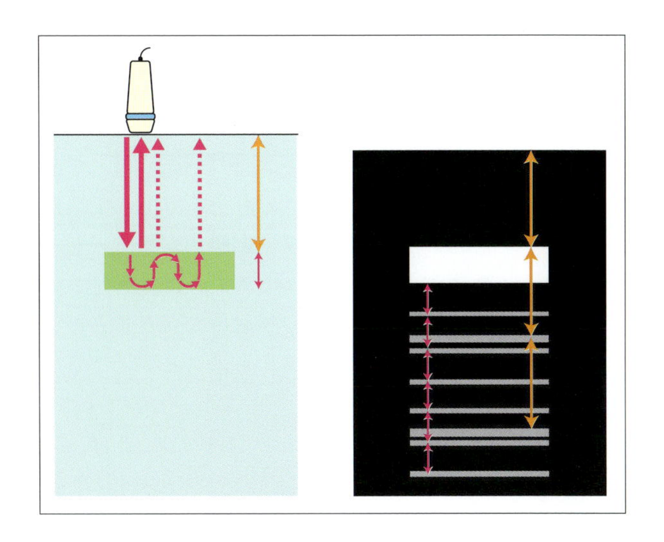

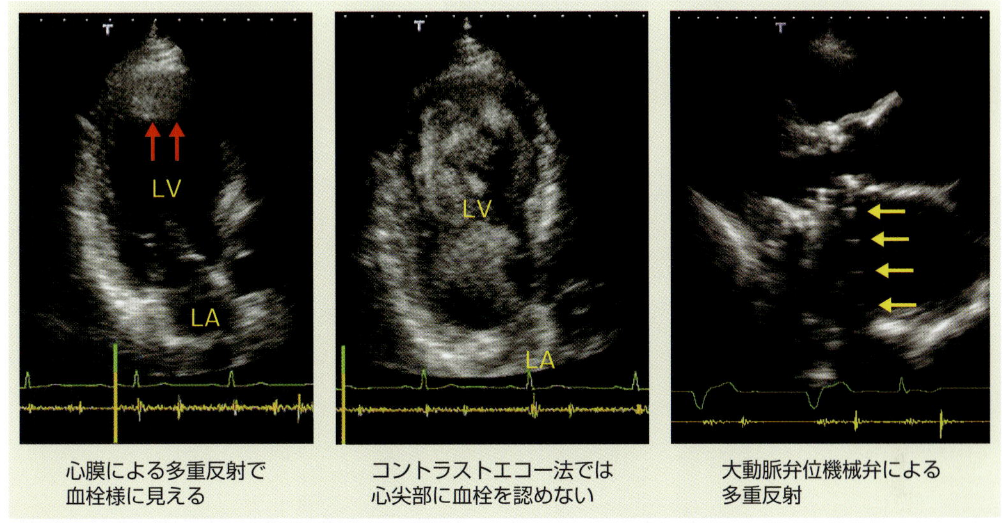

図 9-3 ▶動画 **多重反射**
左図は，心膜による多重反射で血栓様に見えるが，コントラストエコー法（超音波造影法）では心尖部に血栓（造影欠損）を認めない．

❷ 対処方法

- アプローチ（ビーム方向）を変えてみる．
  胸骨左縁アプローチ ⟷ 心尖部アプローチ
- 探触子の角度や圧迫の強さ，周波数や視野深度を変えてみる．

3 サイドローブ side lobe

1 発生機序

- 探触子から発射されたビームには，中心軸上の音圧の強い**メインローブ（主極）**と，それを取り囲んで放射状に発射されている音圧の弱い**サイドローブ（副極）**がある．
- サイドローブによるエコーは通常小さいために無視できるが，サイドローブ上に強い反射体が存在すると，メインローブからの信号と同時に受信されることによりアーチファクトが生じる．

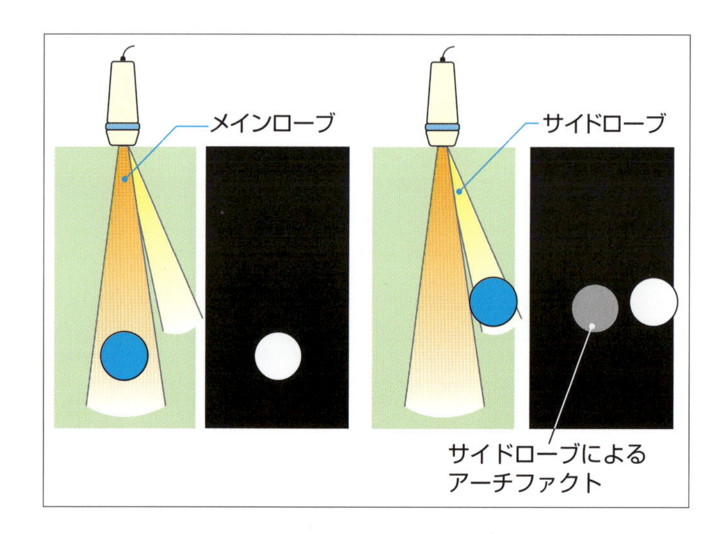

図 9-4
サイドローブによる
アーチファクト

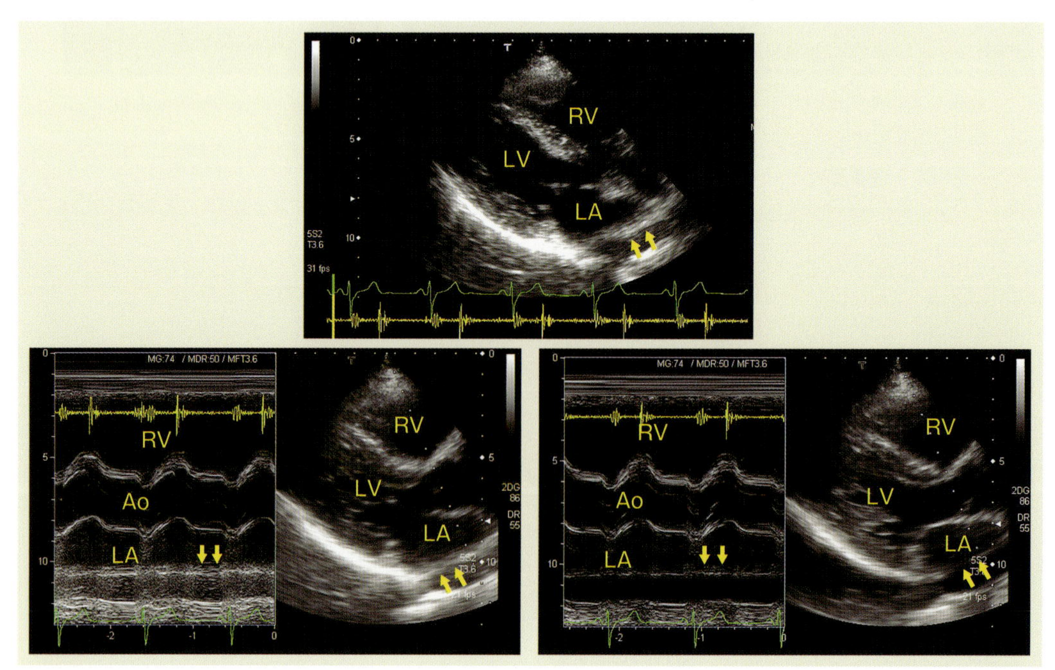

図 9-5 ▶動画 心膜のサイドローブ
左図は心膜のサイドローブによるアーチファクト．**中図**は左図の M モード像．**右図**は中図から少し角度を変えて記録した．アーチファクトが軽減されている．

❷ 対処方法

- アプローチやビーム方向を変えてみる.
- 組織ハーモニック法（☞P 10）を使ってみる.

4 音響陰影 acoustic shadow

❶ 発生機序

- 超音波ビーム上に骨や石灰化などによる**強い反射体**が存在し，超音波の大部分が反射されると，その**背方は画像として表示されない**.
- 胆石による音響陰影が有名であるが，心エコーでは，**人工弁**や**弁輪石灰化**があるときに見られることがある.

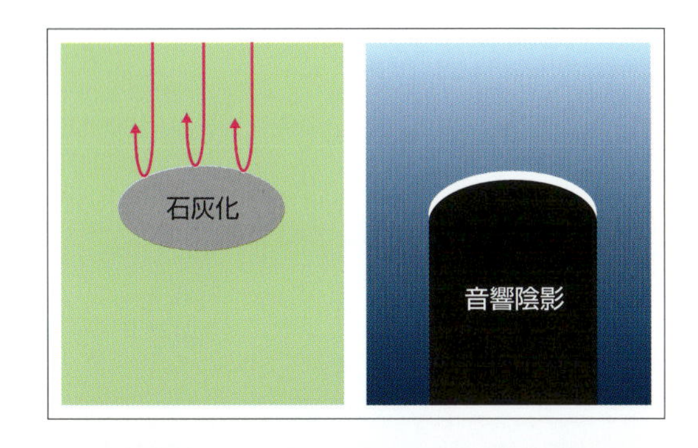

図 9-6 音響陰影

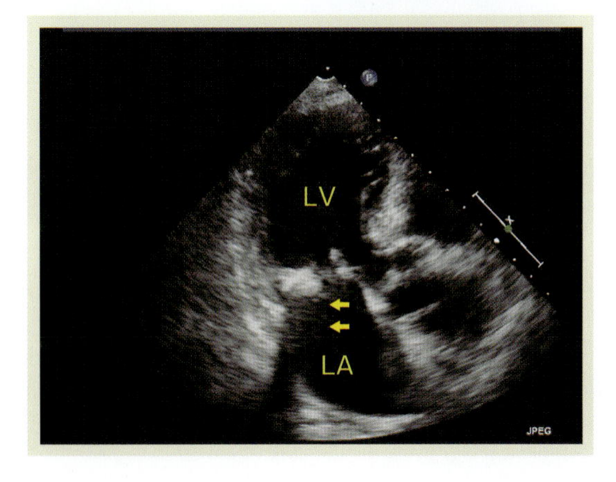

図 9-7 ▶動画 僧帽弁輪石灰化による音響陰影

❷ 対処方法

- 音響陰影自体をなくすことは不可能であるが，アプローチの方向を変えれば音響陰影でマスクされた部分の観察ができる場合がある.

5 屈折 refraction

❶ 発生機序

- 音速の大きく異なる媒質面に超音波ビームが入射すると，進行方向が変わる現象である．
- 音速の差によって屈折角は異なり，音速の遅い媒質へ入射したとき，屈折角は入射角より小さくなり，音速の速い媒質へ入射したときはその逆となる．
- 心エコーでは，特に心窩部アプローチでは腹直筋などによる**屈折のためレンズ効果**により，**短軸像が二重**に見える．

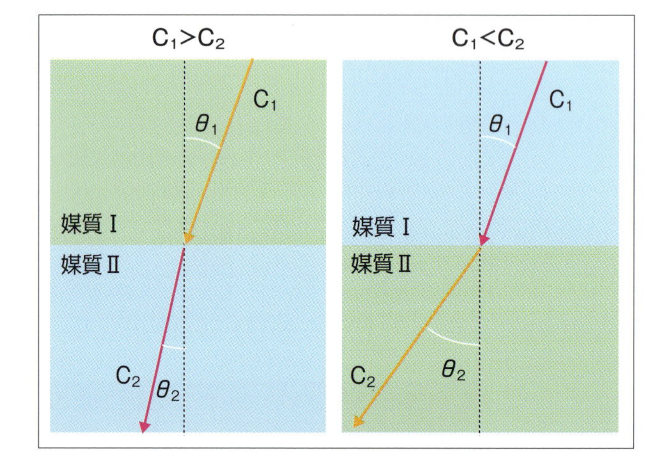

図 9-8
屈折によるアーチファクト（C は音速）

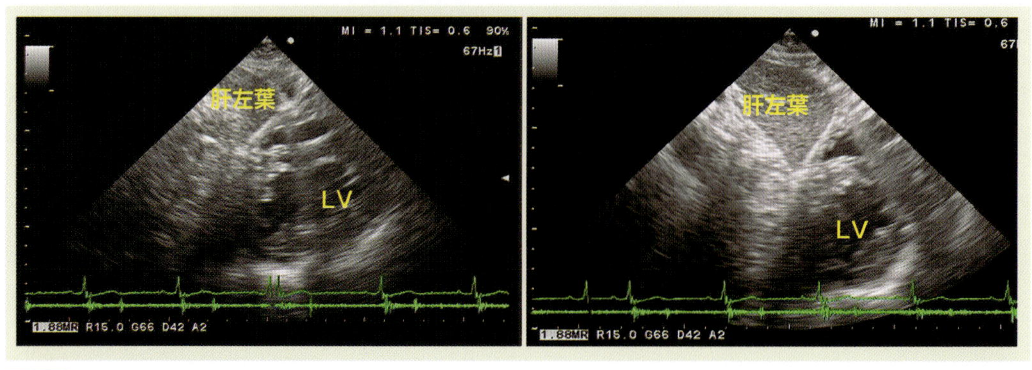

図 9-9 ▶動画 **肝左葉による屈折**
肝左葉による屈折で，左室が二重に見える（**左図**）．
少し角度を変えると解消される（**右図**）．

❷ 対処方法

- アプローチやビーム方向を変えてみる．

6 ドプラ法のアーチファクト

- 人工弁などの音響インピーダンスの高い反射体がある場合に，カラードプラ法を用いると，**多重反射**を生じたり，**鏡面像**として反射体を挟んで対称にカラー表示される．
- パルスドプラ法や連続波ドプラ法で，血流速波形を記録する際，**壁や弁などの組織によるドプラシフト**もアーチファクトの原因となる．

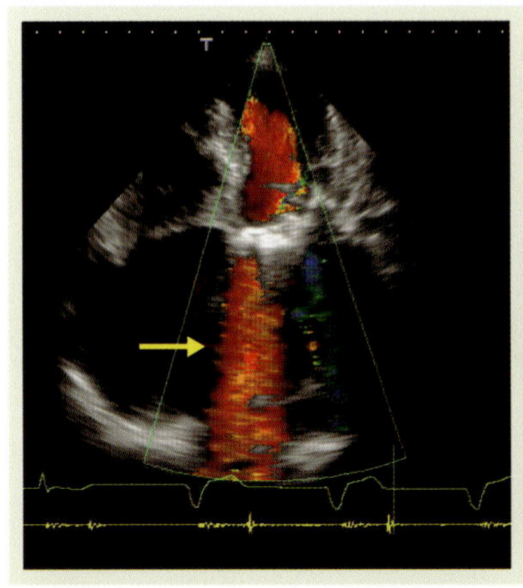
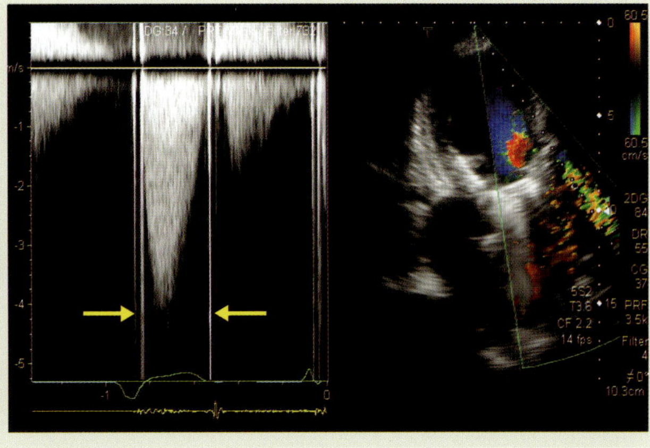

図 9-10　ドプラ法のアーチファクト
左図矢印はカラードプラ法における僧帽弁位機械弁の多重反射．**右図**矢印は機械弁からの弁ドプラ信号によるアーチファクト．

7 まとめ

避けなければならないのは，アーチファクトによる誤診である．超音波の原理を理解して，どのような機序で起こったアーチファクトなのかを考えながら，対処することが重要である．

Ⅱ

ルーチン検査の進め方

依頼目的

1 依頼目的を理解する

- 心エコー検査では，依頼目的に応じて検査が進められる．
- 依頼目的に応えるため，依頼内容を理解して検査を進める．
- 検査前にカルテを見て，依頼目的に関連する情報を把握する．
- 依頼目的が明確でないときは，必ず依頼医に確認する．
- 病歴，生活習慣，自覚症状など患者から直接話を聞く．

2 依頼目的の種類

比較的よくみられる依頼目的としては，以下のものが挙げられる．

①スクリーニング検査
②心電図異常の原因精査
③心雑音の原因精査／弁膜症の重症度評価
④胸部エックス線での心拡大の原因精査
⑤自覚症状の原因精査
⑥病態の経過観察（フォローアップ）

3 各依頼目的からの検査の進め方

検者は，患者の主訴（来院の目的）と病歴とともに，自覚症状，聴診，心電図検査，胸部エックス線検査，ときには心臓カテーテル検査などの情報から考えられる病態を想定し検査に臨むことが重要である．依頼目的をもとに，何を考え，何を否定するかを考えながら，心エコー検査を進めていく．

ここでは，上記の依頼目的の種類から，どのような疾患を考えて検査を進めていくかについて，フローチャートを用いて説明する．

① スクリーニング検査

スクリーニング検査には，以下に示したように状況に応じて様々なものがある．

- 心疾患のスクリーニング検査
- 心臓以外（整形外科など）の手術前のスクリーニング検査
- 化学療法前のスクリーニング検査
- 治験関連のスクリーニング検査

治験では，左室駆出率の計測値などで登録の可否が決定されることがあるため，あらかじめ治験適格・除外基準を確認しておく．

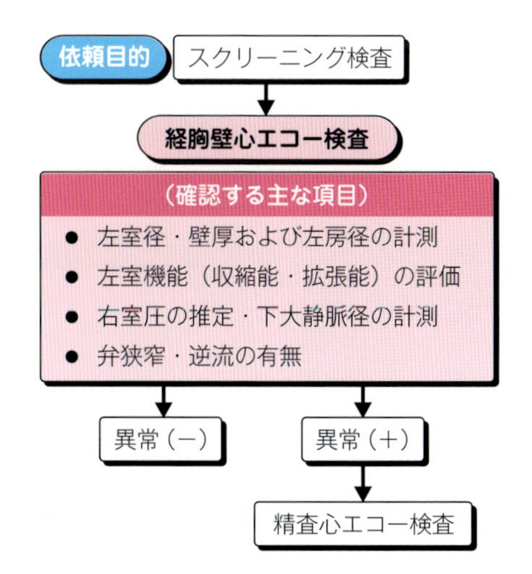

スクリーニング検査を施行して異常を検出したら，当日あるいは後日予約をとって精査心エコー検査を施行する．

❷ 心電図異常の原因精査

a 心電図 ST-T 変化の原因精査

依頼目的 心電図 ST-T 変化の精査

↓

（考えられる主な原因）

- 虚血性心疾患
- 肥大型心筋症
  （特に心尖部肥大型心筋症）
- 高血圧性心肥大
- 心筋炎・心外膜炎
- たこつぼ型心筋症
- くも膜下出血

↓

経胸壁心エコー検査

（確認する主な項目）

- 左室局所壁運動異常の評価
- 左室径・壁厚および左房径の計測
- 左室機能（収縮能・拡張能）の評価
- 左室・右室壁厚の計測
- 左室心筋重量係数の計測
- 心嚢液貯留の有無

b 不整脈（心房細動）の原因精査

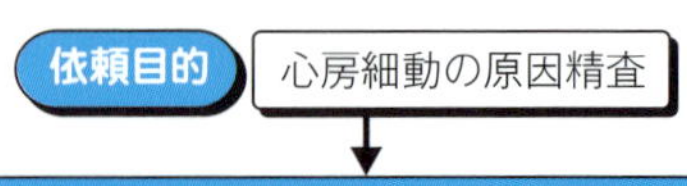

↓

（考えられる主な原因）

- 孤立性心房細動
- 僧帽弁狭窄
- 僧帽弁逆流
- 心房中隔欠損

↓

経胸壁心エコー検査

（確認する主な項目）

- 左房径・左房容量の計測
- 弁狭窄・逆流の有無
- 右室圧の推定・下大静脈径の計測
- 左房内（特に左心耳内）血栓の検索
- 僧帽弁通過血流速度の計測
- 左心耳内血流速度の計測

↓ 検査結果

- 左房内血栓が疑われる
- 電気的除細動前の左房内血栓検索

↓ 精査目的

経食道心エコー検査

（確認する主な項目）

- 左房内（特に左心耳内）血栓の検索
- 左心耳内血流速度の計測

❸ 心雑音の原因精査／弁膜症の重症度評価

ⓐ 収縮期雑音の原因精査

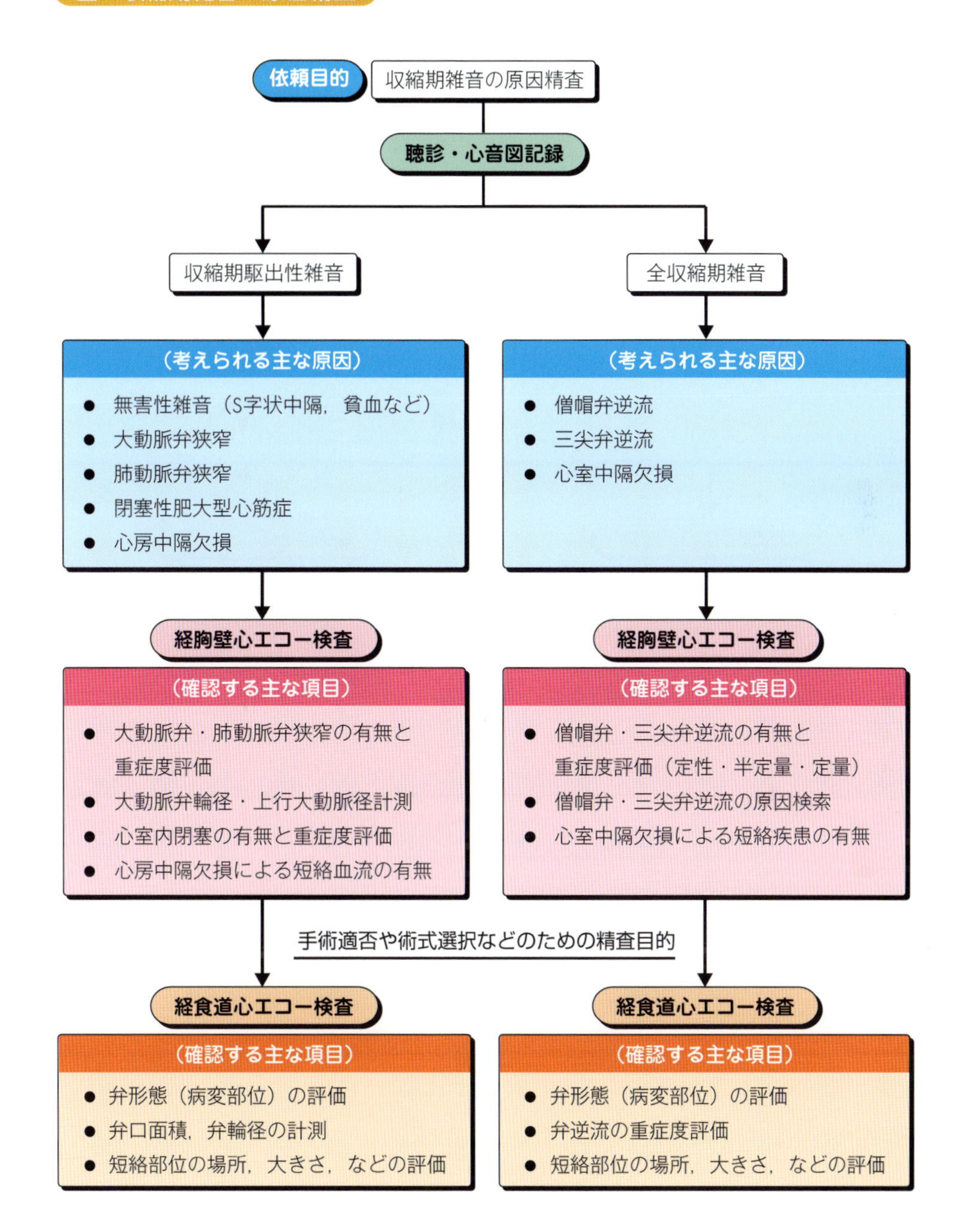

b 拡張期雑音の原因精査

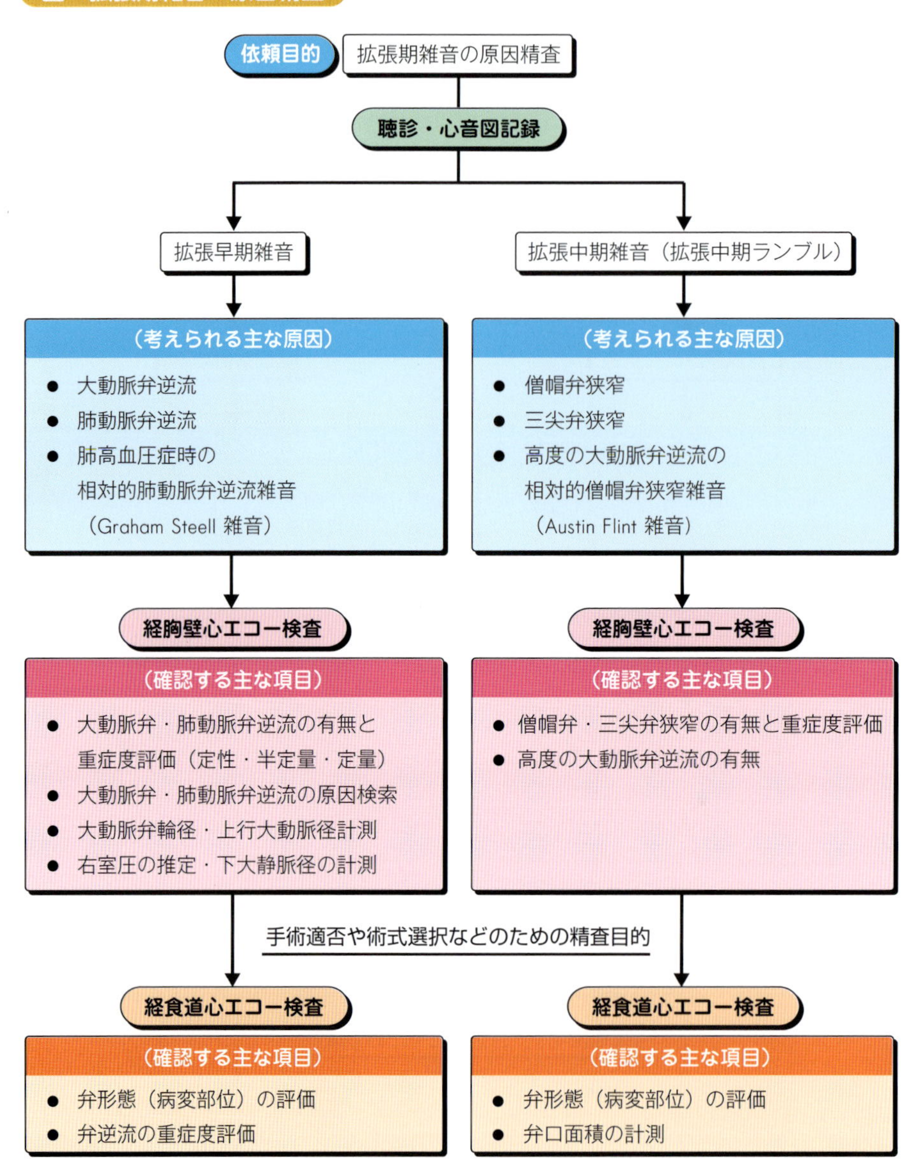

C 連続性雑音の原因精査

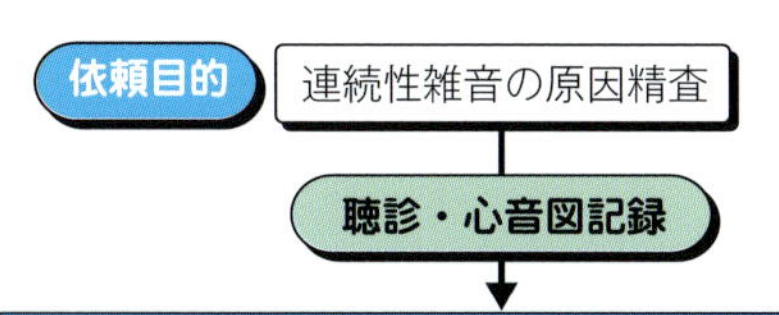

（考えられる主な原因）

- 動脈管開存
- バルサルバ洞動脈瘤破裂
- 冠動脈瘻

（確認する主な項目）

高圧系と低圧系の間に連続的にみられる

- カラードプラ法による短絡血流ジェットの検出
- 連続波ドプラ波形による短絡血流速波形の記録

連続性雑音とよく似た雑音に to and fro murmur（例：大動脈弁狭窄および逆流）があり，両者の鑑別に注意が必要である．

4 胸部エックス線での心拡大の原因精査

依頼目的：胸部エックス線での心拡大の原因精査
心胸郭比（CTR: cardiothoracic ratio）≧50 %

（考えられる主な原因）

- 心房細動（心房の拡大）
- 左室拡大（拡張型心筋症）
- 肥大型心筋症
- 高血圧性心肥大
- 右室拡大
- 心嚢液貯留
- 縦隔腫瘍
- 横隔膜挙上

経胸壁心エコー検査

（確認する主な項目）

- 左室径・壁厚および左房径の計測
- 左室機能（収縮能・拡張能）の評価
- 右室圧の推定・下大静脈径の計測
- 異常エコー（腫瘍など）の有無
- 胸水貯留の有無
- 心嚢液貯留の有無

⑤ 自覚症状の原因精査

a 胸痛の原因精査

依頼目的　胸痛の原因精査

（考えられる主な原因）

- 虚血性心疾患
- 大動脈解離
- 肺血栓塞栓
- 急性心膜炎
- 胸膜炎
- 逆流性食道炎
- 筋肉痛
- 肋間神経痛
- 胆石・胆のう炎

経胸壁心エコー検査

（確認する主な項目）

- 左室局所壁運動異常の評価
- 左室径・壁厚および左房径の計測
- 左室機能（収縮能・拡張能）の評価
- 右室圧の推定・下大静脈径の計測
- 大動脈解離腔の検索
- 心嚢液貯留の有無

b 労作性呼吸困難の原因精査

依頼目的　労作性呼吸困難の原因精査

（考えられる主な原因）

- 心不全による肺うっ血や低心拍出量
  （心不全の原因疾患例）
  - ・虚血性心疾患
  - ・拡張型心筋症
- 肺血栓塞栓症
- COPD などの呼吸器疾患の精査
- 運動不足
- 肥満

経胸壁心エコー検査

（確認する主な項目）

- 左室局所壁運動異常の評価
- 左室径・壁厚および左房径の計測
- 左室機能（収縮能・拡張能）の評価
- 右室圧の推定・下大静脈径の計測
- 弁逆流・狭窄の有無
- 大動脈解離腔の検索

c 動悸の原因精査

依頼目的　動悸の原因精査

（考えられる主な原因）

- 不整脈（発作性心房細動，心室頻拍など）
- 心因性の要素
- 甲状腺機能亢進症
- 貧血

経胸壁心エコー検査

（確認する主な項目）

- 左室径・壁厚および左房径の計測
- 左室機能（収縮能・拡張能）の評価
- 右室圧の推定・下大静脈径の計測
- 弁狭窄・逆流など器質的心疾患の有無

❻ 病態の経過観察（フォローアップ）

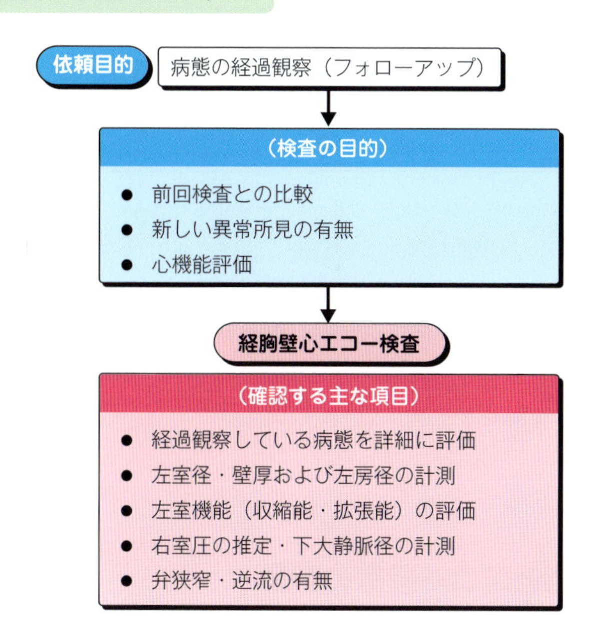

2 患者の体位

心臓周囲の肺や胸骨，肋骨によりエコービームを投入可能な部位は限られている．良好な画像描出には患者の協力が必要であり，検査前説明で左側臥位，仰臥位，右側臥位などの体位になることを理解してもらう．通常は左側臥位のため，長時間の負担を軽減できるように枕やクッションなどを背面に挟み込む．腰痛や体調不良などで体位変換に不具合がある場合は柔軟に対応する．

1 患者の向きとエコー装置の配置

- 心エコー検査を行う場合，ベッドとエコー装置の配置により，患者の向き，探触子の操作を左右どちらの手で行うかが異なってくる．
- 配置方法には，**図 2-1** の 4 パターンがあるが，**患者を左側臥位**にすることが多いことから，通常は **A**，**B**，**C** の 3 パターンである．
- それぞれに長所・短所があり，各施設に適した方法を用いるとよい．

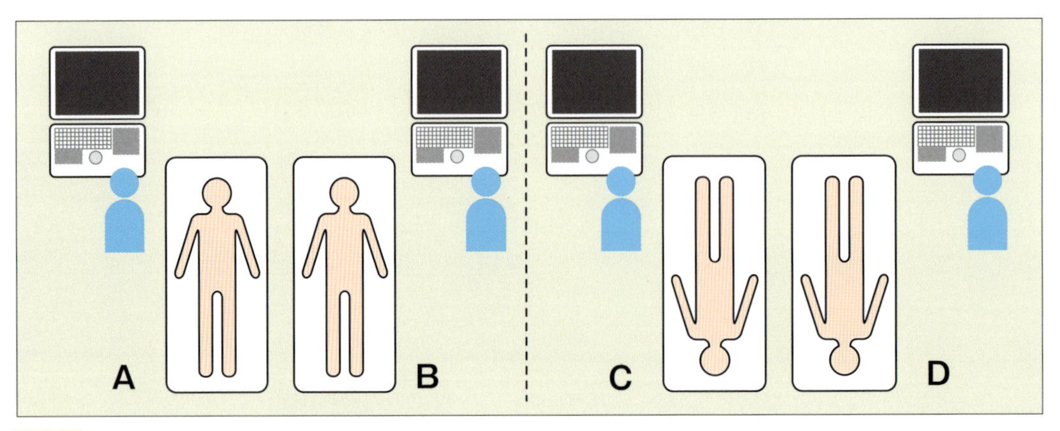

図 2-1　患者の向きとエコー装置の配置

2 左側臥位

❶ 胸骨左縁アプローチ

半左側臥位で**枕やクッションなど**に**もたれてもらう**（**図 2-2**）.

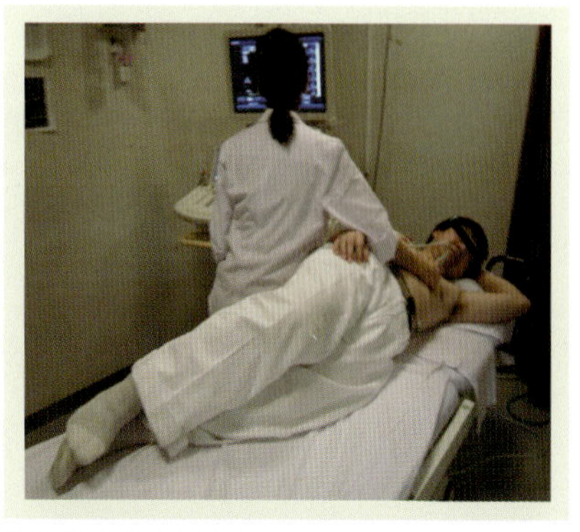

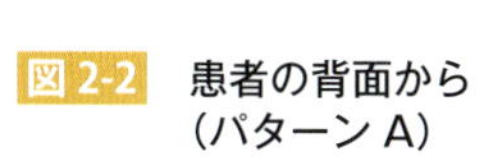

図 2-2 患者の背面から（パターン A）

❷ 心尖部アプローチ

心尖部を描出するための**落とし込みベッドや専用マット**を推奨する（**図 2-3**）.

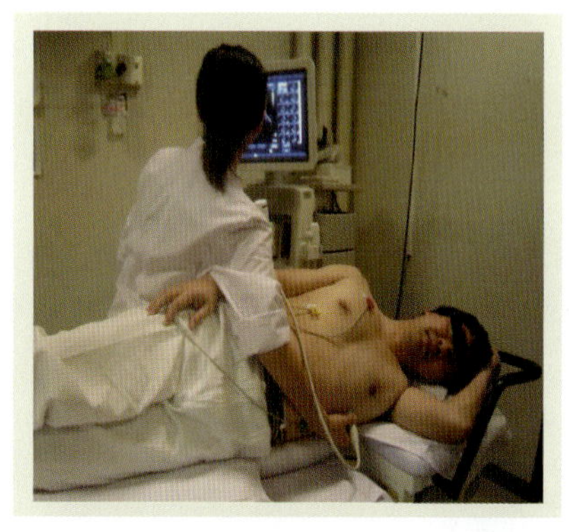

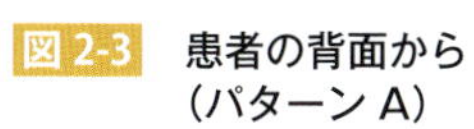

図 2-3 患者の背面から（パターン A）

❸ 胸骨左縁アプローチ

ベッドを高くして**右腕を固定**すると疲れにくい（**図 2-4**）.

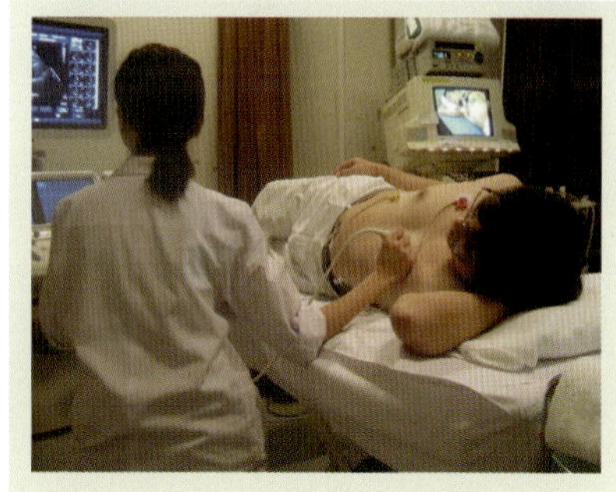

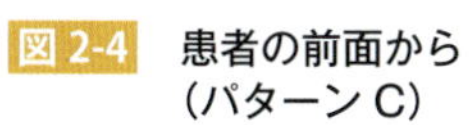

図 2-4 患者の前面から（パターン C）

胸骨左縁アプローチは患者の前面から？　背面から？
それぞれに利点・欠点がある.

	利点	欠点
前面（パターンC）	• 画像描出において心臓の位置を理解しやすい. • 検者の腰に負担がない. • 患者の顔色などがわかりやすい. • モニターを患者とともに見ながら患者に所見の解説ができる.	• 可動性ベッドでない場合，検者の手首に負担がかかる.
背面（パターンA）	• 右手を固定しやすく疲れにくい. • 細やかな走査が可能である.	• 検者の腰に負担がかかる. • 検者の腕や腰が患者に常時触れる. • 患者にモニターが見えない.

3 仰臥位

① 心窩部アプローチ

肋骨弓から**心臓を見上げるように**探触子を押し上げる（**図 2-5**）.

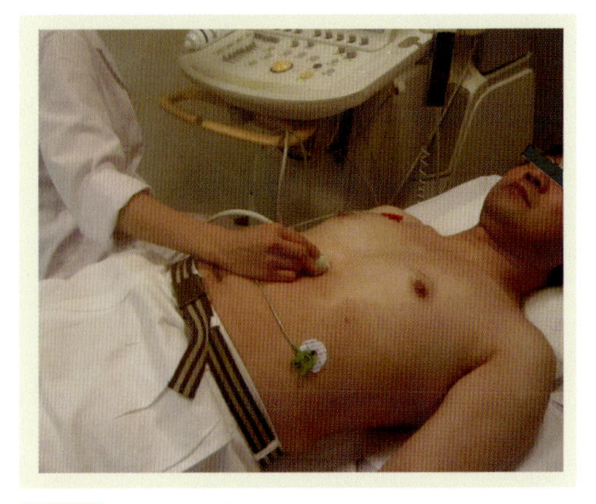

図 2-5 肋骨弓から

② 胸骨上窩部アプローチ

- 画像不良の場合は**背中に枕を敷いて顎を上げて**もらう（**図 2-6，7**）.
- くぼみが深い場合や探触子が固定できない場合は，第 1 肋間胸骨左縁よりアプローチすると，描出できることがある.

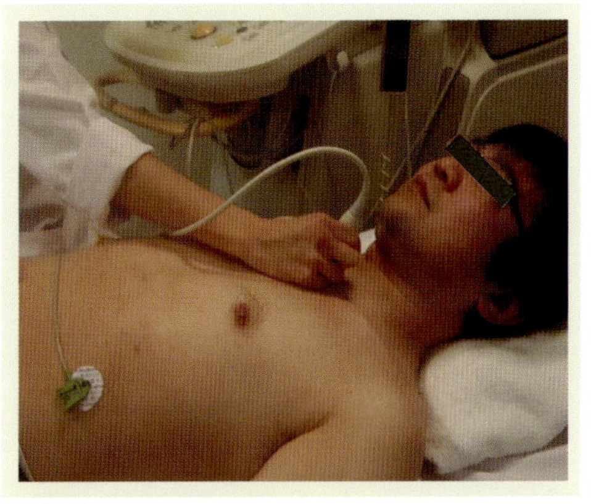

図 2-6 胸骨上窩部から

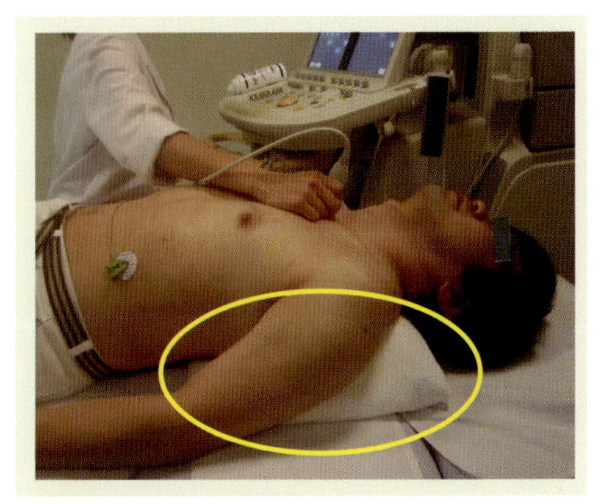

図 2-7 胸骨上窩部から

枕を敷いた状態.

4 右側臥位

右胸壁アプローチ

右側臥位で枕やクッションなどにもたれてもらう（図 2-8, 9, 10）.

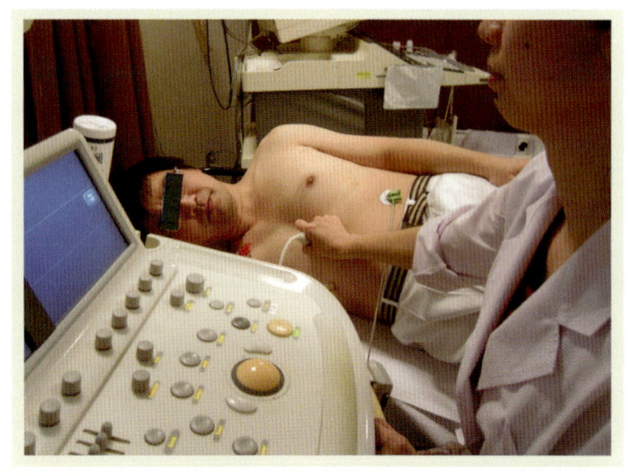

図 2-8　患者の前面から

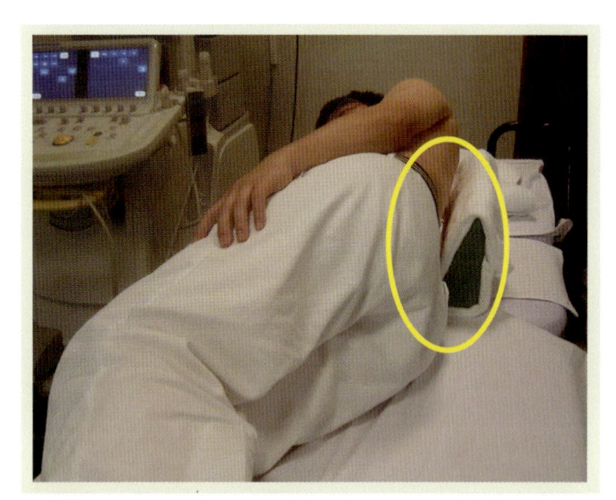

図 2-9　背枕を挟んだ状態

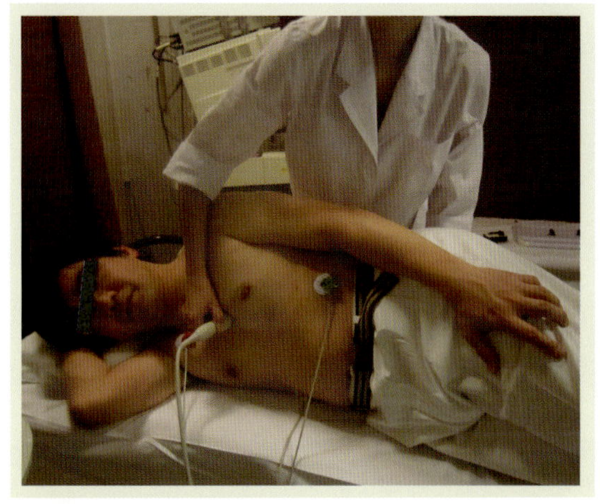

図 2-10　患者の背面から

検査手順

検査手順は各施設によりそれぞれ特色はあるが，基本的な手順は決めておく必要がある．特に緊急時や重症例では，重要な所見の検出に手間取り基本計測の一部を撮り忘れてレポート作成時に困ることもある．また動画記録を再評価する際に各断面の記録順を決めていると判読者は検査の流れを理解しやすく診断時間を短縮できる．検査手順の確立はケアレスミスを防ぐことにも役立つ．次に示す検査手順はひとつの例である．

1 患者入室前

❶ 検査の**依頼目的を理解**してから検査を始める．

↓

❷ 患者**カルテ**より**主訴**，**症状**，**既往歴**などを確認する．

↓

❸ 酸素吸入や介助を要するかなど**患者の状態**を確認する．

↓

❹ 再来患者の場合は経時的評価ができるように**以前の検査レポート**も準備する．

↓

❺ 検査中に**患者から離れないように**，備品の補充を確認する．

2 検査開始前

❶ 患者の**入室時の様子**を観察する．

顔色や歩き方，麻痺の有無，側臥位は可能か否かなど

↓

❷ 自己紹介と検査について，患者が理解できる言葉で簡単に説明する．

例：「おはようございます．私は担当の検査技師の○○です．この検査は探触子を胸にあてて，心臓の大きさや動き・血液の流れを診ていきます．検査時間は××分くらいです．検査中に体調の変化や何か不都合があればいつでもおっしゃってください」

↓

❸ 患者誤認防止のため患者本人に**フルネーム，生年月日**を名乗ってもらう．

⬇

❹ 患者に直接**症状を尋ねる**場合もある．

目的は現時点の状態を把握するため，コミュニケーションをとるため

⬇

❺ 可能な限り上半身裸でベッドに仰臥位で寝てもらう．

⬇

❻ 室温が快適か確認し，空調またはバスタオル，タオルケットなどを用いて**体温調整**を心がける．

⬇

❼ **心電図電極を装着**して波形の安定性やゲインを調整する．

通常は心房波，ST 変化の評価ができる第Ⅱ誘導を使用する

⬇

❽ **視診**，**触診**，**聴診**を行う．

皮膚の色，むくみ，頸動脈の性状，頸静脈怒張の有無，心尖拍動の位置，心雑音・心房音の有無など

⬇

❾ 聴診時は，モニタの心電図波形のマーカーを見ながら聴くと収縮期・拡張期の心時相が理解しやすい（**図 3-1**）．

収縮期（R 波から T 波まで）：R 波の頂点をきっかけに収縮期雑音を聴く
拡張期（T 波から R 波まで）：T 波の終末点をきっかけに拡張期雑音を聴く

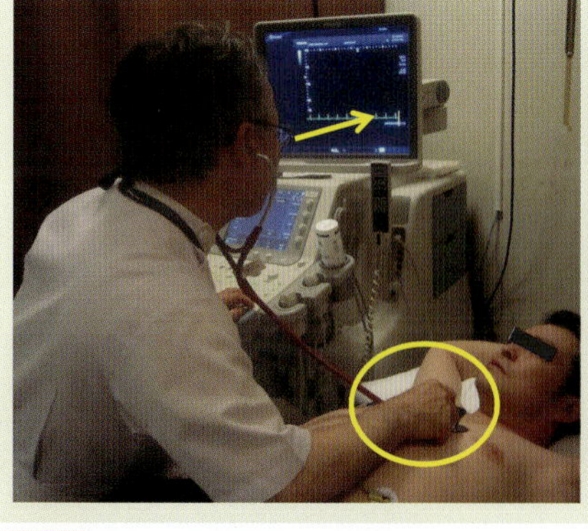

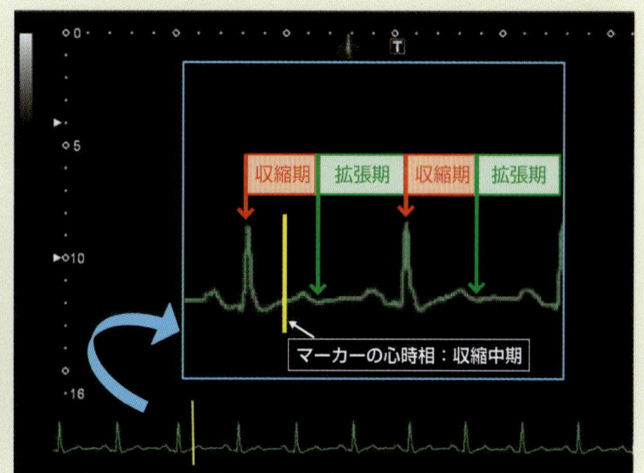

図 3-1　モニタ面を見ながら聴診する

❿ 前回と異なる心音や心雑音を聴取した場合はその成因を想定してエコー検査を行う．

- 弁膜症や人工弁置換術後症例には必須検査である
- 人工弁によるアーチファクトや画像不良の場合も心雑音はより診断できる場合がある

⬇

⓫ 検査中は時々患者の様子を確認し，**不安を軽減**できるようにていねいに声をかける．

3 心エコー図検査

患者と検者の位置関係は施設により異なるが，ここでは検者に対して，エコー装置を左側，ベッドを右側に置き，患者の右側に座り背面から探触子を操作する検査例を紹介する．

❶ 検査目的（心臓用，冠動脈用など）に応じた探触子・**設定条件を選択する**．

> 視野深度，フレーム数，ダイナミックレンジ，ゲインなどは初期設定しておくとよい

↓

❷ 患者の右側に座り，右手で探触子，左手でエコー装置を操作する．

↓

❸ 聴診後，そのままの体位（仰臥位）で心窩部より下大静脈，腹部大動脈を観察・記録する．

↓

❹ ゼリー塗布や探触子を体表に置く前には声をかける（「少し冷たいですよ」など）．

> 適量のゼリー塗布は超音波の減衰を軽減し，探触子の密着性や操作性をよくする

↓

❺ 心臓観察のため患者を**左側臥位に誘導する**．背中に枕やクッションを挟み込み，ベッドの高さを調整する．

> 通常の枕や専用の三角枕，バスタオルを巻いたものでも代用できる

↓

❻ 患者の背面側のベッドに腰を掛け右手で探触子，左手でエコー装置を操作する．

↓

❼ 検者の背中と患者の背中を付けるように座ると腰の負担は軽減できる（**図 3-2**）．

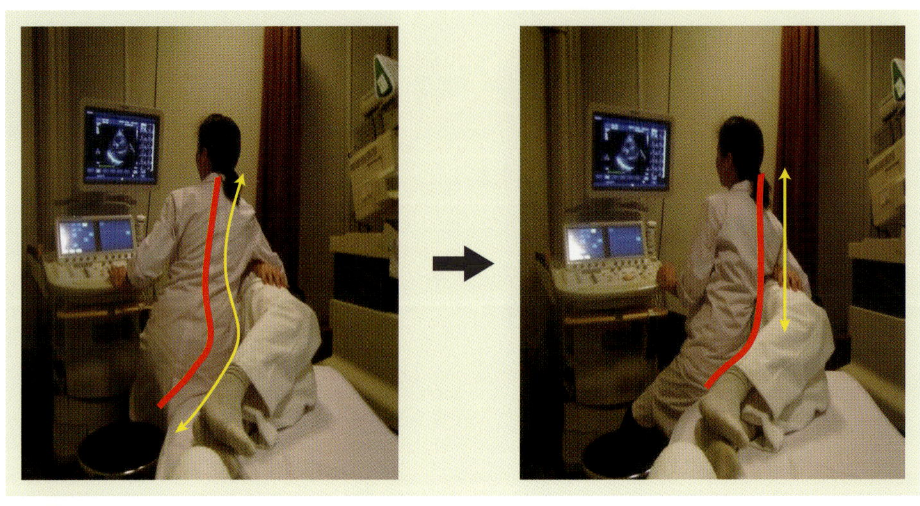

図 3-2
左：検者の側面を付けて座る
右：検者の背面を付けて座る

❽ 主なアプローチ法は胸骨左縁や心尖部，心窩部であるが，右胸壁や胸骨上窩部などもある.

⬇

❾ 施設ごとに統一した**計測手順**に沿って検査する.

- 断層法→Mモード法→カラードプラ法→その他ドプラ法→特殊な断面など
- 一定の手順で行うと見落としも減り，検査時間・判読時間も短縮できる

⬇

❿ 断層法は心臓および心臓周囲の形態や動態の観察，心腔計測に用いる.

⬇

⓫ Mモード法は心腔計測より主に時相分析に有用である.

⬇

⓬ ドプラ法は血行動態，組織ドプラ法は壁や弁輪の移動速度評価に用いる.

⬇

⓭ 異常所見の場合は最後に改めて断層法からドプラ法までの詳細な観察・記録を行う.

⬇

⓮ 画像の記録は一般的に，呼気位に数秒間停止して記録する.

吸気位の方がきれいに描出できる場合もある

⬇

⓯ 検査中の息止めは普段の自然な呼吸から軽く止められるようにやさしく声をかける.

力んで止めるとバルサルバ負荷がかかるため前負荷が下がり静脈還流も減少する

⬇

⓰ Mモード法やパルスドプラ法による呼吸変動評価の記録は掃引速度を下げて普段の自然な呼吸のまま行う.

呼吸曲線が記録できるエコー機種では，同時記録すると変動がわかりやすい

⬇

⓱ 検査終了前に，**記録漏れがないかデータを確認**して保存する.

患者に終了を告げる前に確認する

⬇

⓲ 心エコー担当医のチェックを受けた後，患者に終了を告げる.

医師のチェックは施設により異なるので柔軟な対応をする

4 検査終了後

❶ 検査終了後，患者に**ねぎらいの言葉**をかける．また現時点の症状に変化がないことを確認する．

↓

❷ 胸部のゼリーをふき取り（またはふき取ることを指示し）身支度をしてもらう．

↓

❸ 検査結果は主治医から説明があることを伝えて，次の行き先（検査，会計，病室など）を案内する．

↓

❹ 検者は患者の安全を確認してから検査室を退出する．

↓

❺ 緊急性がある場合は至急医師（エコー担当医，救急担当医，主治医など）に連絡し指示に従う．

↓

❻ 患者が急変する可能性がある場合は，医師が到着するまで，患者から目を離さないこと．

↓

❼ すべての検査が終了した後，画像保存やサーバーへの転送，バックアップを確認する．

↓

❽ 検査レポートを作成し，エコー担当医の判読後に報告する．

5 緊急時エコーの検査手順

❶ 「慌てない！」――検者は緊急時においても冷静に通常の検査をする．

↓

❷ 診断に**必要な所見から観察，記録**する．

緊急手術になる可能性もあるので，いつでも終了できるように検査時間を調整する

↓

❸ **患者の状態の変化を気遣いながら**検査する．

急変の可能性がある場合は，前もって周囲のスタッフに知らせておく

↓

❹ **急変には迅速な対応**をとる．

至急医師に連絡し指示に従う，応援を呼ぶなど

報告書の作成

1 理想的な報告書を作成するために

❶ 報告書の構成・レイアウト作成の観点

- 臨床側と検査部側がよく話し合って作られていること.
- 計測値の記載欄は表などを用いて見やすいこと.
- **計測項目がグループごと**に分かれて見やすいこと.
- 計測値・指標の正常範囲が表示されていること.
- 検者間で所見の表現が偏らないように記載形式を統一していること.
- 項目名は，学会の用語集などを参考に標準的な用語を用いること.

❷ 報告書の記載の観点

- **「依頼目的」に沿った内容が記載**されていること.
- **診断の根拠**となった計測値・指標が必ず記載されていること.
- 年齢，体格（体表面積）や心拍数が考慮されていること.
- 画像（写真）を取り入れて視覚的にわかりやすいこと.
- 写真ではわかりにくい部分は，図で解説してあること.

2 報告書の構成

報告書は，1種類のものを使用している施設や，依頼目的によって経胸壁心エコー検査のスクリーニング用・精査用，経食道心エコー検査用など数種類のものを使用している施設と様々である．しかし基本的な報告書の構成は，多くの施設では以下の構成になっている（**図 4-1** ☞ Ⓟ 78，**図 4-2** ☞ Ⓟ 79）.

①患者情報記載欄
②検査目的（依頼目的）記載欄
③計測値・指標記載欄
④弁逆流評価記載欄
⑤壁運動異常や僧帽弁など直接書き込める図
⑥空白（自由記載）欄
⑦シェーマ記載・写真貼付欄
⑧コメント記載欄
⑨心エコー診断名記載欄
⑩検者・判読医サイン欄
⑪記録画質チェック欄

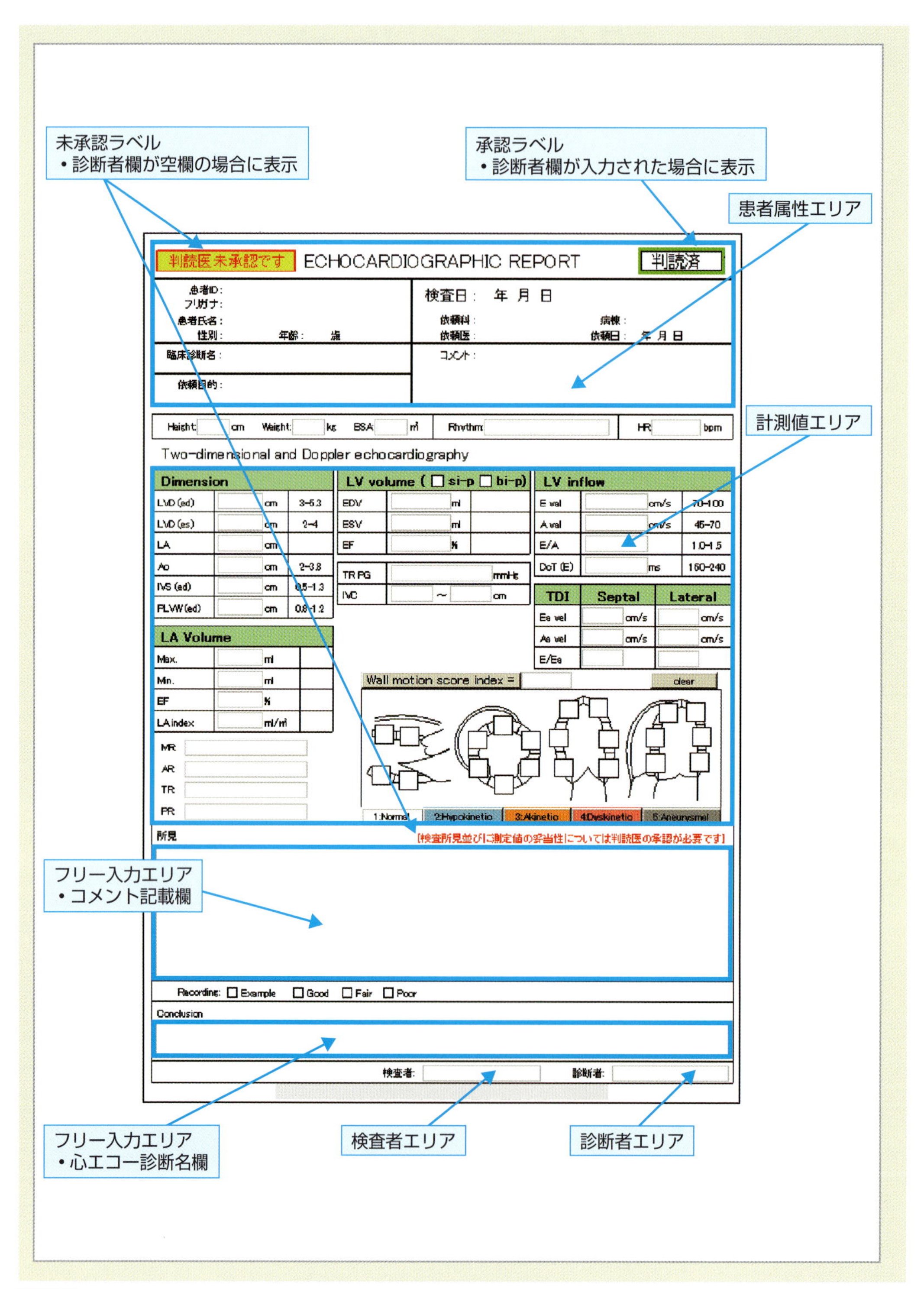

図 4-1　経胸壁心エコー検査のスクリーニング・通常用報告書の構成(1 ページ目)

各種報告書の構成は，グループごとに分けて見やすいレイアウトで作成する.

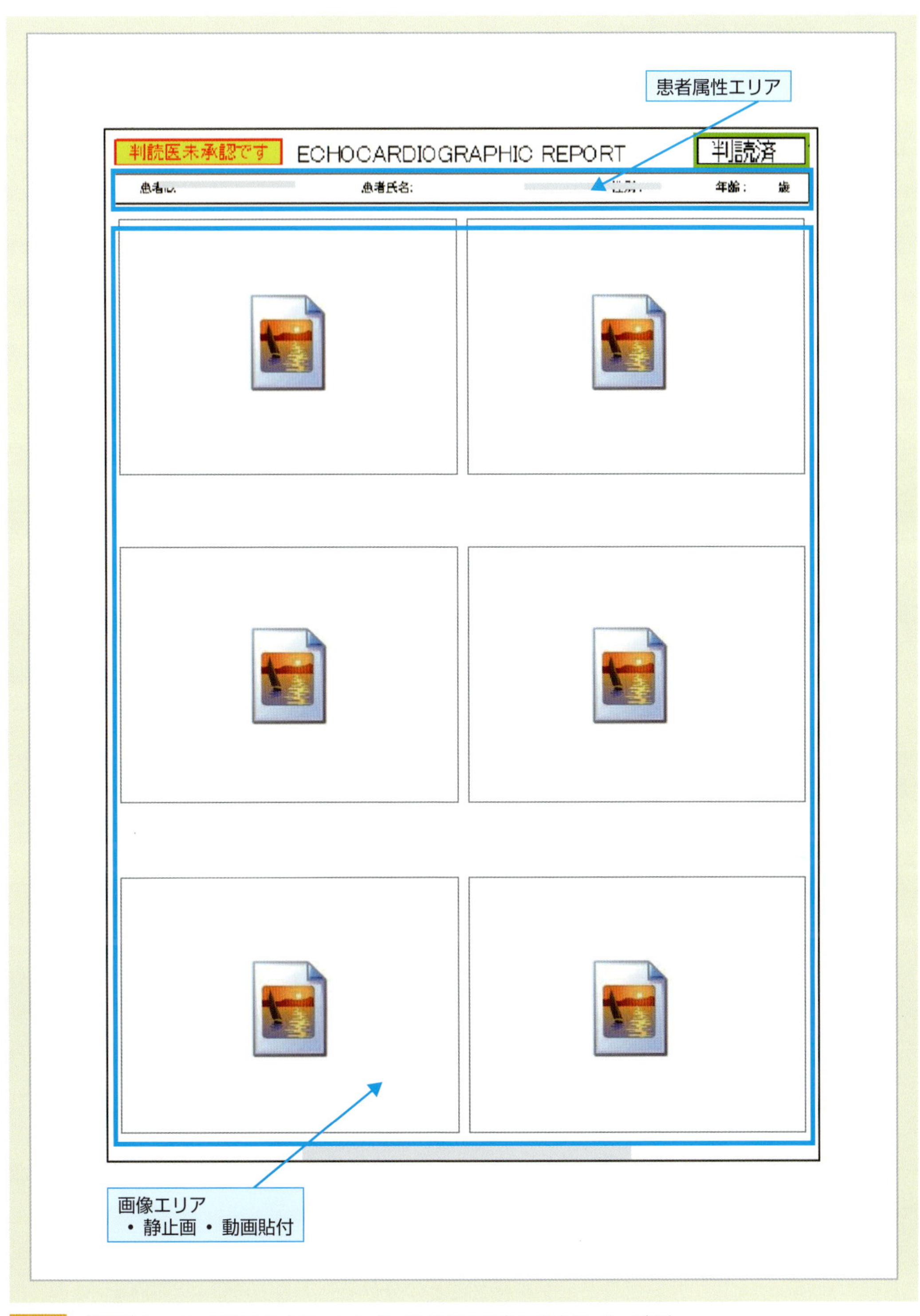

図 4-2 経胸壁心エコー検査のスクリーニング・通常用報告書の構成(2 ページ目)

3 報告書作成のポイント

著者の施設で使用している報告書をもとに，先述した各記載欄のレイアウトおよび記載方法のポイントについて説明する．

❶ 患者情報記載欄

●**患者情報**（名前，ID，生年月日，性別，所属科：外来・入院）は，書き間違い・読み間違いを回避するためにできるだけ手書き・手入力は避け，バーコードやRFID※を使用して入力することが望ましい．

※ RFID：患者情報を埋め込んだRFタグから，電磁界や電波などを用いた近距離の無線通信によって情報をやり取りする．

▶RFID：
radio frequency identifier

●**身長**，**体重**は，検査時に検者が直接患者から聞いた数値を記載する（ただし，曖昧なときには，無理に記載しない）．

❷ 検査目的(依頼目的)記載欄

●心エコー検査では，**依頼目的**に応じて検査が進められる．したがって，依頼医には，依頼伝票に診断名と依頼目的を必ず記載してもらう．

❸ 計測値・指標記載欄

●心エコー検査で一般的に行われる計測項目の内容としては，左室内腔径と壁厚，左房径，大動脈径，左室容量・駆出率，左室流入血流速波形，右室圧などが基本となる．

断面設定，記録時相，計測部位などは，少なくとも**その施設内では統一**しておく必要がある．

▶BSA：
body surface area
▶EF：
ejection fraction
▶LV mass：
left ventricular mass

●レポートシステムなどのデータベースに入力する場合には，計測項目が入力されれば自動的に体表面積（BSA），駆出率（EF），心筋重量係数（LV mass index）などが計算されるように設定し，入力する手間が最小限になるようにする．

●計測値を効率的に入力できるように，キーボードの「Tab」キーでの項目間の移動順序を設定しておく（**図4-3**）．

●計測値記載欄は，表を用いることで見やすいレイアウトにする（**図4-5**☞P 82，**図4-6**☞P 83，**図4-7**☞P 84）．

●心エコー検査で一般的に行われる計測項目，弁逆流の半定量的評価項目など**グループごとに分ける**とわかりやすい（**図4-5**☞P 82，**図4-6**☞P 83，赤字・赤破線）．

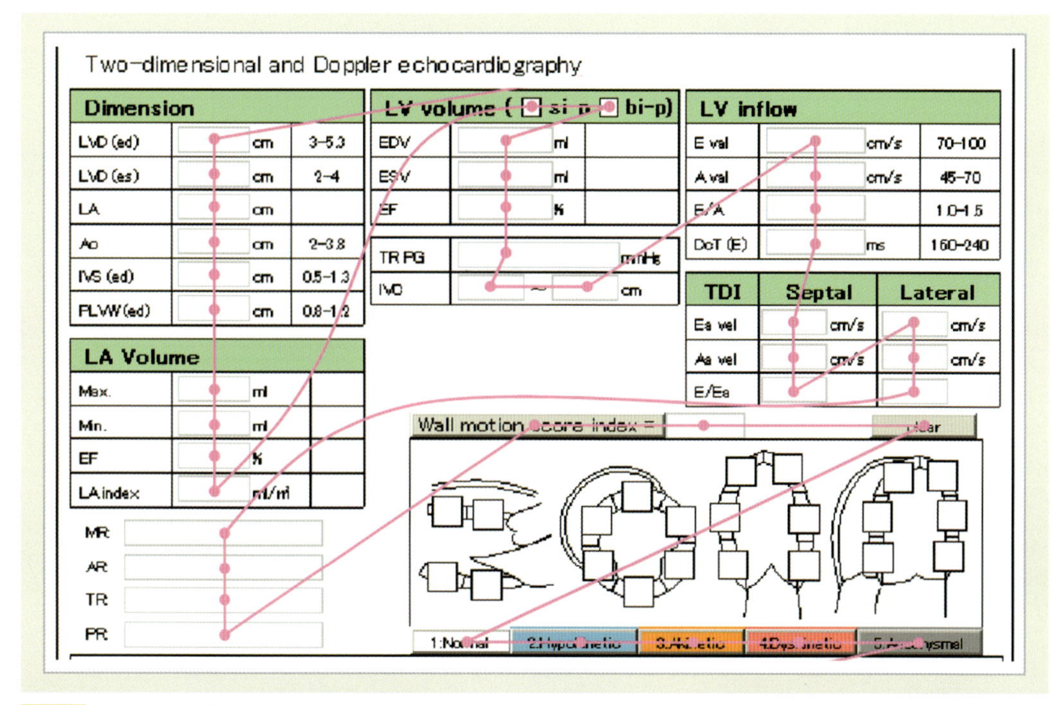

図 4-3　「Tab キー」による項目間の移動順序

レポートシステムでは，効率的に計測値を入力できるように「Tab キー」による項目間の移動順序を設定しておく．

❹ 弁逆流定性評価記載欄

- カラードプラ法による弁逆流ジェットの到達度から，弁逆流の重症度を 3 段階あるいは 4 段階で評価する（**図 4-5** ☞Ⓟ 82，**図 4-6** ☞Ⓟ 83，青字・青破線）．
- 検者によって様々な入力をすると検索（二次利用）ができない不具合が生じるため，チェックボックスやプルダウンメニューを採用して入力の統一化を図る（**図 4-4**）．

MR	AR	TR	PR
(空欄)	(空欄)	(空欄)	(空欄)
none	none	none	none
trivial	trivial	trivial	trivial
mild	mild	mild	mild
moderate	moderate	moderate	moderate
severe	severe	severe	severe

図 4-4　プルダウンメニューの用語選択（マスター一覧）

検索ができることを考えて，入力する用語（マスター）はプルダウンメニューで選択できるようにしておく（手入力は避ける）．

判読医未承認です　ECHOCARDIOGRAPHIC REPORT

患者ID：
フリガナ：
患者氏名：
性別：　年齢：　歳

検査日：　年　月　日
依頼科：　病棟：
依頼医：　依頼日：　年　月　日

臨床診断名：
コメント：
依頼目的：

一般的計測項目

Height: cm　Weight: kg　BSA m²　Rhythm:　HR: bpm

Two-dimensional and Doppler echocardiography

Dimension			
LVD (ed)		cm	3-5.3
LVD (es)		cm	2-4
LA		cm	
Ao		cm	2-3.8
IVS (ed)		cm	0.5-1.3
PLVW (ed)		cm	0.8-1.2

LV volume (□ si-p □ bi-p)			
EDV		ml	
ESV		ml	
EF		%	

TR PG		mmHg
IVC	～	cm

LV inflow			
E vel		cm/s	70-100
A vel		cm/s	45-70
E/A			1.0-1.5
DcT (E)		ms	160-240

TDI	Septal	Lateral
Es vel	cm/s	cm/s
As vel	cm/s	cm/s
E/Es		

LA Volume		
Max.		ml
Min.		ml
EF		%
LA index		ml/m²

Wall motion score index =　clear

1:Normal　2:Hypokinetic　3:Akinetic　4:Dyskinetic　5:Aneurysmal

MR
AR
TR
PR

弁逆流定性評価項目

所見　[検査所見並びに測定値の妥当性については判読医の承認が必要です]

Recording: □ Example □ Good □ Fair □ Poor

Conclusion

検査者：　診断者：

図 4-5　経胸壁心エコー検査のスクリーニング・通常用報告書の各計測値・評価項目

経胸壁心エコー検査のスクリーニング・通常用報告書を提示する．評価する項目をグループごとに分けると見やすい．一般的計測項目は赤字・赤破線，弁逆流定性評価は青字・青破線で囲んでいる．

判読医未承認です ECHOCARDIOGRAPHIC REPORT

患者ID：
フリガナ：
患者氏名：
性別： 年齢： 歳

検査日： 年 月 日
依頼科： 病棟：
依頼医： 依頼日： 年 月 日

臨床診断名：
コメント：
依頼目的：

一般的計測項目

Height: cm Weight: kg BSA: ㎡ Rhythm: HR: bpm

Two-dimensional and Doppler echocardiography （□ 3DTTE ）

Dimension		
LVD (ed)	cm	3-5.3
LVD (es)	cm	
LVDes/BSA		≦2.5
LA	cm	2-4
Ao	cm	2-3.8
IVS (ed)	cm	0.5-1.3
PLVW (ed)	cm	0.8-1.2
RV	cm	2.2
LV mass	g	
LV mass index	g/㎡	

Aortic diameter			
(1)	(2)	(3)	(4)
cm	cm	cm	cm
2.1-2.9	2.7-3.7	2.3-3.2	2.3-3.4

LV volume(□ si-p □ bi-p)		
EDV	ml	
ESV	ml	
EF	%	

LA volume		
Max.	ml	
Min.	ml	
EF	%	
LA index	ml/㎡	

LVOT TVI	cm	
Tei index(LV)		0.30-0.40
dp/dt	mmHg/s	1200<
TR PG	mmHg	
IVC	～ cm	

LV inflow		
E vel	cm/s	70-100
A vel	cm/s	45-70
E/A		1.0-1.5
DcT (E)	ms	160-240
A duration	ms	

PV flow		
S vel	cm/s	
D vel	cm/s	
PVA vel	cm/s	
S/D		
DcT (D)	ms	
PVA dur	ms	
⊿A dur	ms	≦30
STVI	cm	
DTVI	cm	
S fraction	%	

TDI	septal	lateral
Ea vel	cm/s	cm/s
Aa vel	cm/s	cm/s
E/Ea		

LV LA (1) (2) (3) Ao (4)

MR：
AR：
TR：
PR：

弁逆流定性評価項目

Wall motion score index = Clear

1:Normal 2:Hypokinetic 3:Akinetic 4:Dyskinetic 5:Aneurysmal

Phonocardiography	
Sounds	
CAR	
JUG	
ACG	

図 4-6 経胸壁心エコー検査の精査用報告書の各計測値・評価項目

経胸壁心エコー検査の精査用報告書を提示する．評価する項目をグループごとに分けると見やすい．
一般的計測項目は赤字・赤破線，弁逆流定性評価は青字・青破線で囲んでいる．

判読医未承認です

TRANSESOPHAGEAL
ECHOCARDIOGRAPHIC REPORT

患者ID：
フリガナ：
患者氏名：
性別： 年齢： 歳

検査日： 年 月 日
依頼科： 病棟：
依頼医： 依頼日： 年 月 日

臨床診断名：
コメント：
依頼目的：

Height: cm Weight: kg BSA: m² Rhythm:

Mitral valve (□ 3DTEE)

Valve morphology		
Regurgitation	MR grade	
medial lateral	Type	
	PISA area	cm²
	radius	cm
	MR area	cm²
Stenosis	MV area	cm²
	Peak V	m/s
	Mean PG	mmHg
	PHT	ms

comment: 僧帽弁評価項目

Aortic valve (□ 3DTEE)

Valve morphology			
Regurgitation	AR grade		
	Type		
	Vena contracta		cm
	PISA area		cm²
	radius		cm
	AR area		cm²
Stenosis	AV area		cm²
	Annulus	R	cm
		L	cm
		N	cm

comment: 大動脈弁評価項目

Tricuspid valve (□ 3DTEE)

TR grade

comment: 三尖弁評価項目

LA/LA appendage (□ 3DTEE)

Thrombus	. cm × cm
LAA velocity	cm/s, cm/s
Spontaneous echo contrast	

comment: 左房・左心耳評価項目

Shunt (□ 3DTEE)

PFO	.
ASD	
VSD	

comment: 短絡血流評価項目

Aorta (□ 3DTEE)

LA LV	(1)	cm
	(2)	cm
	(3)	cm
	(4)	cm
Plaque		
Portion	. cm × cm	
Morphology	□ calc □ ulcer □ mobility	

comment: 大動脈評価項目

図 4-7 経食道心エコー検査用報告書の各計測値・評価項目

経食道心エコー検査用報告書を提示する．評価する項目をグループごとに分けると見やすい．

❺ 壁運動異常や僧帽弁など直接書き込める図

- 壁運動異常や僧帽弁など使用頻度の高い図は，あらかじめ報告書に入れておく（**図 4-6** ☞ⓟ 83，**図 4-7** ☞ⓟ 84）．
- 局所壁運動異常の重症度や弁の病変部位を直接図に書き込むと視覚的にわかりやすくなる（**図 4-8** ☞ⓟ 86，**図 4-9** ☞ⓟ 87）．

❻ 空白(自由記載)欄

- 心臓の形態や心機能などは，計測値の数字データだけでは表現できないことがあるので，ここに記載する．
- 空白欄は，文章やシェーマなど自由に記載できる（拡張性が高い）ので必須の項目である．

❼ シェーマ記載・写真貼付欄

- 文章や計測値よりも，シェーマの記載や写真の貼付の方が依頼医にわかりやすく伝わる．
- 貼付した写真だけでは理解しにくいことがあることから，既存のシェーマを利用したり，手書きで描いた方が理解しやすいことがある（**図 4-10** ☞ⓟ 88）．

❽ コメント記載欄

- コメント欄には，補足的な事項や患者の状態などを記載する．
- 具体例：
  「・・・を認めましたので，経食道心エコー検査で精査をお願いします．」
  「患者様は，片麻痺があり左即臥位になれず仰臥位で検査しました．」
  「心尖部アプローチしか観察できず，十分に心機能評価ができませんでした．」

❾ 心エコー診断名記載欄

- 心エコー診断名は，**依頼目的に対する答え**になるような気持ちで記載する．
- 心エコー診断の根拠となる計測値は，確実に記載されていることが重要である．
- 心エコー診断名は，検者間により表現が偏らないように，診断名など表現形式を統一しておく．

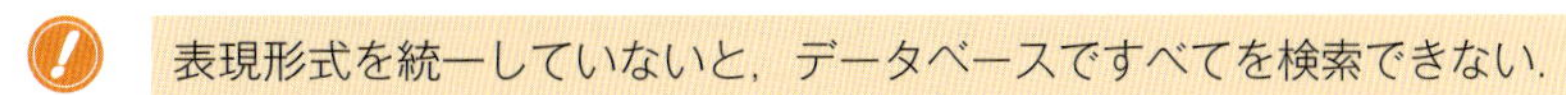
表現形式を統一していないと，データベースですべてを検索できない．

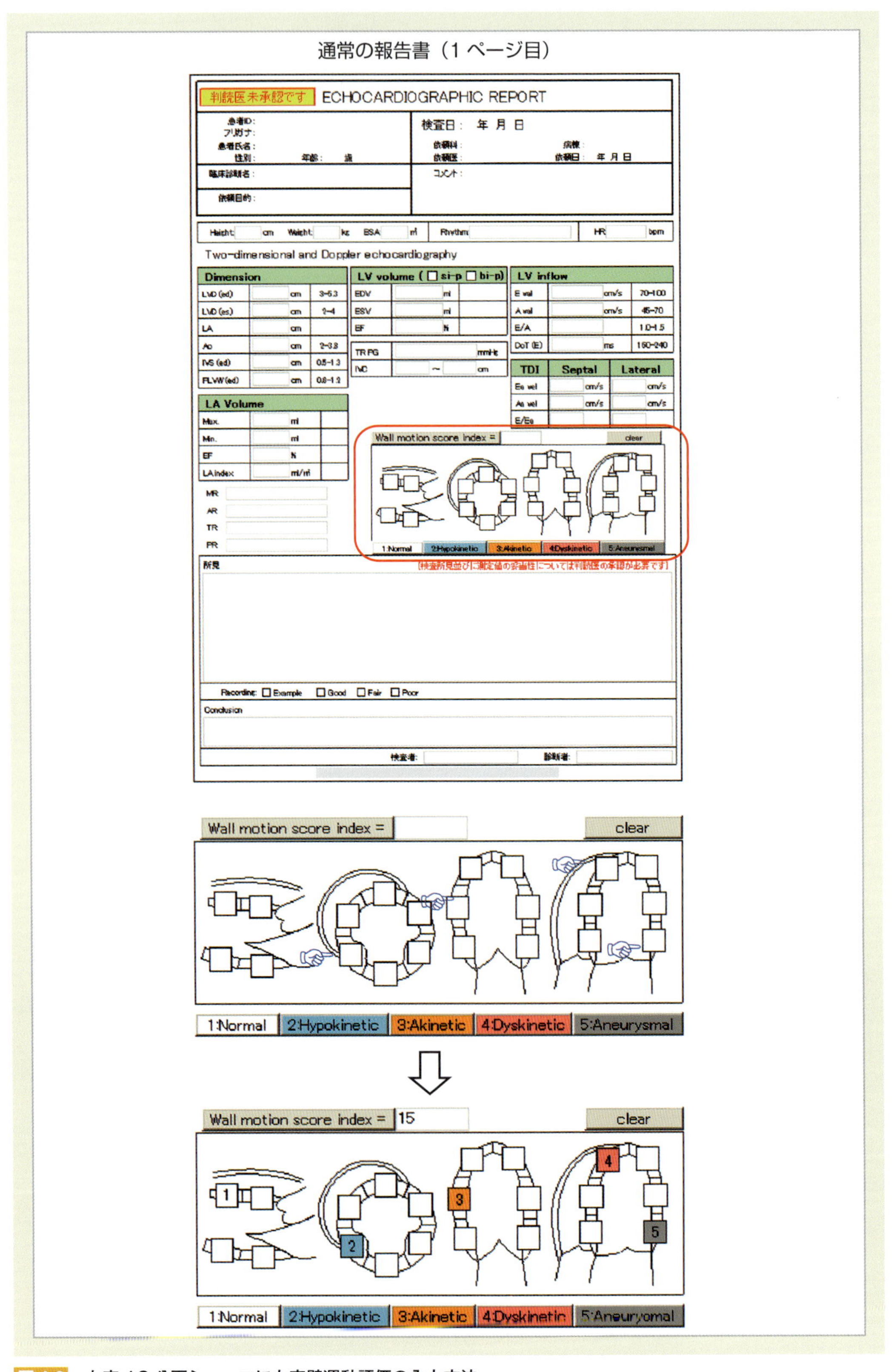

図 4-8　左室 16 分画シェーマに左室壁運動評価の入力方法

入力する部分の四角(□)を選択後，シェーマ下部の各ボタンを押すと，自動的に数値入力と色分けができる．

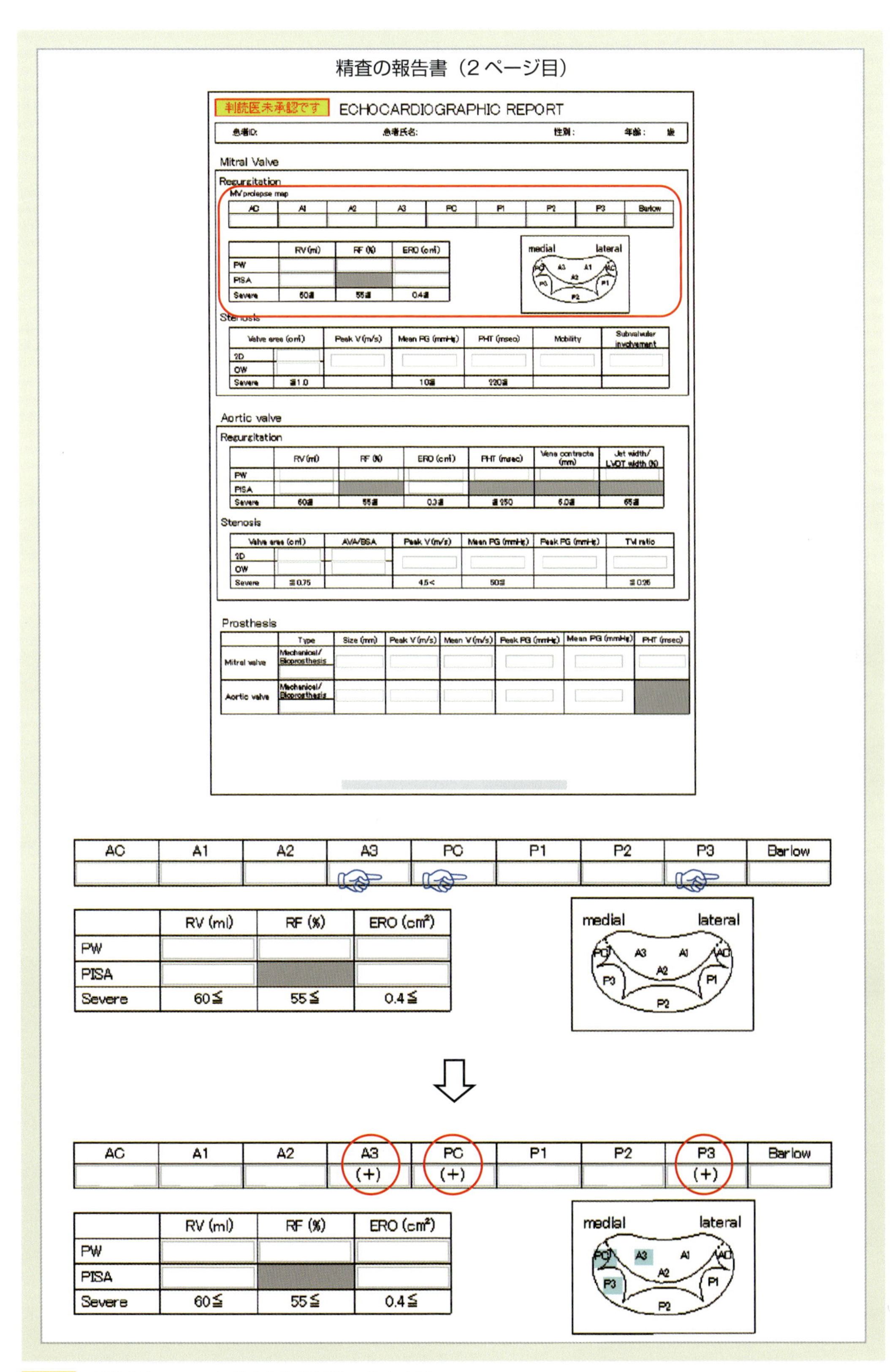

精査の報告書（2ページ目）

判読医未承認です　ECHOCARDIOGRAPHIC REPORT

患者ID:　患者氏名:　性別：　年齢：　歳

Mitral Valve

Regurgitation

MV prolapse map

AC	A1	A2	A3	PC	P1	P2	P3	Barlow

	RV (ml)	RF (%)	ERO (cm²)
PW			
PISA			
Severe	60≦	55≦	0.4≦

Stenosis

	Valve area (cm²)	Peak V (m/s)	Mean PG (mmHg)	PHT (msec)	Mobility	Subvalvular involvement
2D						
CW						
Severe	≦1.0		10≦	220≦		

Aortic valve

Regurgitation

	RV (ml)	RF (%)	ERO (cm²)	PHT (msec)	Vena contracta (mm)	Jet width/ LVOT width (%)
PW						
PISA						
Severe	60≦	55≦	0.3≦	≦250	6.0≦	65≦

Stenosis

	Valve area (cm²)	AVA/BSA	Peak V (m/s)	Mean PG (mmHg)	Peak PG (mmHg)	TVI ratio
2D						
CW						
Severe	≦0.75		4.5<	50≦		≦0.25

Prosthesis

	Type	Size (mm)	Peak V (m/s)	Mean V (m/s)	Peak PG (mmHg)	Mean PG (mmHg)	PHT (msec)
Mitral valve	Mechanical/ Bioprosthesis						
Aortic valve	Mechanical/ Bioprosthesis						

AC	A1	A2	A3	PC	P1	P2	P3	Barlow

	RV (ml)	RF (%)	ERO (cm²)
PW			
PISA			
Severe	60≦	55≦	0.4≦

⇩

AC	A1	A2	A3	PC	P1	P2	P3	Barlow
			(+)	(+)			(+)	

	RV (ml)	RF (%)	ERO (cm²)
PW			
PISA			
Severe	60≦	55≦	0.4≦

図 4-9　僧帽弁シェーマに僧帽弁逸脱部位の入力方法

上表にプルダウンメニューで「(+)」を入力すると，僧帽弁シェーマの該当部位が自動的に青色で着色される．

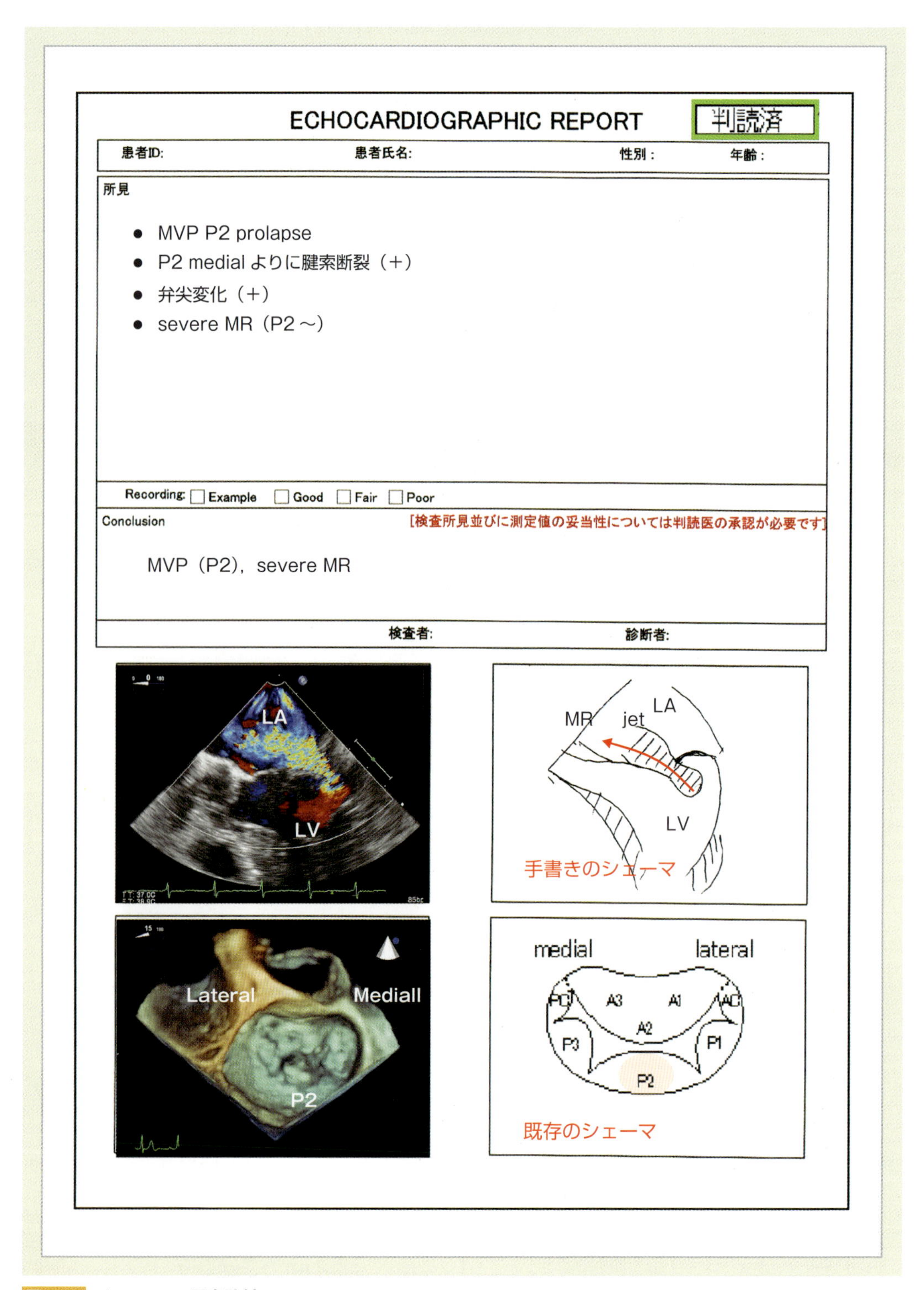

ECHOCARDIOGRAPHIC REPORT　判読済

患者ID:　患者氏名:　性別：　年齢：

所見

- MVP P2 prolapse
- P2 medial よりに腱索断裂（＋）
- 弁尖変化（＋）
- severe MR（P2～）

Recording: ☐ Example　☐ Good　☐ Fair　☐ Poor

Conclusion　【検査所見並びに測定値の妥当性については判読医の承認が必要です】

MVP（P2），severe MR

検査者:　診断者:

図 4-10　シェーマ・写真貼付

貼付した写真がわかりづらい場合には，手書きの図や既存のシェーマを貼付する．

⑩ 検者・判読医サイン欄

- 報告書の記載に不備があった場合には修正が必要になるので，検者のサインは必ず記載してもらう．
- 依頼医に検査結果の説明を求められた場合など検者が誰かがわからないと困るので，検者あるいは一緒に画像を観察した判読医のサインは必ず記載してもらう．
- レポートシステムでは，「判読医未承認」の報告書がいつまでも残らないように定期的に確認して「判読済」にする（**図 4-11**）．

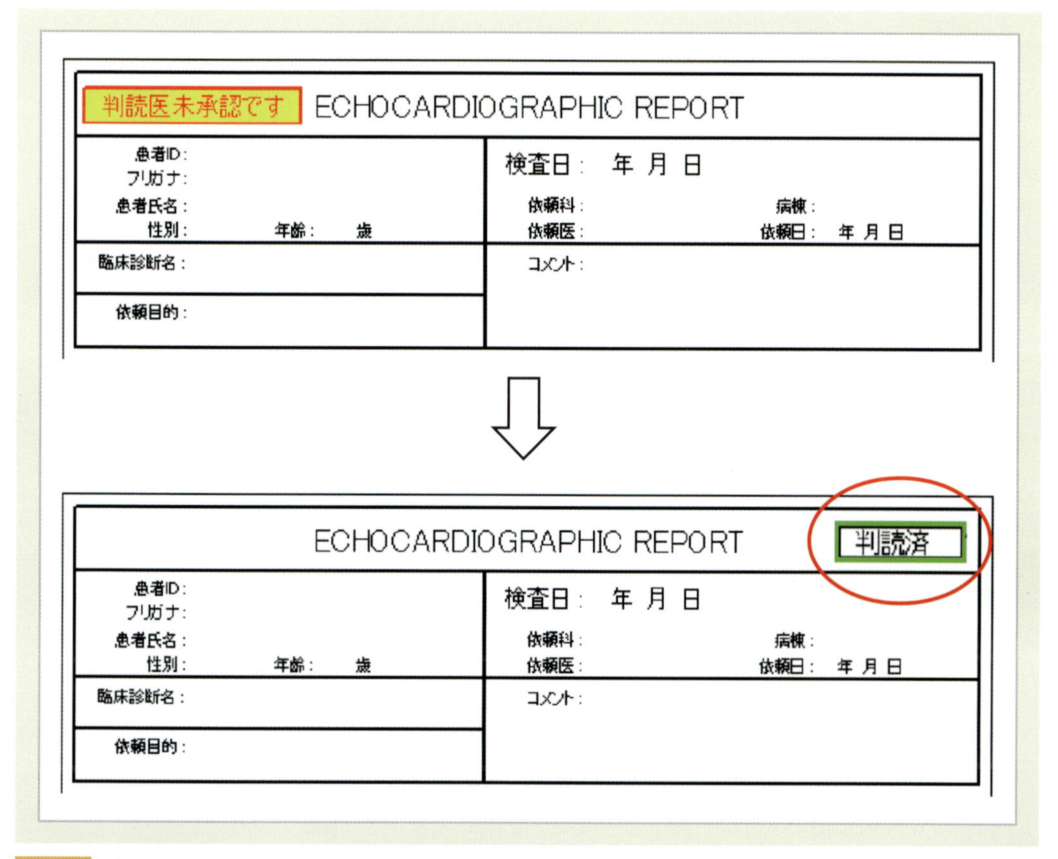

図 4-11　「判読医未承認」→「判読済」の定期的確認

「判読医未承認」の報告書がいつまでも残らないように定期的に確認して「判読済」にする．

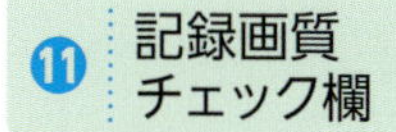

⑪ 記録画質チェック欄

- 検査時の画像の明瞭度を，example，good，fair，poor の 4 段階で評価している．
- 画像の明瞭度が poor である症例は，計測値だけでなく，画像による診断精度も制約がある．
- 画像の明瞭度が example である症例は，カンファレンスや教育で利用できるように検索可能な状態にしておく．

4 報告書の標準化

- 報告書の様式，記載内容などは，各施設により異なり標準化はされていない．
- 電子カルテシステムや地域医療連携が普及してくる状況下では，患者情報，計測項目，心エコー診断名などマスターの標準化を進めていく必要がある．

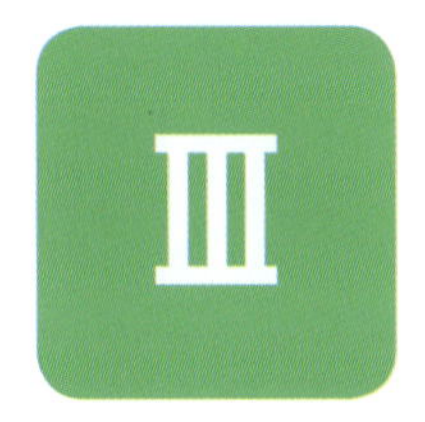

計測

Mモード法の計測

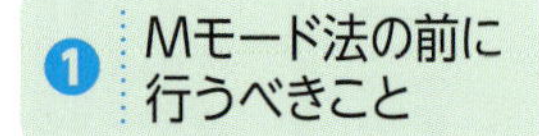

❶ Mモード法の前に行うべきこと

- 鮮明な断層像が得られている場合に限定して用いる．
- 断層像上に心筋壁や弁膜・腱索などの構造物と心臓内腔・動脈腔をしっかりと分離できるように設定を行うこと．

- 標準的な設定で描出が困難である場合は，送受信周波数はなるべく下げ，組織ハーモニックイメージング（☞P 10）を入れて，心内膜面が可能な限り良好に見えるようにゲインや視野深度の微調整を行い，患者体位の変更や呼吸の抑制をしっかりさせることが大切である．
- 基本的に，実組織はエコー反射してエコー像として見られるが，心臓内腔や血管内腔は無エコーのはずである．この両者を区別するのは心内膜面の描出であり，これが計測を行う場合で非常に重要である．

- Mモード法では対象が斜めに切れてしまうリスク（☞P 35）があるので念頭におく（**図 1-1**）．

胸骨左縁左室長軸断面

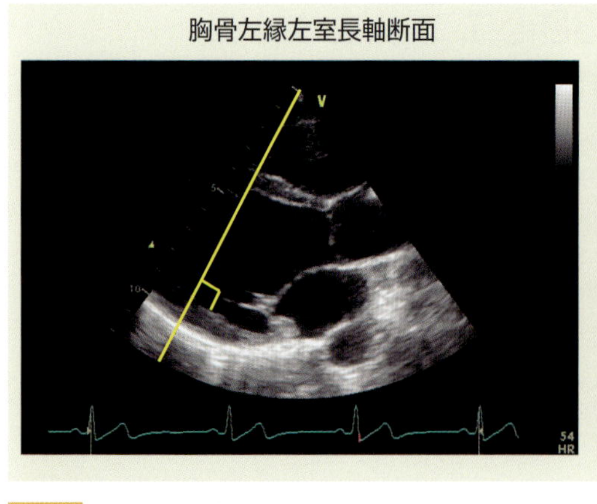

左室長軸断面腱索レベルのMモード

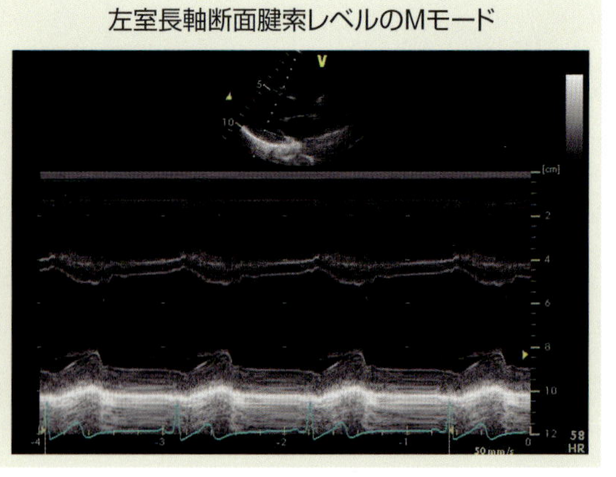

図 1-1　Mモード法のカーソルについて

Mモード法のカーソルは超音波断層像上で計測すべき対象にほぼ直交にする必要がある（**左図**）．Mモードでは，対象が斜めに切れてしまうリスクがあるので注意すること．**右図**は，後壁面に直角にカーソルを入射してMモード法を行っている．

❷ 計測の原則

- 「上から上」（leading edge to leading edge）の計測が大原則である（**図 1-2**）．

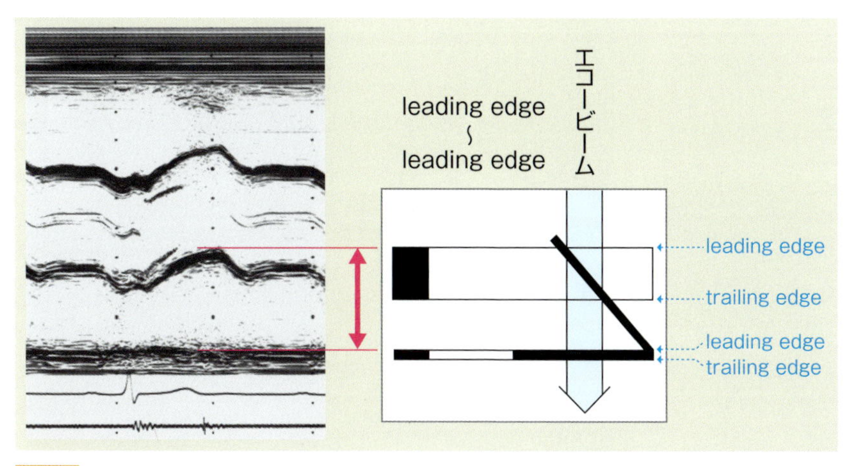

図 1-2　上から上

エコービームが組織に対して斜めに当たるとその像は裾引きするため，組織が厚く表示されてしまう．そのため leading edge-leading edge(上—上)での計測が一般に行われている．境界面が観察されれば，計測は容易となるが，肉柱や他の構造物を含めて計測しないように，周辺組織についてはあらかじめ動画像を記憶して行うとよい．

1 左室 M モード法

❶ 左室内径と壁厚の計測

- IVST: interventricular septum thickness
- PWT: posterior wall thickness
- LVIDd: left ventricular internal end-diastolic dimension
- LVIDs: left ventricular internal end-systolic dimension

●拡張末期における心室中隔厚（IVST）および左室後壁厚（PWT），左室拡張末期径（LVIDd），左室収縮末期径（LVIDs）を計測する．

- 目的は，壁厚と内腔径の変化を知ること．
- 右心系の拡大などを示唆する場合は，この時点での右室拡張末期径を計測してもよい．

●胸骨左縁左室長軸断面または短軸断面にて M モードを記録する（**図 1-3**，☞**P** 94）．

- 正常心臓では**短軸の形がほぼ正円形**となっていることを確認する．
- ビームの入射角が斜め切れとなった場合は，短軸の形は楕円形となり，過大評価した計測値が算出される原因にもなるため，そのようなときはあえて計測しないようにする．

●掃引速度は 50 mm/s が望ましい．

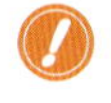

心拍数が少ない場合は 25 mm/s，多い場合は 100 mm/s にすると，内膜面の追従がよい．

計測時相

●**左室拡張末期は心電図 R 波**（R 波がない場合は Q 波）．

●**収縮末期では後壁内膜面**が左室内腔に最も移動した時点（**最上昇点**）．

注：**M モード法による左室計測**　左室壁に対して直交でカーソルが入る場合は使用可能であるが，拡張末期を基準とすると収縮期には心尖方向に心筋が移動するので，M モードで見ていた部分は収縮期に弁輪にほど近い心筋壁を見ることになる．このような心臓自体の動きを考慮すると，M モードでの記録は計測誤差となる可能性があるため，断層法での計測に置き換わって使われなくなってきた．

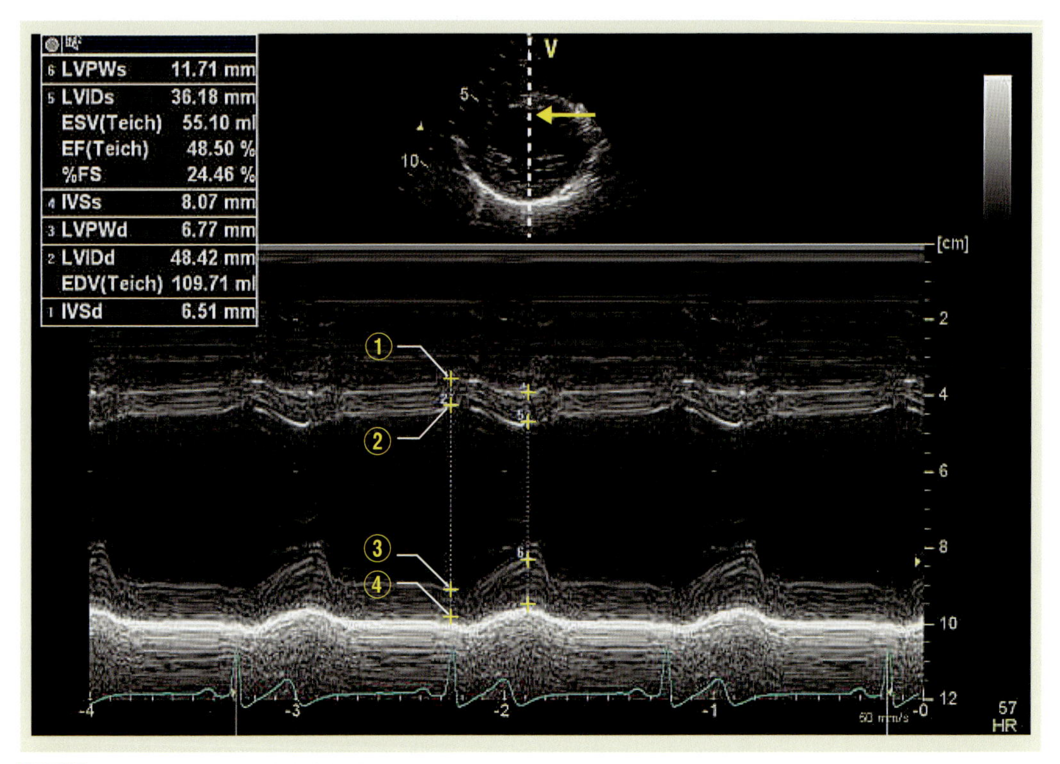

図 1-3 **M モード法による左室内径計測**

短軸アプローチの場合は，左室が明瞭かつ正円形に見える設定を行い，カーソルは左室断面を正確に２等分するようにして（矢印），M モードを表示させる．

計測の実際

● 本法は，ほとんどの超音波診断装置が搭載している計測アプリケーションを用いて，拡張末期・収縮末期の時相を統一させ一気に計測を行えるという利点がある．

①心室中隔厚の計測開始点（**図 1-3** ①）は，計測カーソル交点を心室中隔上部の leading edge に合わせて選択する．

> このとき，**右室の肉柱**（trabeculation）や**調節帯**（moderator band）**などは含まない**ように注意する（**図 1-4**）．

②心室中隔左室面の leading edge を選択する（**図 1-3** ②）ことで心室中隔厚が算出され，これが左室内腔径の計測開始点となる．

③左室後壁の心内膜面の leading edge を選択して（**図 1-3** ③），左室内径が算出される．

④さらに左室後壁の心外膜面の leading edge を選択して（**図 1-3** ④），後壁厚を算出する．

> 左室後壁側心外膜面の決定については，密着する心膜エコー輝度が高いため比較的容易である（**図 1-4**）．

計測の注意点

- 心室中隔側では，右室の肉柱や中隔帯（調節帯）を避けて計測を行う（**図 1-4**）．
- 静止画計測で迷わないように，記録前の動画像で，調節帯の位置や右室および左室の壁性状をしっかり記憶しておくことが大切である．

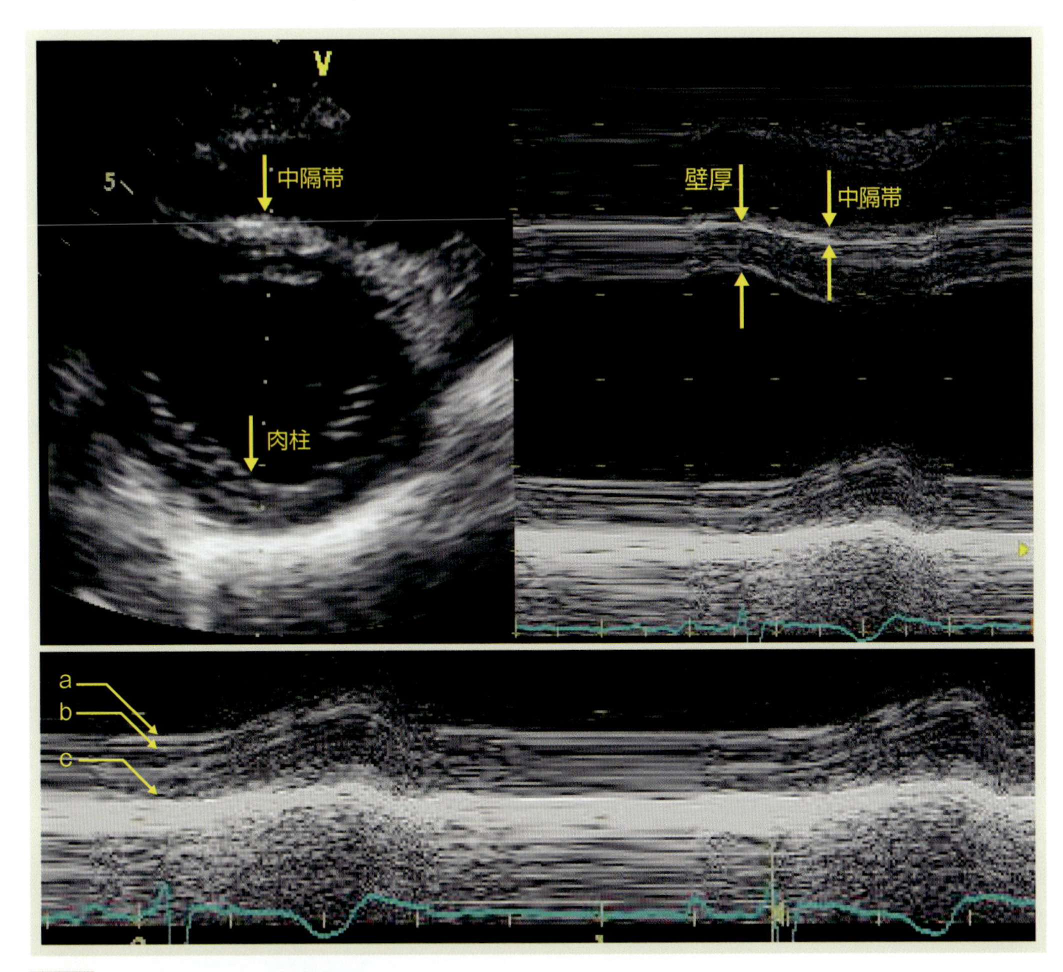

図 1-4　どこからどこまで計測する？

上段左：左室短軸断面では心室中隔右室側に中隔帯の一部が，左室後壁内膜側には肉柱を認める．
上段右：心室中隔右室側はやや高輝度エコー像で，心周期に壁厚の増減がないため中隔帯と考えられる．実際の心室中隔はやや低輝度エコー像であり，収縮期には壁厚は増加しているのが確認できる．
下段：左室後壁 M モードの拡大像．a は心内膜に見えるが収縮期の壁厚増加はないため肉柱と思われる．b は拡張期から収縮期にわたり壁厚の増加を認めており，真の内膜面である．c は高輝度エコーの上にあり，心膜面と思われる．M モード法を用いると心周期にわたり増減を繰り返す内膜面の動きが詳細に観察や計測ができる．

❷ 左室内径短縮率

▶Dd：
end-diastolic dimension
▶Ds：
end-systolic dimension

- 左室拡張末期径（Dd）と左室収縮末期径（Ds）から，左室内径短縮率（percent fractional shortening：%FS）を以下の式で算出できる．（**図 1-5**，☞P 96）．

$$\%FS = \frac{Dd - Ds}{Dd} \times 100$$

図 1-5　左室内径短縮率

左室内径短縮率は左室内径計測により，左室の収縮能を簡便に計算できる利点がある．ただし，局所壁運動異常などがある場合は，この数値における信頼性はなくなる．
したがってこのようなときは使用すべきではなく，左室駆出率などを測定すべきである．

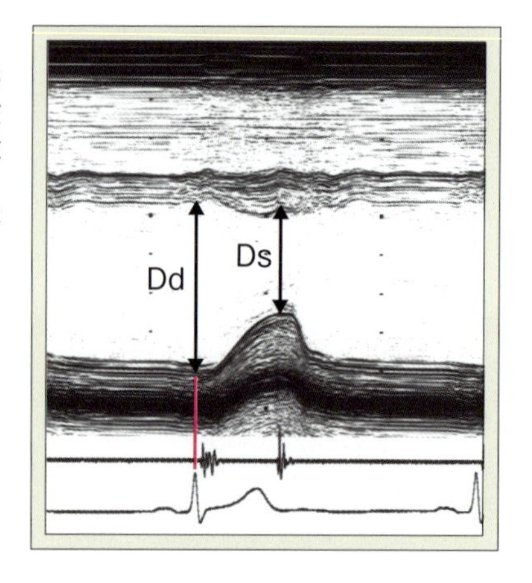

❸ 心筋重量の計測

- 左室を回転楕円体と仮定し，得られた容積に心筋密度を乗じて重量を算出する．
- 胸骨左縁左室長軸断面から左室 M モードを記録し，拡張末期心室中隔厚（IVST），左室拡張末期径（LVDd），拡張末期左室後壁厚（PWT）を計測して以下の式から左室心筋重量（LV mass）を算出する．
- M モード法で得られた左室心筋重量は体格因子の影響を受けるので，体表面積で補正した左室心筋重量係数（LVMI）として臨床に報告する．

▶LVDd:
left ventricular end-diastolic dimension

▶LVMI:
LV mass index

$$\text{LV mass(g)} = 0.8 \times 1.04 \times [(\text{IVST}+\text{LVDd}+\text{PWT})^3 - \text{LVDd}^3] + 0.6$$

- ルーチン検査で行う左室計測項目のみで心筋重量算出ができることは大きな利点である．
- M モードカーソルが左室の断面に対して斜め切りせず，左室全体が均等な変化を示す場合に限定される．
- 高齢者によく見られる S 字状中隔の場合は，斜め切りになることから中隔部分を大きく計測してしまい過大評価となってしまう．

❹ 正常値

- 左室収縮末期径：20～38 mm
- 左室拡張末期径：40～56 mm
- 左室内径短縮率：28～41%
- 左室心筋重量係数：男性 115 g/m^2 以下, 女性 95 g/m^2 以下
- 心室中隔厚：7～11 mm
- 左室後壁厚：7～11 mm

2 大動脈—左房 M モード

●大動脈径と左房径を計測する.

❶ 計測の実際

●胸骨左縁左室長軸断面にて M モードを記録する.
●**大動脈径は拡張末期**（心電図 R 波）の時相で，**左房径は収縮末期〜拡張早期で最も拡張したところ**で計測する.
●大動脈や左房に対して斜め切りになることが多く，近年では断層法による計測に置き換わってきた.

❷ 計測の注意点

●大動脈径や左房径も「上から上」(leading edge to leading edge）で計測する.
●左房径の場合，leading edge to leading edge ではなく，大動脈後壁は trailing edge で，左房後壁は leading edge で行う方法が近年浸透しつつある（**図 1-6**).

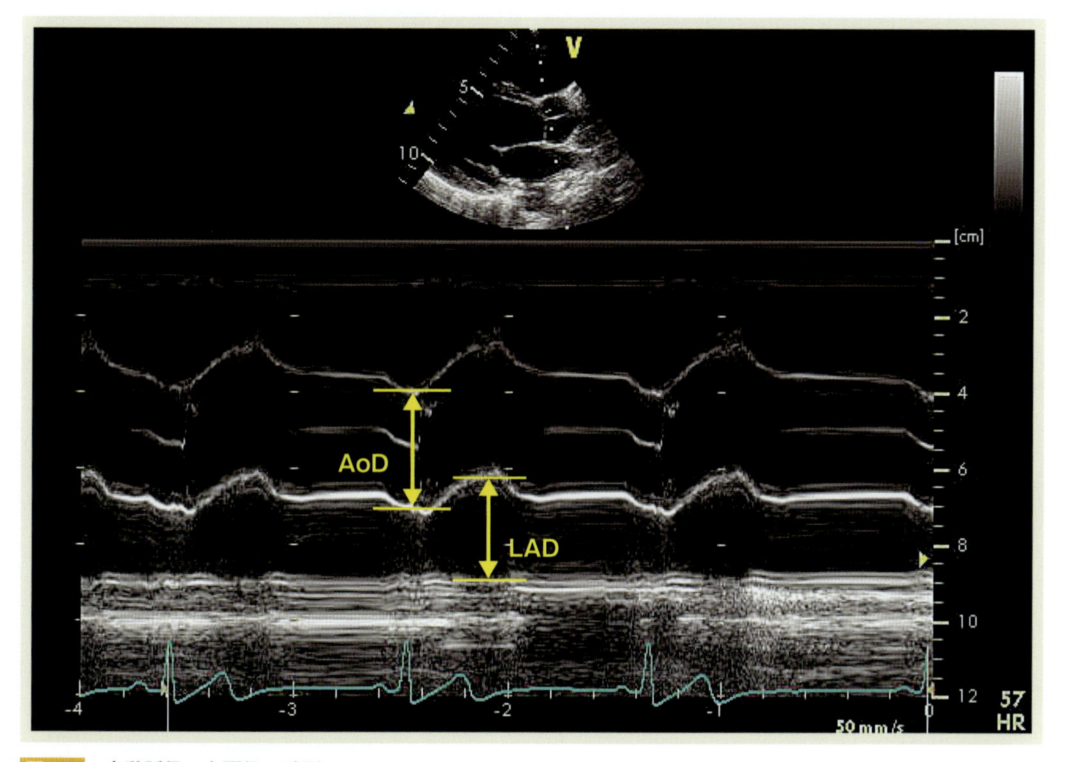

図 1-6　大動脈径—左房径の計測について

大動脈径は拡張末期にて，左房径は収縮末期にて計測を行う．近年，左房径計測は leading edge to leading edge ではなく，大動脈後壁は trailing edge で，左房後壁は leading edge での計測方法が浸透しつつある.
AoD：大動脈径
LAD：左房径

- Bモード断層像で適切なMモードカーソルが大動脈―左房に入らない場合は，正確な計測は困難になるため，Mモード法は使用せずBモード法による計測を行うとよい．
- 斜め切りすると過大評価する（**図1-7**）．

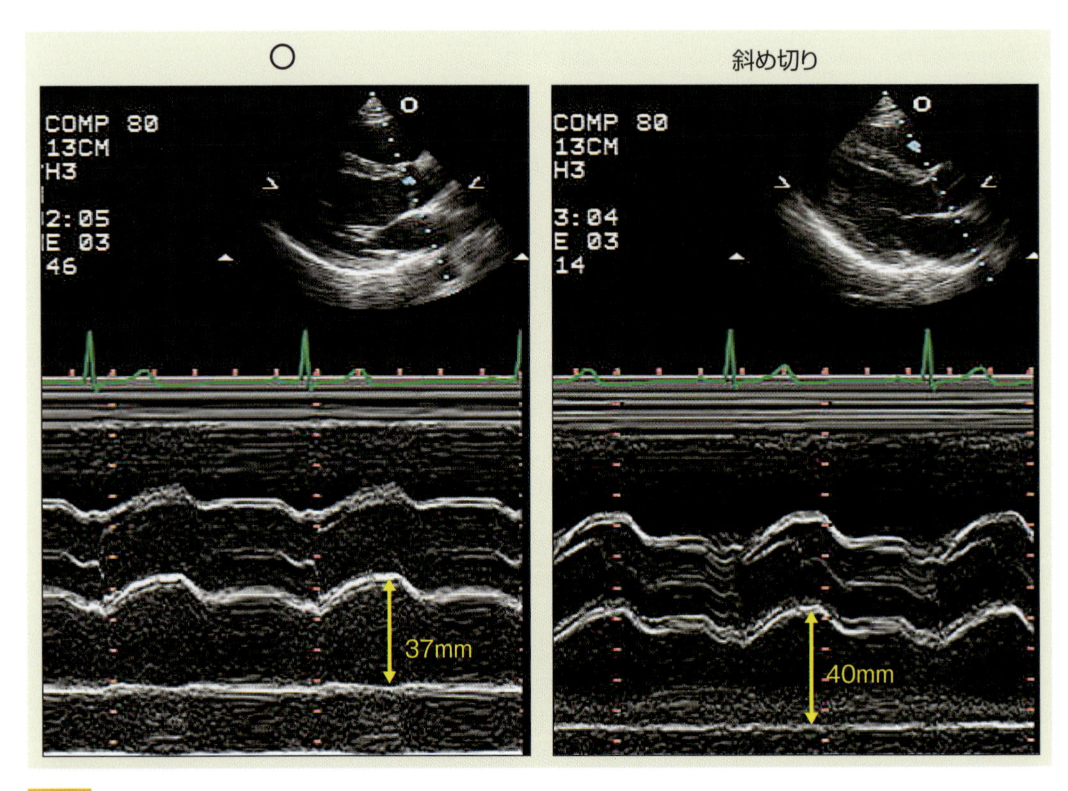

図1-7　斜め切り

左図：カーソルは大動脈および左房の軸を横断しており，適正に入っている．左房径は37 mmであった．
右図：やや心尖部に傾いた長軸断面となり大動脈や左房を斜め切りしている．左房径は40 mmと過大評価している．

❸ 正常値

- 左房径：25～40 mm
  - 40 mm以上で，左房径を体表面積で補正した値が22 mm/m^{2}以上のときは左房拡大があると言える．
- 大動脈径：22～37 mm

3 三尖弁輪収縮期移動距離（TAPSE）

▶TAPSE:
tricuspid annular plane systolic excursion
▶RVEF:
right ventricular ejection fraction

- 三尖弁輪が拡張末期から収縮期に移動する最大距離を計測する.
- 右室の駆出分画（RVEF）と相関があるとされている.

❶ 計測の実際

- 心尖部四腔断面にて三尖弁輪（前尖側）のＭモードを記録する.
- **TAPSE の計測開始は拡張末期**（心電図Ｒ波）の時相で，**収縮期で最も心尖側へ移動した距離**として計測する.

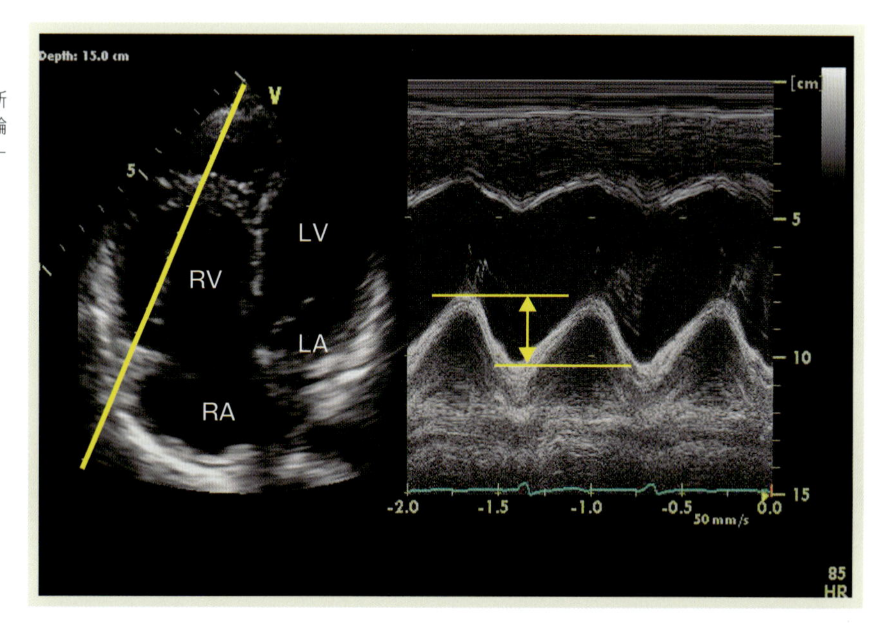

図 1-8
TAPSE の計測
左図：心尖部四腔断面にて三尖弁輪（前尖側）のＭモードを記録する.
右図：「上から上」で計測する.

❷ 計測の注意点

- TAPSE も「上から上」（leading edge to leading edge）で計測する.
- 角度依存性があるので，三尖弁輪の動きとカーソル方向を合わせる必要がある.
- Ｂモード断層像で適切なＭモードカーソルが三尖弁輪の動きに追従できない場合は，Ｍモードは使用せずＢモードメモリーでの計測を行うとよい.
- Ｍモードで斜め切りすると過大評価する.

❸ 正常値

- 17 mm 以上（17 mm 未満は右室収縮機能が低下とされる）.

Bモード法の計測

左室内径の計測

- 左室内径の計測にはMモード法（☞P 93）とBモード法があるが，計測をすべきエコー画像が明瞭かつ適切であればいずれの方法でも問題はない．
- 近年，アメリカ心エコー図学会はMモードよりもBモード法を推奨しており，国内でもBモード法で行う施設がほとんどである．
- Bモード法は，Mモードで斜め切り（☞P 35，92）の画像となった場合の計測で威力を発揮する．
- Bモード法では，leading edge to leading edgeではなく，**心室中隔側内膜面—左室後壁側内膜面**の内—内（endocardial-cavity interface）を計測する（**図2-1**）．

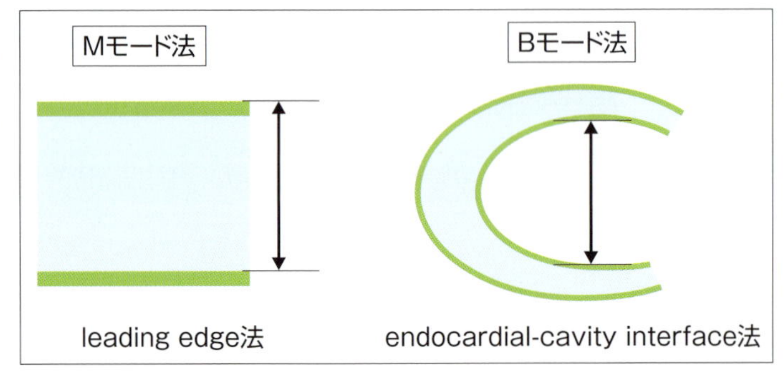

図2-1
どこからどこまで計測するか
Mモード法（**左図**）では，leading edge法にてエコー反射の上から上で計測を行う．
Bモード法（**右図**）は，腔内における内—内（endocardial-cavity interface）での計測を行う．

- 施設ごとに決まった計測方法を施行することが計測誤差の回避にもつながる．
- 検査開始からいきなり計測をするのではなく，Bモード法にて左室のおおまかなイメージをつかんで計測を行う癖をつけておくべきである（**図2-2**）．
- 経過観察などの観点から，どの方法で計測を行ったか報告書に記載するとさらによい．

図 2-2
記録・計測を行う前のチェックポイント
左図：弁下組織が見えている
→左室の中心軸をとらえていない
右図：弁下組織が見えていない
→左室の中心軸をとらえている

●その断面設定は適切か?

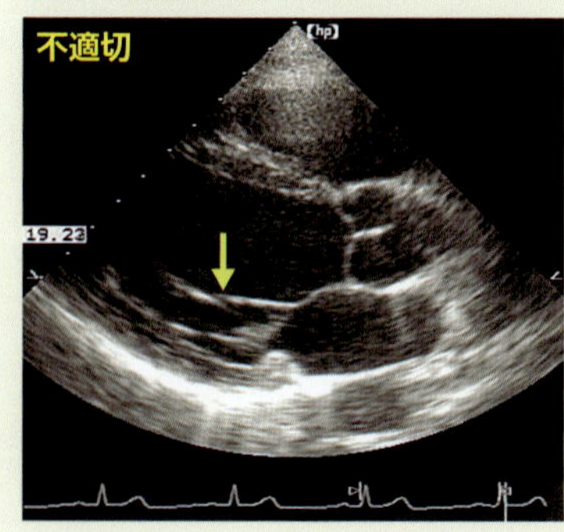

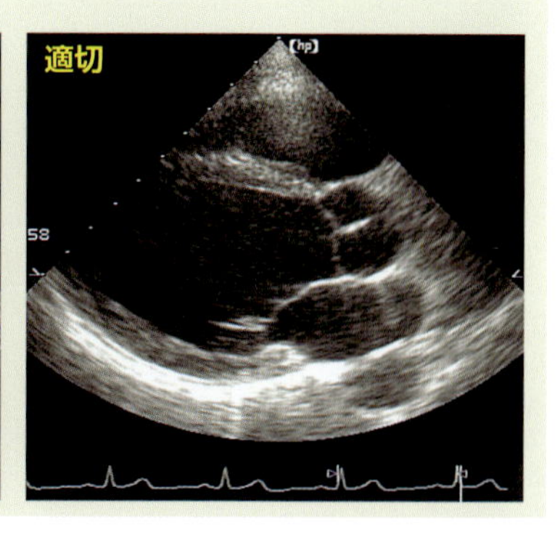

❶ 計測の実際

- 胸骨左縁左室長軸断面にて，内―内で計測する．
- ASE ガイドライン 2015 での計測部位は，**拡張末期の時相で僧帽弁弁尖先端直下**（これまでよりも房室弁側）となる．
- 拡張末期（R 波）では厳密には僧帽弁開放終了直前であるので，さらに収縮期の時相に入る**僧帽弁閉鎖のタイミング**で記録を行う（**図 2-3 左**）．
- 収縮末期では，拡張末期で計測した部位が収縮に伴い内方移動する部分を追従し，**内腔が最も小さくなる時相**で計測を行う．

図 2-3 左室内径の計測
胸骨左縁左室長軸断面で，内―内(endocardial-cavity interface)で計測する．
左図：拡張末期
右図：収縮末期

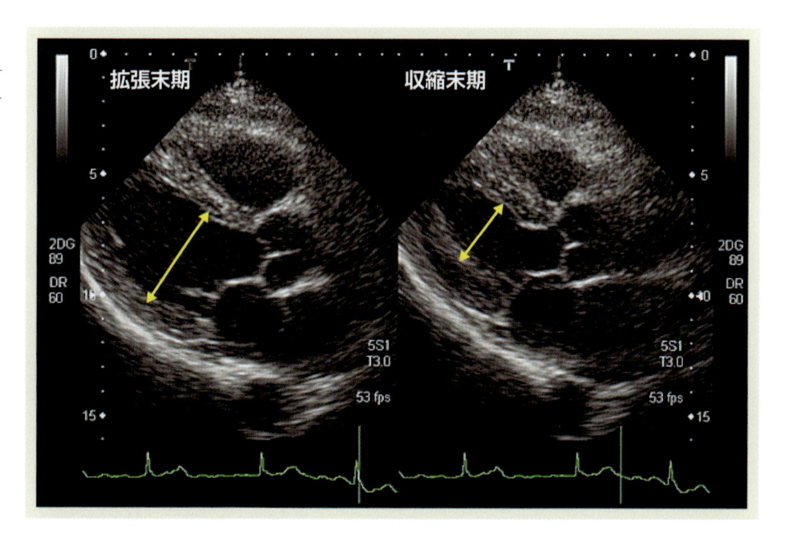

❷ 正常値

- 左室拡張末期径：男性 42～58 mm 女性 38～52 mm
- 左室収縮末期径：男性 25～40 mm 女性 22～35 mm

2 左室容積の計測

- 心尖部断面にて左室内腔をトレースし，左室容積を算出する．
- 拡張末期，収縮末期の左室容積から左室駆出率を算出できる．
- 算出法には，modified Simpson 法と area-length 法（**図 2-4**）がある．

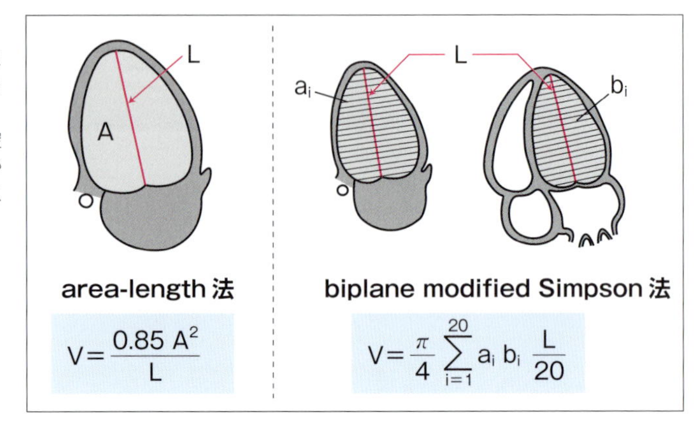

図 2-4　左室容積の算出法
area-length 法(**左**)は，心尖部二腔断面における拡張末期面積(A)と左室長軸径(L)を基準にして容積を計算する．
modified Simpson 法(**右**)は，心尖部二腔断面とそれに直交する四腔断面の 2 断面から，左室長軸に対し直角な 20 枚のディスクの容積を総和して左室容積とする．

V：左室容積
A：左室拡張末期面積
L：左室長軸径
a_i：左室内径短軸径(二腔断面)
b_i：左室内径短軸径(四腔断面)

1 modified Simpson 法

- 左室を長軸に沿って **20 枚のディスク**として分割し，各ディスクの容積の総和から左室容積を求める方法（**図 2-4 右**）．
- area-length 法に比べてその精度は高く，一般に使用されている．
- **左室形態の影響が少ない**．

計測の実際

- **心尖部二腔断面**および**四腔断面**にて左室内腔をトレースする（**図 2-5**）．
- 計測時相は，拡張末期は心電図 R 波，収縮末期は T 波の終末を参考にする．

計測の注意点

- 心内膜面計測（トレース）操作で時間を要する，**心内膜描出の鮮明さ**によって計測精度が大きく異なる，などの欠点がある．
- 記録直前の動画では内膜面が確認できていても，静止画にすると見失って正確なトレースが行えないことがある．
- 計測のためには，より鮮明な像（クオリティー）の向上に努めることが大切である．
- 機器の画質調整を最大限にしても描出が困難と思われるような場合は，患者の体位変換や探触子の周波数を低くするなどし，ゲインや STC 調整（☞P 8）も行い，心内膜面が最も鮮明に見える画像が描出されるように心がける．
- 心周期を通じて納得する心内膜面の描出ができないのなら，あえて計測は行わない方がよい．

▶STC：
sensitivity time control

図 2-5　modified Simpson 法

心尖部四腔断面および二腔断面で**左室腔を可能な限りズーム**し，拡張末期・収縮末期の時相にて，心内膜トレースを行う．
このとき，真の心尖部からアプローチをして**2断面の長軸径に差がないようにすること(10% 以内)**，乳頭筋や肉柱は除外してトレースすることに注意する．

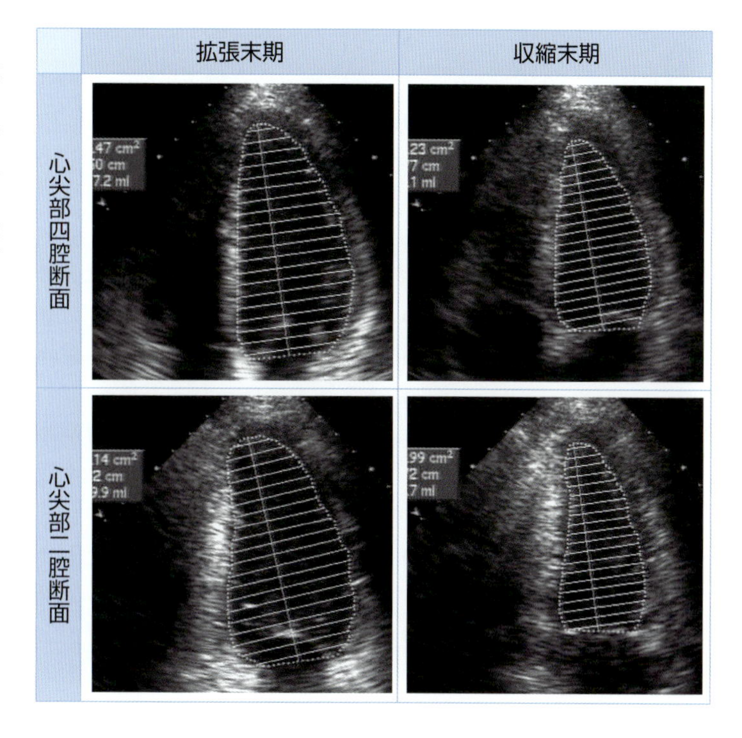

- 心周期に内膜面がどこからどこまで動いているか，動画像をしっかり観察し，記憶している間にトレース作業をすばやく行う．
- どのボタン操作でアプリケーションが起動するか，あらかじめ記憶しておき，画面からできる限り目を離さないように心がける．
- 心尖部四腔断面では側壁側，心尖二腔断面では前壁側や心尖部側が不明瞭となりがちであるので，計測の開始は，そのような位置側から行っていく方がよい．
- トレース部位としては最内側ではなく，そのやや外側を計測する．
- **四腔断面と二腔断面で求めた左室長軸径の差**が 10%以上ある場合は，心尖部を完全にとらえきれておらず計測誤差を生む原因となるため，再度断面設定した後，再計測を試みるべきである．

❷ area-length 法

- 左室内腔を回転楕円体と仮定し，トレースした面積から左室容積を算出する方法である（**図 2-4 左**）．

❸ 左室駆出率

- 左室拡張末期容積（LVEDV）と左室収縮末期容積（LVESV）から，以下の式で左室駆出率（LVEF）は算出できる．

$$LVEF = \frac{LVEDV - LVESV}{LVEDV} \times 100\ (\%)$$

▶LVEDV: left ventricular end-diastolic volume
▶LVESV: left ventricular end-systolic volume
▶LVEF: left ventricular ejection fraction

4 正常値

●左室拡張末期容積：男性　62～150 mL　女性　46～106 mL
●左室収縮末期容積：男性　21～61 mL　女性　14～42 mL
●左室駆出率　：男性　52～72%　女性　54～74%

3 心筋重量の計測

●心肥大の程度や変化をみるうえで心筋重量の計測が用いられる.
●計測法には，Mモード法（☞P 96）とBモード法がある.
●Mモード法は，左室全体で壁厚が均等である症例に対して適応できるが，局所的な心筋壁異常が存在する例では使用できないという問題点がある．また，検者の技量にも依存するため，簡便ではあるものの一般的ではない.
●アメリカ心エコー図学会は，Bモード法による測定法を推奨している.
●Bモード法での算出方法には，**area-length 法**と **truncated-ellipsoid 法**がある（**図 2-6**）が，短軸断面の記録部位が同じであれば，両者に差異はないとされている.
●Mモード法よりやや精度は高いが，やや過小評価する傾向にある.

1 計測の実際

①**胸骨左縁左室短軸断面を乳頭筋レベル**にて描出し，拡張末期の時相で，**心外膜，心内膜をそれぞれトレース**する.

> ! 心内膜をトレースする際，乳頭筋や腱索，肉柱を含まないようにする.

②心尖部四腔断面または二腔断面にて，**左室長軸径**を計測する.

> ! 左室長軸径は，僧帽弁レベルから乳頭筋レベルまでの距離と，乳頭筋レベルから心尖レベルまでの距離を計測して求める場合もある.

③得られた計測値から，area-length 法または truncated-ellipsoid 法を用いて心筋重量を算出する（**図 2-6**）.

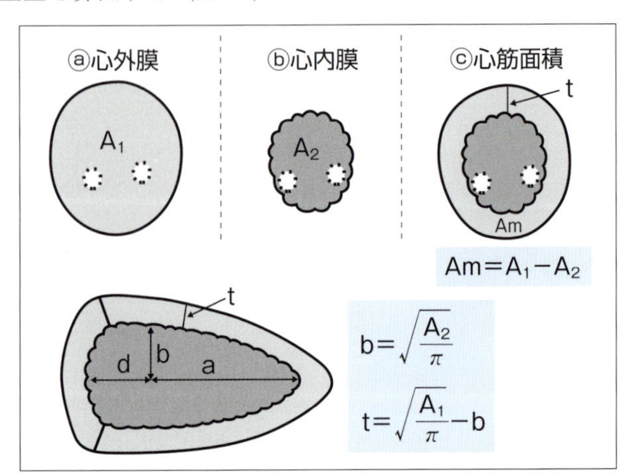

図 2-6　心筋重量の算出方法

Bモード法での算出方法には area-length 法と truncated-ellipsoid 法がある．いずれも拡張末期での心尖部左室長軸断面と乳頭筋レベルでの胸骨左縁左室短軸から求める方法である.
①拡張末期の左室短軸乳頭筋レベルの心外膜側（図中ⓐ），心内膜側（図中ⓑ）をトレースし，心筋面積（図中ⓒ：Am）を求める.
②左室は円形と仮定し，左室短軸半径（b）および左室平均壁厚（t）を計算する.
③心尖部二腔または四腔断面にて僧帽弁レベルから乳頭筋レベルまでの距離（d）と乳頭筋レベルから心尖レベルまでの距離（a）を求める.
④ area-length 法または truncated-ellipsoid 法により左室心筋重量を計算する.

A：左室短軸外周トレース（拡張末期）

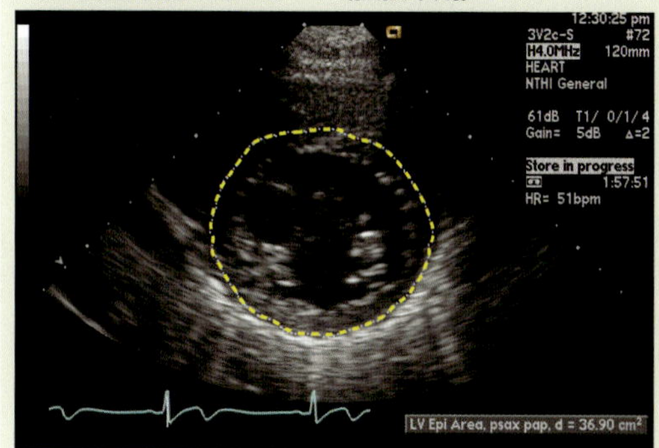

B：左室短軸内周トレース（拡張末期）

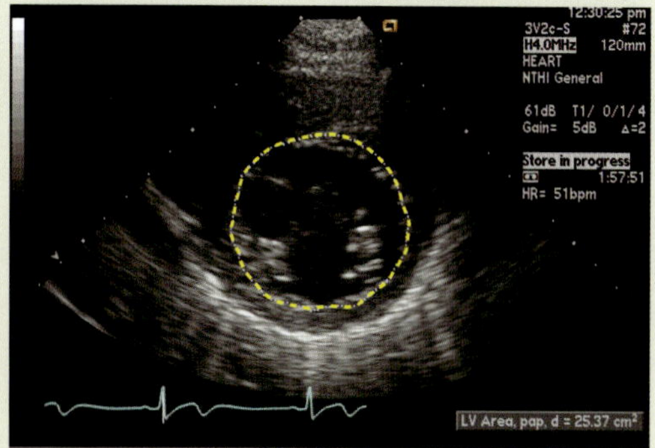

C：心尖四腔左室長径計測（拡張末期）

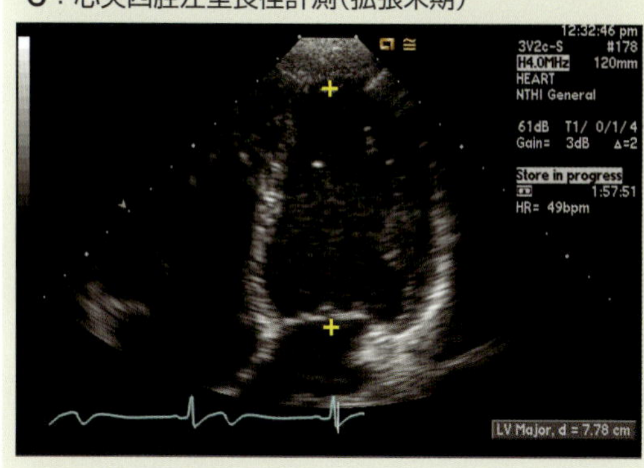

D：計測結果

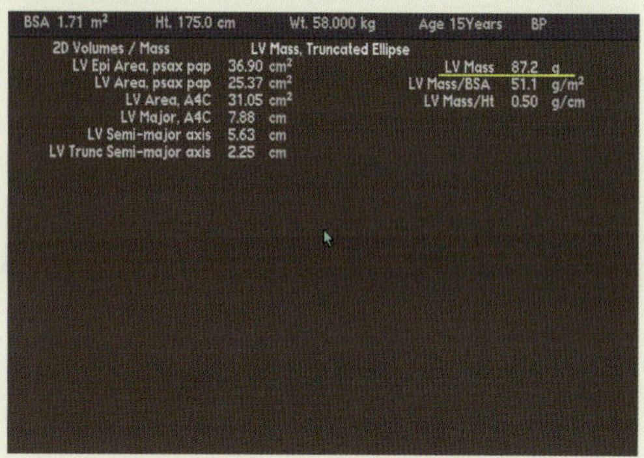

図 2-7　心筋重量の計測

A：胸骨左縁左室乳頭筋レベル短軸断面にて左室外周をトレースする．
B：同断面・同時相における左室内周をトレースする．このとき，乳頭筋や肉柱は含まないように注意する．
C：心尖部四腔断面にて僧帽弁輪から心尖部までの左室の長軸径を計測する．
D：truncated-ellipsoid 法 による計測結果．

❶ area-length 法

$$\text{LV mass}=1.05\left\{\left[\frac{5}{6}A_1(a+d+t)\right]-\left[\frac{5}{6}A_2(a+d)\right]\right\}$$

A_1：乳頭筋レベルの心外膜トレース面積
A_2：乳頭筋レベルの心内膜トレース面積
a+d：弁輪部から心尖心内膜までの距離
t：平均心室壁厚

❷ truncated-ellipsoid 法

$$\text{LV mass}=1.05\times\pi\times\left\{(b+t)^2\left[\frac{2}{3}(a+1)+d-\frac{d^3}{3(a+t)^2}\right]-b^2\left[\frac{2}{3}a+d-\frac{d^3}{3a^2}\right]\right\}$$

a：乳頭筋レベルから心尖部レベルまでの距離
d：僧帽弁レベルから乳頭筋レベルまでの距離
b：心内膜短軸径（乳頭筋レベル）
＊a，d の境界は得られた心尖部断面の短軸方向で一番広いところとする．

② 計測の注意点

- ほとんどの装置に計測アプリケーションが組み込まれているため，手動で計算することはない（**図 2-7**）．
- 上述にて得られた左室心筋重量は体格因子の影響を受けるので，体表面積で補正し**左室心筋重量係数として使用**するのが一般的である．

③ 正常値 (area-length 法)

- 左室心筋重量　　：男性　96～200（g）　女性　66～150（g）
- 左室心筋重量係数：男性　50～102（g/m^2）　女性　44～88（g/m^2）

4 左房容積の計測

- 左心房の容積は**左室拡張末期圧**をよく反映するため，左房容積を測定することで左室のポンプ機能について推定することができる．
- **拡張障害型の心不全**で，左室流入圧波形が一見正常に見える例における心機能の推定にも役に立つ．

① 計測の実際

- **心尖部四腔断面**と**心尖部二腔断面**を用いる．
- 心電図 T 波の終末付近を参考にし，**左房内腔が最も大きくなる時相**で計測する．
- 同時に出現する**左心耳や肺静脈を含まない**ように最内側をトレースする（**図 2-8**）．

！ 左室容積の算出時に意識した長軸径を考慮する必要はほとんどない．

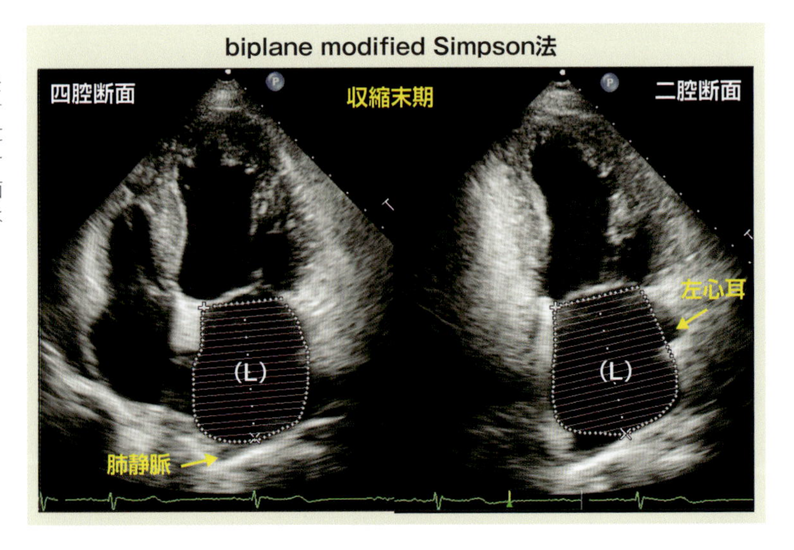

図 2-8　左房容積の計測
僧帽弁輪左房側から左房内膜を対側の僧帽弁輪までトレースする．このとき，肺静脈や左心耳の部分を含めないように注意すること．また，それぞれの断面計測における長径(L)の差は 5 mm 以内とされている．

●算出方法には，① biplane area-length 法，② biplane modified Simpson 法，③ 3 次元エコー法などがあり，目的に応じて使い分ける．
●日常的な臨床では，biplane area-length 法，modified Simpson 法などが用いられている．
●得られた左房容積は，体格因子の影響を受けるので体表面積で補正した**左房容積係数（LAVI）**も報告をすること．

▶LAVI：
left atrial volume index

❶ biplane area-length 法

● 2 つの直交する心尖部断面（心尖部四腔断面，二腔断面）の左房内腔領域（A_1，A_2）と長軸径 L を計測して求められる．
●この際，計測された 2 つの心尖部断面からの左房長軸径（L）は，計測値の小さい方の長軸径（L）を採用すること．

$$左房容積（mL）= \frac{0.85 \times A_1 \times A_2}{L}$$

❷ biplane modified Simpson 法

● 2 つの直交する心尖部断面の左房内腔を，n 個の同じ高さのディスクに分け，総和することで左房容積が求められる．
●この際，各ディスクの高さはディスクの数により決定される．著者の施設では僧帽弁輪部から左房基部天井までを 20 等分（n = 20）した biplane modified Simpson 法にて左房容積を求めている（**図 2-4 右**，**2-8**）．
●弁輪中央から左房天井までの長径誤差は 5 mm 以内とされている．

❸ 3 次元エコー法

高級超音波診断装置に搭載された 3 次元画像から求める方法であることと，左房が探触子から遠い位置にあることから明瞭な画像が得られにくいため，未だルーチン検査の域には達していない．より分解能の優れた装置の開発を期待したい．

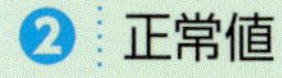

❷ 正常値

●左房容積：26 ～ 56 mL（biplane modified Simpson 法）
●左房容積係数：17 ～ 32 mL/m^2（biplane modified Simpson 法）

5 弁口面積の計測

- 大動脈弁狭窄や僧帽弁狭窄の重症度評価には，トレース法による弁口面積の測定（planimetry 法）で行われている．
- 両者とも心臓の時相に注意して，**弁開放時の最内側をトレース**するが，記録した画像が不鮮明な場合は精度が著しく低下する．

❶ 計測の実際

- 僧帽弁狭窄の場合，まず胸骨左縁左室長軸断面の拡張早期において最大開放の弁尖間距離を計測し，同時相の短軸断面にて弁口が明瞭に見えるように描出し，弁口をトレースする（**図 2-9**）．

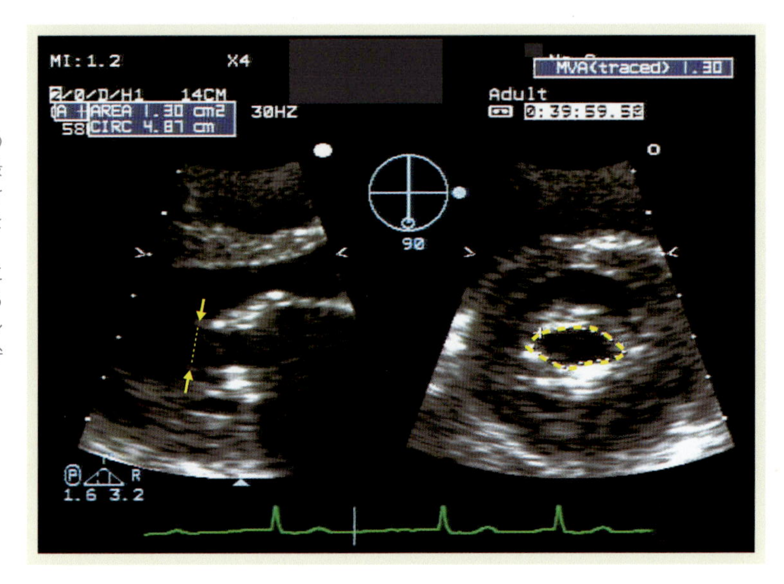

図 2-9
弁口面積の計測（僧帽弁狭窄）

左図：胸骨左縁左室長軸断面の拡張早期の時相で僧帽弁が最も開放したタイミングにおける前尖と後尖間の開放距離を計測する．

右図：同時相の左室短軸断面にて開放距離がほぼ同じであることを確認して，弁口をトレースする．このときの僧帽弁口は 1.30 cm^2 であった．

❷ 計測の注意点

- 石灰化が著明な場合は，多重反射やサイドローブなどのアーチファクト（☞P 52）の混入で弁口部が不明瞭となることから，計測は避けた方がよい．
- 血行動態の現象と合わない場合はあくまで参考値と称した報告を行うべきである．

6 弁輪径の計測

- 弁輪径の大きさから心負荷の程度を評価することができる.
- 弁形成術や弁置換術などでは必須検査項目の1つであり，術前の評価で広く計測されている.

① 計測の実際

- 大動脈弁輪径，僧帽弁輪径ともに胸骨左縁左室長軸断面を用いて，拡張末期（R 波の頂点付近）の時相で弁尖が閉じている時点での弁輪の内—内を計測する（**図 2-10**）.

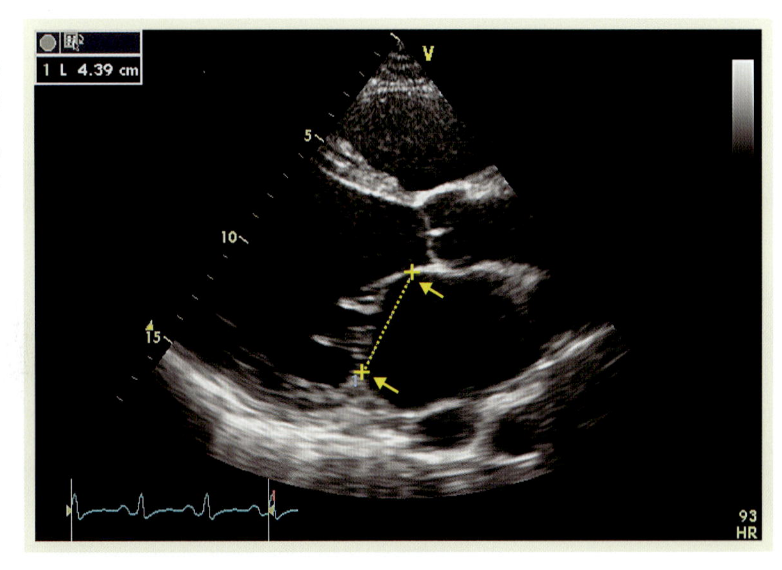

図 2-10　弁輪経の計測
僧帽弁輪径は拡張末期の時相で弁尖の付け根(hinge piont：矢印)間にて計測を行う.
hinge point がはっきりしない場合は，動画像を見直すことを勧める.

② 計測の注意点

- 弁輪部の特定に関しては，動画像であらかじめ**対象弁輪部を拡大**しておき，弁尖の付着部を確認してから行う方がよい.
- 僧帽弁輪径や大動脈弁輪径の計測は弁置換手術の際の**人工弁サイズの選択**に大きな影響を与えるため，必ず拡大して慎重に計測する必要がある.

ドプラ法の計測

ドプラ法には，カラードプラ法，パルスドプラ法，連続波ドプラ法がある．これらの方法を用いて心腔内の血流をとらえることにより，血流量の計測，圧較差の計測，心内圧の推定，弁口面積の算出および心機能の評価などを行うことが可能である．

1 左室流入血流の計測

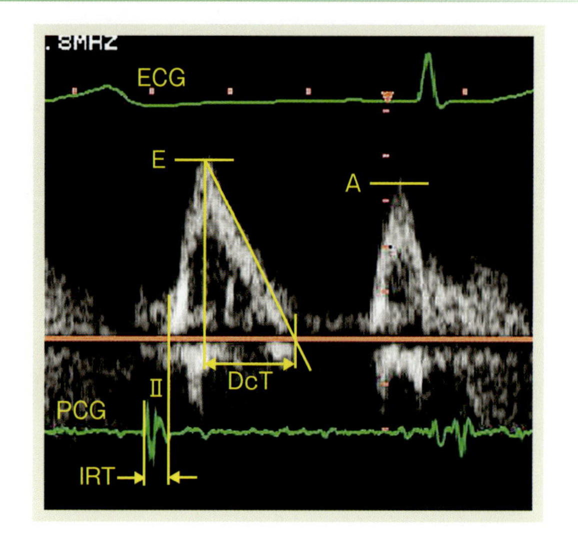

図 3-1
左室流入血流の計測
E 波：拡張早期波
A 波：心房収縮期波
DcT：E 波減速時間
IRT：等容弛緩時間

- 左室流入血流速波形から**拡張早期波（E 波）のピーク速度**，**心房収縮期波（A 波）のピーク速度**，**E 波の減速時間（DcT）**を計測することにより，**左室拡張能の評価が可能**である．
- 記録は，**心尖部左室長軸断面**あるいは**心尖部四腔断面**を用いる．
- カラードプラ法をガイドに，パルスドプラ法のドプラビームが左室流入血流に対して，可能な限り平行になるような断面を設定する．
- **サンプルボリュームを僧帽弁弁尖に置き**スイープ速度 100 mm/s で記録を行う．
- 記録に際しては，相対的なサンプルボリュームの位置が変わらないよう，**安静呼気止め**の状態で行う．

- サンプルボリュームの位置が変わると（☞P 40），E 波高，A 波高，E/A 比が変わるので注意が必要である（**図 3-2**）．

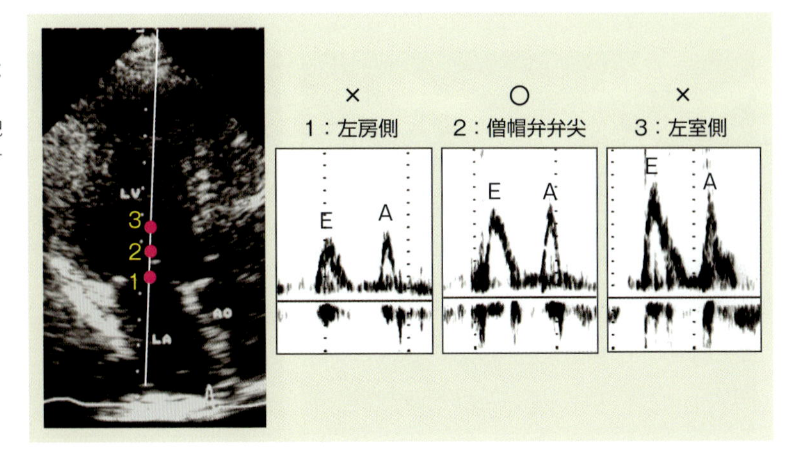

図 3-2
サンプルボリュームの位置と左室流入血流波形の変化
サンプルボリュームの位置（記録部位）によって，流速やパターンが異なる．
記録は僧帽弁弁尖で行う．

2 肺静脈血流の計測

- 肺静脈血流速波形も**左室拡張能の評価の一助**となる．
- 肺静脈血流速波形は**収縮期順行波（S 波）**，**拡張期順行波（D 波）**および**心房収縮期逆行波（A 波）**で構成される．ただし，心房細動例では A 波は消失する（**図 3-3**）．
- 記録は，**心尖部四腔断面**を用いる．
- カラードプラ法で**右肺静脈**から左房に流入する血流を確認する（**図 3-4**）．明瞭な血流が確認できない場合は，カラードプラの流速レンジを少し低くするととらえやすくなる．
- サンプルボリュームを**左房から約 1 cm 右肺静脈内に入った**ところに置き（**図 3-4**），パルスドプラ法を用いて掃引速度 100 mm/s，**安静呼気止め**の状態で記録を行う．

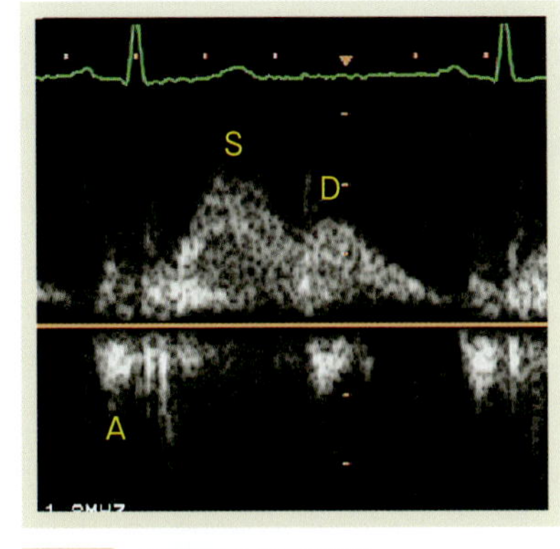

図 3-3　肺静脈血流の計測
S 波：収縮期順行波
D 波：拡張期順行波
A 波：心房収縮期逆行波

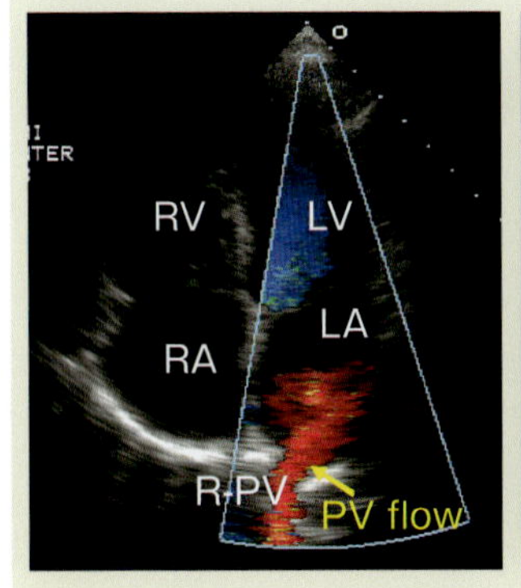

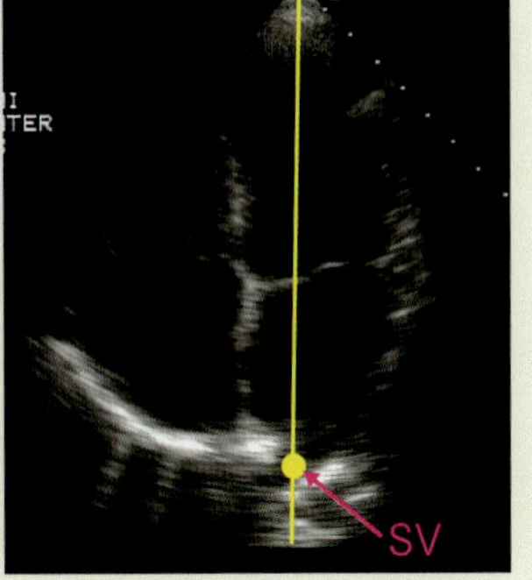

図 3-4　肺静脈血流計測時のサンプルボリュームの位置
カラードプラ法で右肺静脈から左房に流入する血流を確認する（**左図**）．
サンプルボリューム（SV）は左房から約 1 cm 右肺静脈内に入ったところに置き（**右図**）記録を行う．
LA：左房，LV：左室，R-PV：右肺静脈，RA：右房，RV：右室

3 心拍出量の計測

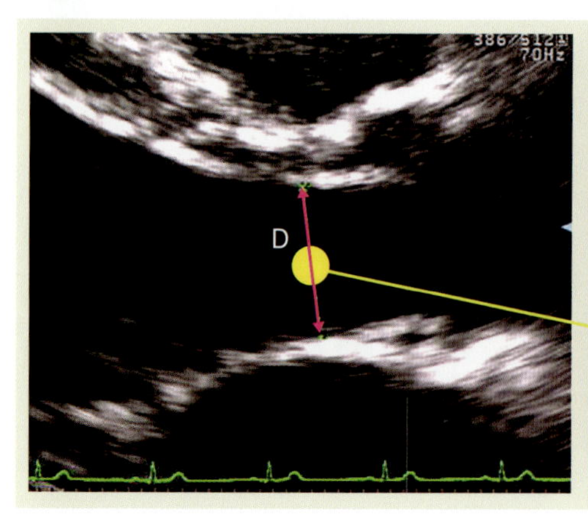

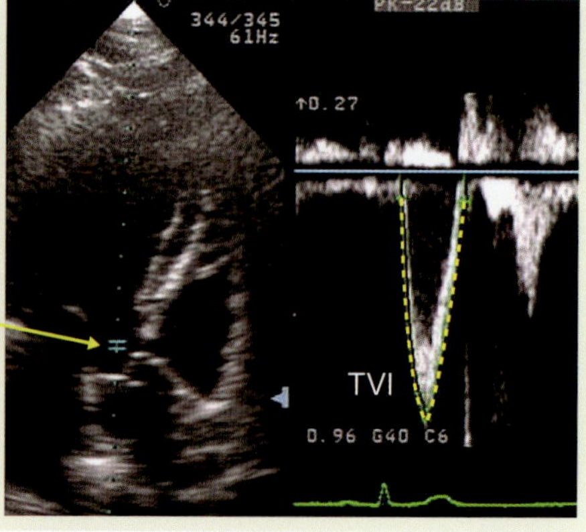

図 3-5 心拍出量の計測

サンプルボリュームの位置が収縮早期～中期の時相で大動脈弁輪直下の左室流出路になるように置き，左室駆出血流速波形を記録し，得られた波形をトレースして時間速度積分値(TVI)を求める(**右図**).

胸骨左縁左室長軸断面を描出後，左室流出路を拡大し，収縮早期～中期の時相で大動脈弁輪直下の左室流出路径(D)を計測する(**左図**).

- ドプラ法による心拍出量の測定は**左室流出路**で行うのが一般的である.
- その他の部位としては左室流入路，右室流出路，右室流入路などがあるが，最も精度よく測定できるのは左室流出路である．ただし，中等度以上の大動脈弁逆流が存在する場合は心拍出量を過大評価するため，他の部位で測定する.
- 測定は，**心尖部左室長軸断面**を描出し，カラードプラ法をガイドに，パルスドプラ法のドプラビームが左室駆出血流に対して，可能な限り平行になるような断面を設定し，角度補正は原則行わない.
- サンプルボリュームの位置が**収縮早期～中期の時相で大動脈弁輪直下の左室流出路**になるように置き，スイープ速度 100 mm/s で**左室駆出血流速波形**を記録する.
- 得られた波形をトレースして**時間速度積分値（TVI_{LVOT}）**を求める.
- 胸骨左縁左室長軸断面を描出後，**左室流出路を拡大し**，**収縮早期～中期の時相で大動脈弁輪直下の左室流出路径（D）**を計測する.
- 左室流出路の断面の形態が正円であると仮定し断面積（CSA_{LVOT}）を求める.

$$\text{左室流出路の断面積}(CSA_{LVOT}) = \pi \times \left(\frac{D}{2}\right)^2$$

$$\text{心拍出量(L/min)} = \frac{CSA_{LVOT}(cm^2) \times TVI_{LVOT}(cm) \times \text{心拍数}}{1{,}000}$$

▶TVI:
time-velocity integral
▶LVOT:
left ventricular outflow tract
▶CSA:
cross-sectional area

圧較差の計測

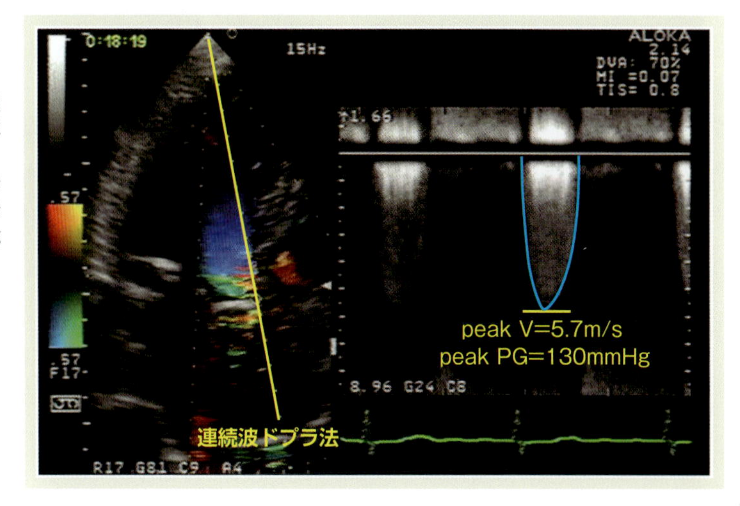

図 3-6
圧較差の計測（大動脈弁狭窄）
連続波ドプラ法を用いて狭窄部通過血流の最高血流速度を測定し，簡易ベルヌーイ式から圧較差を推定する．
本症例の場合は，狭窄部通過血流の最高血流速度（peak V）＝5.7 m/s，最大圧較差（peak PG）＝130 mmHg である．

▶PG：
pressure gradient

- 血液の流れる心腔内あるいは心腔と血管の間に狭窄部が存在すると，狭窄部前後で圧較差が生じる．
- 連続波ドプラ法を用いて**狭窄部通過血流の最高血流速度**（V）を測定し，簡易ベルヌーイ式から圧較差（ΔP）を推定する．
- **簡易ベルヌーイ式**

$$\Delta P(\mathrm{mmHg}) = 4 \times V^2(\mathrm{m/s})$$

- 本法の計測精度は**ドプラビームの入射角度**により大きな影響を受ける．
- カラードプラ法をガイドに，連続波ドプラ法のドプラビームが血流に対して，可能な限り平行になるような断面を設定し，角度補正は原則行わない．
- 簡易ベルヌーイ式による圧較差の推定ではいくつかの問題点がある．

・狭窄部の形態が膜様であれば精度が高いが，狭窄部が長く漏斗状になれば，ドプラ法で求めた圧較差は過大評価する．
・狭窄前の流速が狭窄後の流速に対して無視できるくらい遅くなければならない．

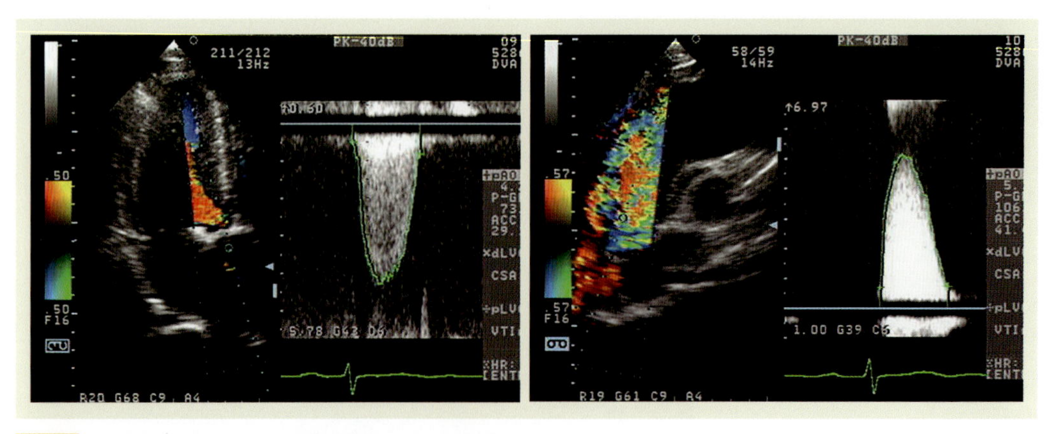

図 3-7　大動脈弁狭窄における記録部位による圧較差の違い

心尖部アプローチ(**左図**)では，最高流速 4.27 m/s，最大圧較差 73 mmHg，平均圧較差 44 mmHg であるのに対し，右胸壁からのアプローチ(**右図**)では最高流速 5.17 m/s，最大圧較差 107 mmHg，平均圧較差 60 mmHg である．
多方向からアプローチを試みることが重要である．

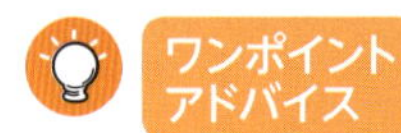

大動脈弁狭窄の圧較差の推定のポイント

- 心尖部左室長軸断面から求めた流速のみではなく，心尖部五腔断面，高位肋間，右胸壁など，多方向からアプローチし，そのなかで最大の流速となるものを用いて評価をする（**図 3-7**）．
- 圧較差は最高流速による最大圧較差のみならず連続波ドプラ波形の辺縁をトレースして平均圧較差も測定する．

●**僧帽弁狭窄**は最大圧較差ではなく，拡張期の流入血流波形の辺縁をトレースして**平均圧較差**で評価をする（**図 3-8**）．

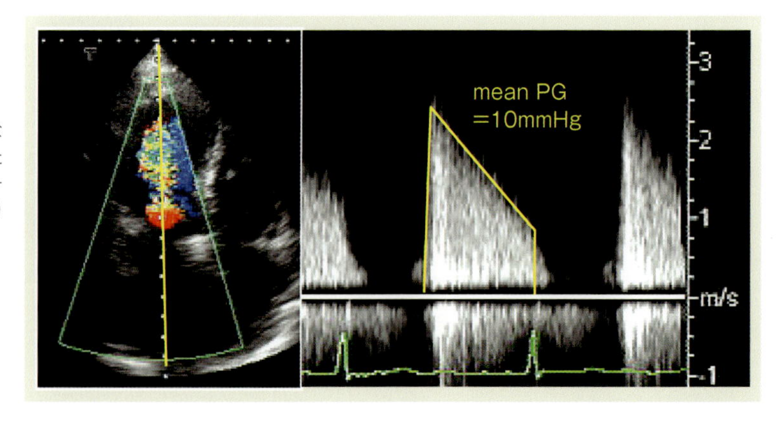

図 3-8
僧帽弁狭窄における平均圧較差の計測
僧帽弁狭窄は最大圧較差ではなく，連続波ドプラ法で記録した拡張期の流入血流波形をトレースして平均圧較差(mean PG)で評価をする．

ワンポイント
アドバイス

トレースのポイント

- 連続波ドプラ法で記録した波形は，流入血流の慣性のため，収縮期まで認められるが，僧帽弁閉鎖点（心電図 R 波あたり，あるいは弁閉鎖に伴うドプラシグナルの出現）でトレースをやめる．
- 心房細動例で R R 間隔が長い場合は，拡張期の途中でドプラフィルターの影響で波形が消失するが，僧帽弁閉鎖点まで仮想的にトレースする．

5 心腔内圧の推定

- 連続波ドプラ法を用いて弁逆流血流や短絡血流の血流速度を測定し，簡易ベルヌーイ式（☞**4 圧較差の計測**，**P 113**）から心腔内圧の推定が可能である．

❶ 右室収縮期圧（肺動脈収縮期圧）の推定

- 連続波ドプラ法を用いて，**三尖弁逆流血流の最高血流速度**を測定し，簡易ベルヌーイ式から**収縮期の右室―右房圧較差**を求める．
- 収縮期の右室―右房圧較差に**右房圧を加える**ことにより，右室収縮期圧（肺動脈収縮期圧）を求める．
- **右房圧は下大静脈短軸断面の短径と下大静脈径の呼吸性変化から推定**する（**表3-1**）．

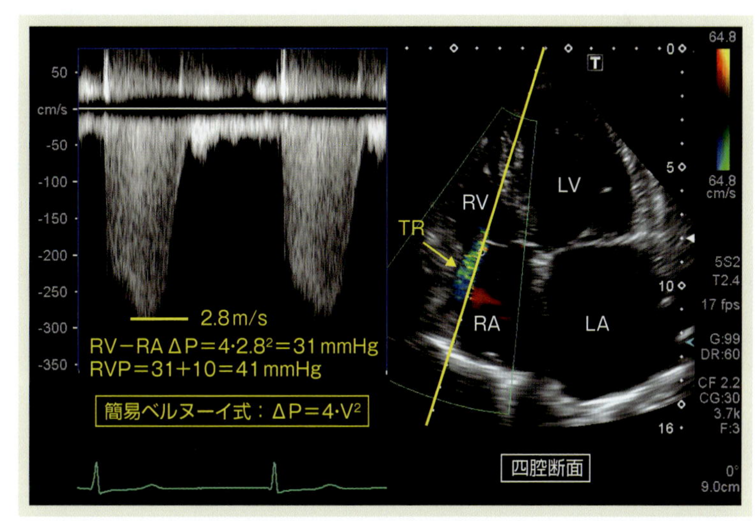

図3-9
右室収縮期圧の推定
本症例の場合，三尖弁逆流血流の最高血流速度が2.8 m/s（ΔP=31 mmHg），右房圧を10 mmHgとして計算すると，右室収縮期圧（肺動脈収縮期圧）は41 mmHgとなる．
LA：左房
LV：左室
RA：右房
RV：右室
TR：三尖弁逆流

表3-1 下大静脈径による右房圧の推定
吸気による径の縮小率は自然呼吸下で計測するが，呼吸による下大静脈の移動を小さくするためにsniff，つまり鼻でひとかぎ，またはひとすすりさせてみる方法もある．

下大静脈径（呼気末）	吸気による径の縮小率	推定右房圧
≦21 mm	≧50%	3 mmHg
≦21 mm	＜50%	8 mmHg
＞21 mm	≧50%	8 mmHg
＞21 mm	＜50%	15 mmHg

（J Am Soc Echocardiogr 2010; 23: 685-713 より引用）

❷ 左室拡張末期圧の推定

- 左室拡張末期圧は心機能評価を行う際に重要な指標である．
- **左室拡張末期圧≒平均左房圧≒肺動脈楔入圧**，肺血管抵抗が低ければ**肺動脈楔入圧≒肺動脈拡張末期圧**である．
- 連続波ドプラ法を用いて，右室流出路長軸断面から**肺動脈弁逆流血流の拡張末期血流速度**を測定し，簡易ベルヌーイ式（☞P 113）から**肺動脈拡張末期ー右室拡張末期圧較差**を求める．
- 肺動脈拡張末期ー右室拡張末期圧較差に**右室拡張末期圧（≒右房圧）を加える**ことにより，肺動脈拡張末期圧（≒左室拡張末期圧）を求める．
- 本法による左室拡張末期圧の推定は，肺動脈性肺高血圧症など，肺血管自体に問題があり肺血管抵抗が高い場合は用いることができない．

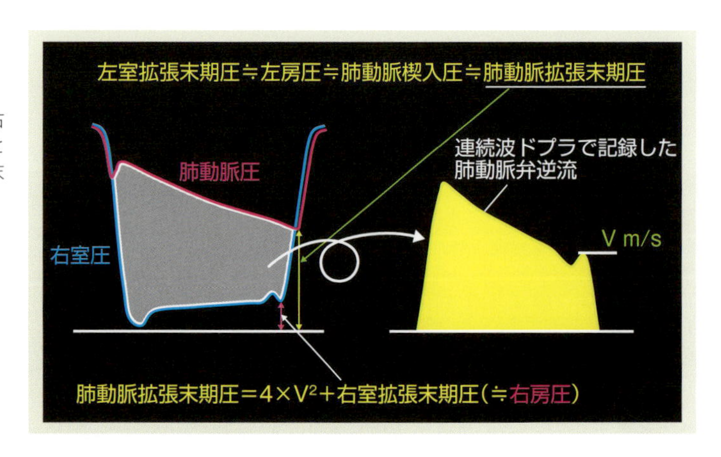

図 3-10

左室拡張末期圧の推定

肺動脈拡張期ー右室拡張末期圧較差に右室拡張末期圧（≒右房圧）を加算することにより，肺動脈拡張期圧（≒左室拡張末期圧）を求める．

6 弁口面積の計測

1 PHT法

▶PHT: pressure half time
▶MVA: mitral valve area

- 僧帽弁狭窄の弁口面積を求める経験式である.
- 連続波ドプラ法を用いて，**僧帽弁通過血流速波形**を記録し，**最大圧較差（Pmax）が半分〔最高流速（Vmax）が $1/\sqrt{2}$〕**になるまでの時間（PHT）を求め，次式により僧帽弁口面積を算出する.

$$僧帽弁口面積(MVA : cm^2) = \frac{220}{PHT(msec)} \quad (220:経験的定数)$$

- 僧帽弁通過血流速波形の記録に際しては，心尖部左室長軸断面を用い，カラードプラ法をガイドに，連続波ドプラ法のドプラビームが血流に対して，可能な限り平行になるような断面を設定する.

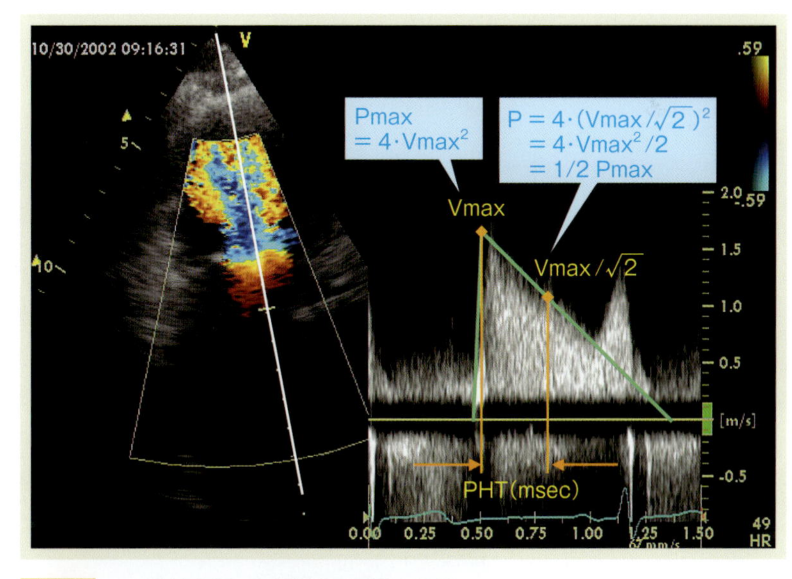

図 3-11 PHT法を用いた僧帽弁口面積の計測

最大圧較差（Pmax）が半分〔最高流速（Vmax）が $1/\sqrt{2}$〕になるまでの時間（PHT）を求める.

$$僧帽弁口面積(MVA : cm^2) = \frac{220}{PHT(msec)} \quad (220:経験的定数)$$

❷ 連続の式

●管腔内に流入してきた流量と出ていく流量は同じであるという，流体の質量保存の法則に基づく式である．

●管腔 1 から管腔 2 に血流が流れる場合，管腔 1 の断面積を A_1，管腔 1 の流速の時間速度積分値を TVI_1，管腔 2 の断面積を A_2，管腔 2 の流速の時間速度積分値を TVI_2 とすると，管腔 1 の血流量＝管腔 2 の血流量であるので，$A_1 \times TVI_1 = A_2 \times TVI_2$ となる（**図 3-12**）．

図 3-12　連続の式

管腔 1 の血流量＝管腔 2 の血流量

であるので，

$A_1 \times TVI_1 = A_2 \times TVI_2$

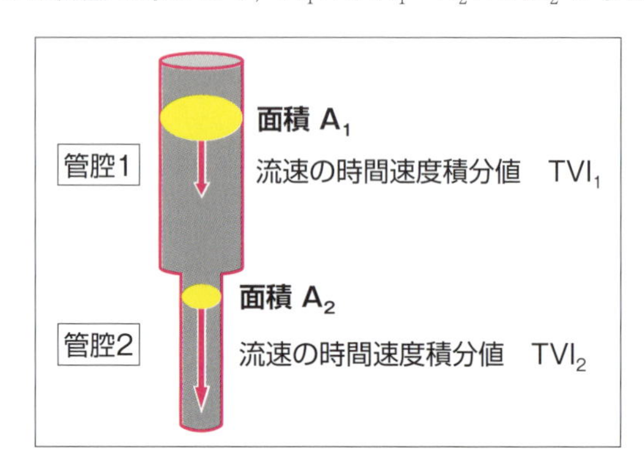

連続の式を用いた大動脈弁狭窄の弁口面積の計測

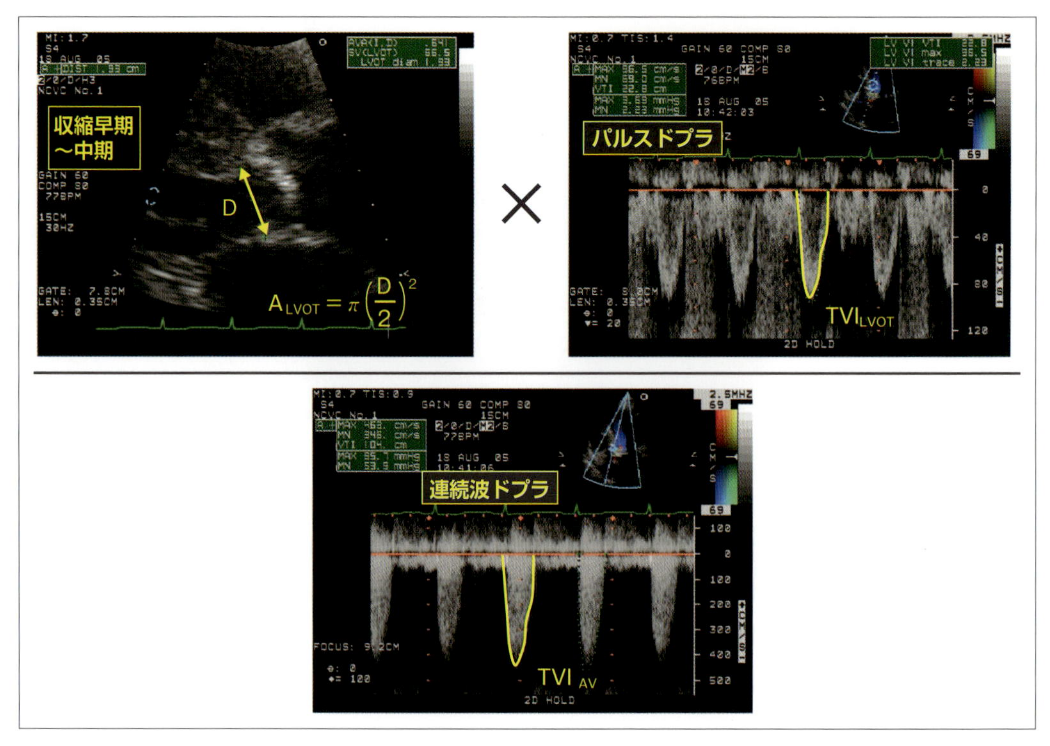

図 3-13

連続の式を用いた大動脈弁狭窄の弁口面積の計測

$A_{AV} \times TVI_{AV} = A_{LVOT} \times TVI_{LVOT}$

であるので，

$$A_{AV} = \frac{A_{LVOT} \times TVI_{LVOT}}{TVI_{AV}}$$

①胸骨左縁左室長軸断面から**左室流出路断面積（A_{LVOT}）**を求める．

②パルスドプラ法を用いて，**左室流出路血流の時間速度積分値（TVI_{LVOT}）**を求める（☞**3 心拍出量の計測**，P 112）．

③連続波ドプラ法を用いて，**大動脈弁通過血流の時間速度積分値（TVI_{AV}）**を求め，次式により大動脈弁口面積（A_{AV}）を算出する．

▶AV: aortic valve

$$A_{AV} \times TVI_{AV} = A_{LVOT} \times TVI_{LVOT}$$

であるので

$$A_{AV} = \frac{A_{LVOT} \times TVI_{LVOT}}{TVI_{AV}}$$

④パルスドプラ法を用いて，左室流出路血流を記録する場合のサンプルボリュームの位置は，狭窄弁口の左室側に認められる加速血流を避けるように設定する．

連続の式を用いた僧帽弁狭窄の弁口面積の計測

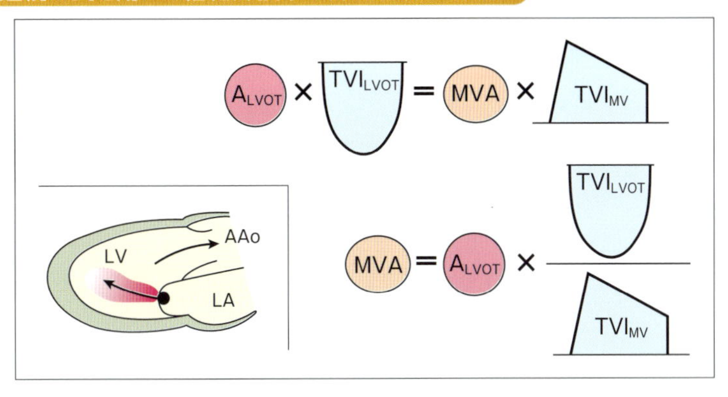

図 3-14
連続の式を用いた僧帽弁狭窄の弁口面積の計測

$$MVA \times TVI_{AV} = A_{LVOT} \times TVI_{LVOT}$$

であるので，

$$MVA = \frac{A_{LVOT} \times TVI_{LVOT}}{TVI_{MV}}$$

AAo：上行大動脈
LA：左房
LV：左室

● **左室流出路通過血流量＝僧帽弁通過血流量**の関係から式を展開させ，僧帽弁口面積を推定する．

①胸骨左縁左室長軸断面から左室流出路断面積（A_{LVOT}）を求める．

②パルスドプラ法を用いて，左室流出路血流の時間速度積分値（TVI_{LVOT}）を求める（☞**3 心拍出量の計測**，P 112）．

③連続波ドプラ法を用いて，**僧帽弁通過血流の時間速度積分値（TVI_{AV}）**を求め，次式により僧帽弁口面積（MVA）を算出する．

$$MVA \times TVI_{MV} = A_{LVOT} \times TVI_{LVOT}$$

であるので，

$$MVA = \frac{A_{LVOT} \times TVI_{LVOT}}{TVI_{MV}}$$

! 有意な僧帽弁逆流，大動脈弁逆流がある場合は使用できない．

7 逆流量の計測

❶ パルスドプラ法

- 大動脈弁逆流や僧帽弁逆流がない場合は，左室駆出血流量と左室流入血流量は等しい．
- 大動脈弁逆流が存在すると，左室駆出血流量は左室流入血流量に大動脈弁逆流量が加算された量になり，両者の差から大動脈弁逆流量が算出される．
- 逆に，僧帽弁逆流が存在すると，左室流入血流量は左室駆出血流量に僧帽弁逆流量が加算された量になり，両者の差から僧帽弁逆流量が算出される．

大動脈弁逆流量＝左室駆出血流量－左室流入血流量
僧帽弁逆流量　＝左室流入血流量－左室駆出血流量

左室駆出血流量の計測

- 左室駆出血流量は左室流出路断面積とそこを通過する血流の時間速度積分値の積で求められる（☞**3 心拍出量の計測**，**P 112**）．

左室流入血流量の計測

①**心尖部四腔断面**と**二腔断面**から拡張早期から中期の時相で，僧帽弁が最も開放した時相で**僧帽弁輪径**（僧帽弁の付け根から付け根までの距離）を計測する．

②四腔断面の僧帽弁輪径をA，二腔断面の僧帽弁輪径をBとしたとき，

$$僧帽弁輪面積 = \pi \times \frac{A}{2} \times \frac{B}{2}$$

③パルスドプラ法を用いて，心尖部長軸断面もしくは四腔断面でサンプルボリュームの位置が**拡張期の時相に僧帽弁輪線上**にくるように設定し，左室流入血流速波形を記録する．

④**左室流入血流速波形をトレースして時間速度積分値**を求め，僧帽弁輪面積との積から左室流入血流量を求める（**図 3-15**）．

左室流入血流量＝僧帽弁輪面積×左室流入血流時間速度積分値

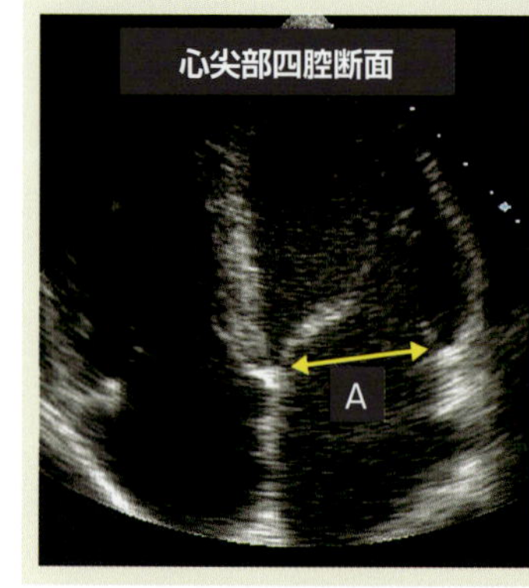

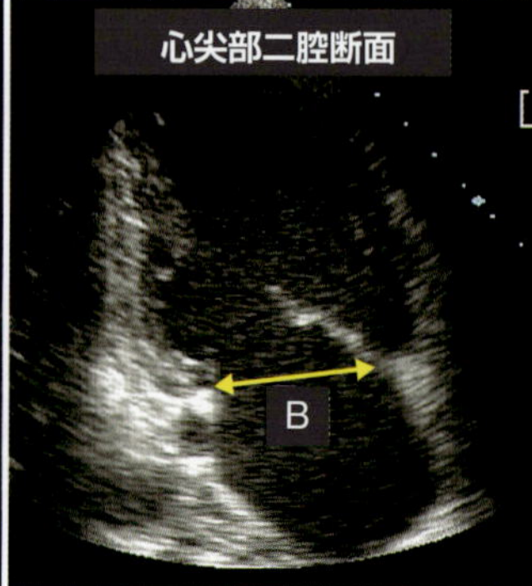

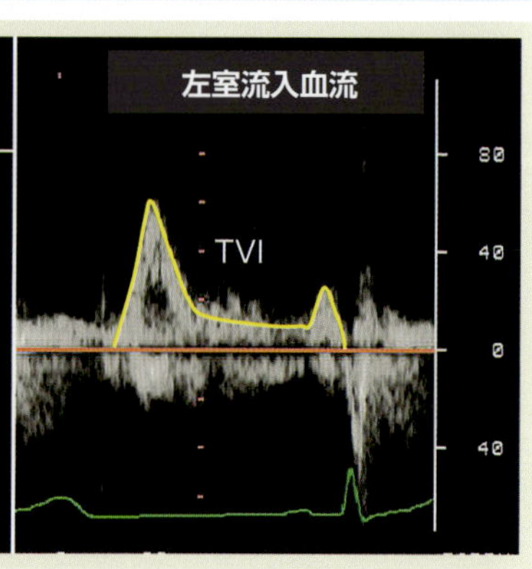

図 3-15
左室流入血流量の計測
A：僧帽弁輪径（四腔断面）
B：僧帽弁輪径（二腔断面）
TVI：左室流入血流時間速度積分値

② PISA 法

▶PISA: proximal isovelocity surface area

- PISA 法を用いて僧帽弁逆流量を求めることができる.
- PISA とは，逆流が逆流弁口に向かって一様に加速される際に逆流弁口の真上に形成される**吸い込み血流のプロファイルが等流速度で半球状の形**をしたものである.
- **PISA を通過する血流量**は，流体の質量保存の法則により**逆流弁口を通過する血流量**に等しい.
- PISA の表面積とその血流速（折り返し血流速）から，**瞬間逆流量**を求めることができる.
- PISA 形成時の逆流血流の最大流速から理論上の**有効逆流弁口面積（ERO）**を算出し，逆流血流の時間速度積分値から逆流量を求める.

▶ERO: effective regurgitant orifice

PISA 法の手順

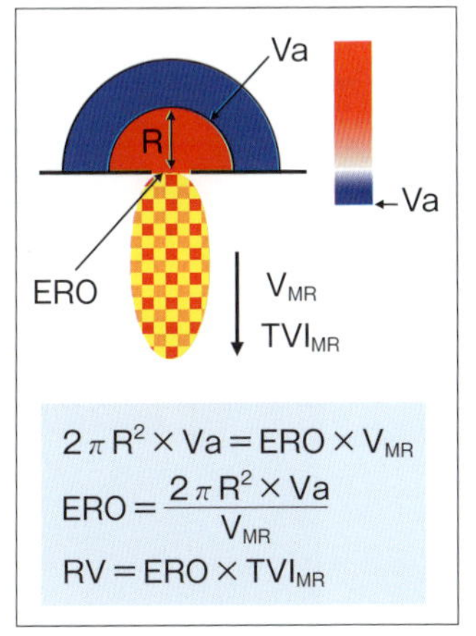

図 3-16 PISA 法による僧帽弁逆流量の計測

R：PISA 半径
Va：aliasing velocity
V_{MR}：僧帽弁逆流最大速度
TVI_{MR}：僧帽弁逆流時間速度積分値
ERO：有効逆流弁口面積
RV：逆流量

▶MR: mitral regurgitant
▶RV: regurgitant volume

①カラードプラ法を用いて PISA が最もよく観察される断面を設定する.
② PISA 領域にカラーエリア（ROI）を絞り，拡大画面にする.
③カラードプラ法の**ベースラインや速度レンジを下げ**，PISA が半円球になるように調節する.
④ **aliasing velocity（折り返し血流速）**を記録し，**PISA の半径**を計測する.
⑤僧帽弁逆流 jet にドプラビームを平行に投入できる断面を設定する.
⑥連続波ドプラ法にて**僧帽弁逆流血流速波形**を記録し，**最大血流速（Vmax）**，**時間速度積分値（TVI）**を求める.
⑦**図 3-16** の式により，**僧帽弁逆流量（RV）**を求める（**図 3-17**）.

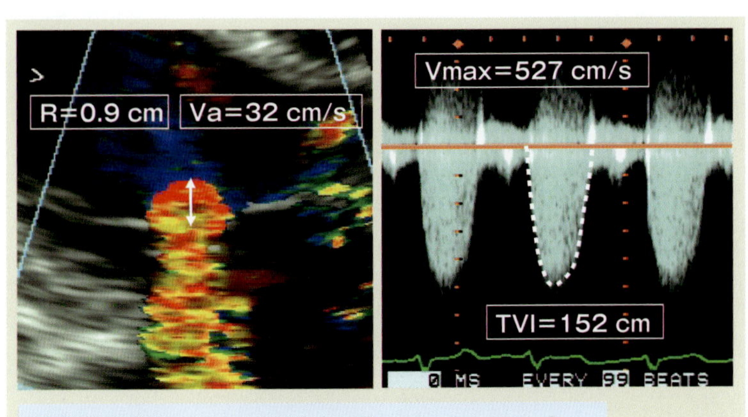

$FR = 2\pi R^2 \times Va = 3.14 \times 0.9^2 \times 32 = 163\,(cm^3/s)$

$ERO = \frac{FR}{Vmax} = \frac{163}{527} = 0.31\,(cm^2)$

$RV = ERO \times TVI = 0.31 \times 152 = 47\,(mL)$

図 3-17 PISA 法による僧帽弁逆流量の計測

▶FR: flow rate（瞬時逆流量 cm^3/s）

8 肺体血流量比（Qp/Qs）の計測

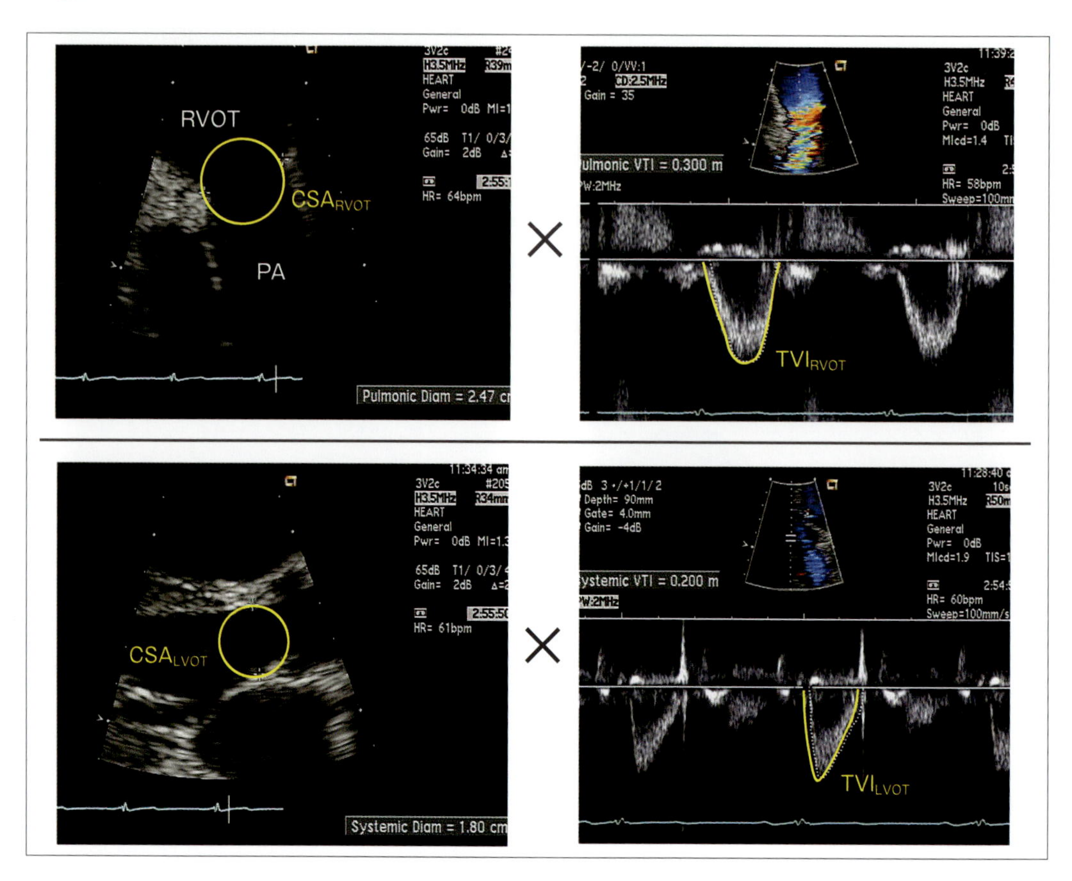

図 3-18
肺体血流量比（Qp/Qs）の計測

$Qp = CSA_{RVOT} \times TVI_{RVOT}$
$Qs = CSA_{LVOT} \times TVI_{LVOT}$
肺体血流量比 $= \frac{Qp}{Qs}$

LVOT：左室流出路
RVOT：右室流出路
PA：肺動脈
CSA：断面積
TVI：時間速度積分値

- **心房中隔欠損**や**心室中隔欠損**が存在すると，左心系から右心系へ血液が短絡し，**右室駆出血流量（肺血流量）が増加**する．
- 短絡疾患の重症度指標の 1 つに肺体血流量比がある．
- 肺体血流量比は**肺血流量（右室駆出血流量）**を**体血流量（左室駆出血流量）**で除したもので，短絡疾患がなければ 1.0 である．
- 肺血流量（右室駆出血流量）は収縮早期～中期の肺動脈弁直下の**右室流出路断面積**とパルスドプラ法で記録した**右室駆出血流の時間速度積分値**の積として求める．
- 体血流量（左室駆出血流量）は「**3 心拍出量の計測**」を参照（☞P 112）．
- 動脈管開存では大動脈から肺動脈への短絡なので，左心系の血流量が肺血流量となり，右心系の血流量が体血流量となる．したがって，動脈管開存では心エコードプラ法で求める肺体血流量比は心房中隔欠損や心室中隔欠損のような心内での短絡疾患とは逆になるので注意が必要である．

9 僧帽弁輪移動速度の計測

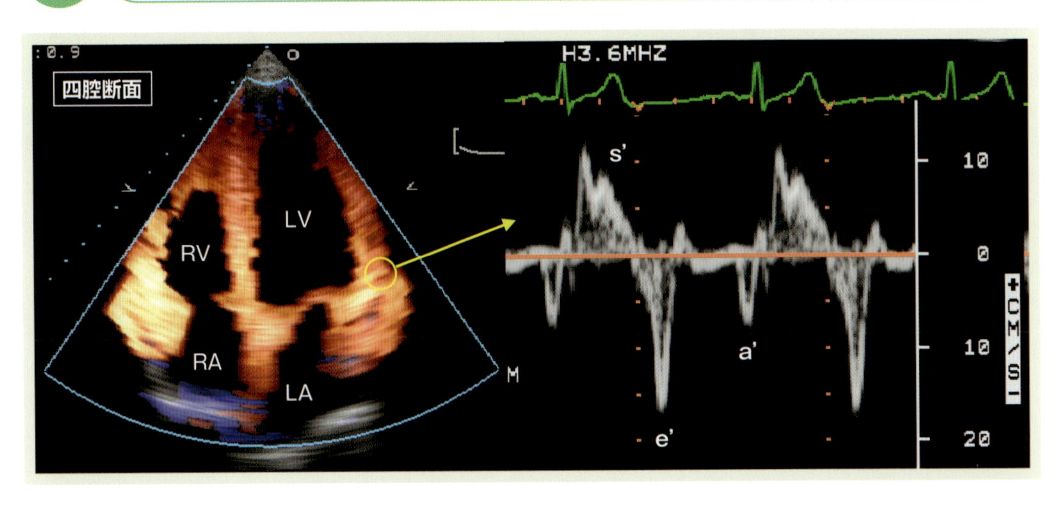

図 3-19
組織パルスドプラ法による僧帽弁輪移動速度の計測
s'：収縮期波
e'：拡張早期波
a'：心房収縮期波
LA：左房
LV：左室
RA：右房
RV：右室

- 僧帽弁輪移動速度は**左室拡張能評価の指標**の 1 つとして用いられている．
- **心尖部四腔断面**を描出し，組織パルスドプラ法を用いて**心室中隔側，あるいは左室側壁側の僧帽弁輪部**にサンプルボリュームを置いて僧帽弁輪移動速度を計測する．
- 僧帽弁輪移動速度を計測する組織パルスドプラ法は，血流をとらえるためのパルスドプラ法とは異なり，以下のように装置の条件設定を変更する必要がある（最近の装置では最初から組織パルスドプラ法用の条件が設定されていることが多い）．

- 壁運動由来の信号は血流由来の信号に比べて非常に大きいため，送信パワー（超音波出力）は可能な限り下げる．
- 左室壁の運動速度は 15 cm/s 程度で，血流速度と比べてかなり遅いため，流速レンジを 20 cm/s 以下まで下げ，ローカットフィルターも 25 Hz 程度まで下げる．
- ドプラゲインも波形が毛羽立たない程度まで下げる．
- サンプルボリュームの大きさは，収縮期，拡張期の両方の運動をとらえるため，大きめの 10 mm 程度にする．

- 心室中隔側と左室側壁側の僧帽弁輪移動速度は異なるので，日常の検査で評価にどちらを用いるのか（平均もあり）を施設で統一しておくことが大切である．
- 通常，僧帽弁輪移動速度の e' は，左室流入血流速波形の E との比である E/e' として左室拡張能評価に用い，正常では 8 未満である．

10 Tei indexの計測

▶Tei index：
total ejection isovolume index

● Tei indexは，収縮能と拡張能を連合した，**総合的に心機能を評価する簡便な指標**である．その概念は，心不全例では収縮不全と拡張不全が共存していることに基づいている．

Tei indexの計測法

図3-20 Tei indexの計測

パルスドプラ法を用いて，左室（右室）流入血流と左室（右室）駆出血流をそれぞれ記録する．
流入血流の終了から次の流入開始までの時間（a）を計測する．駆出血流から駆出時間（ET：b）を計測し，次の式により左心（右心）の値を求める．

$$\text{Tei index} = \frac{a-b}{b} = \frac{ICT+IRT}{ET}$$

LV（RV）inflow：左室（右室）流入血流
LV（RV）outflow：左室（右室）駆出血流
ICT：等容収縮時間
IRT：等容弛緩時間
a−b＝ICT＋IRT

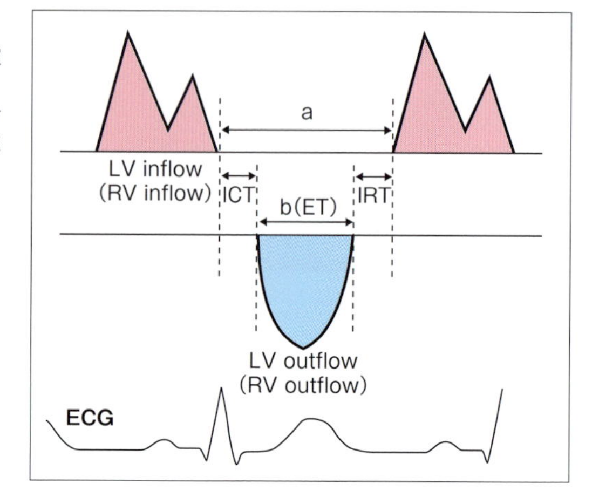

①パルスドプラ法を用いて**左室（右室）流入血流速波形**を記録し，流入血流の終了から再開始までの時間aを計測する．
②同様に，**左室（右室）駆出血流速波形**を記録し，駆出血流の開始から終了までの時間bを計測する．
③以下の式で求める．

$$\text{Tei index} = \frac{ICT + IRT}{ET} = \frac{a-b}{b}$$

ICT：等容収縮時間，IRT：等容弛緩時間，ET：駆出時間

▶ICT：
isovolumic contraction time
▶IRT：
isovolumic relaxation time
▶ET：
ejection time

● 収縮不全では収縮期の圧上昇は緩やかとなりICTは延長しETは短縮する．また，拡張不全では拡張期の圧下行脚は緩やかとなりIRTは延長する．したがって，Tei indexは心不全が増強するほど増加することになる．

● 本指標の特徴としては，測定が簡単で，時相の比であるために心拍数の影響を受けない．また，左室機能だけでなく右室機能の評価も可能である．

● Tei indexの正常値は右室では0.28±0.04であり，左室では0.38±0.04である．また，右室では0.40以上が，左室では0.45以上が異常である．

右心系の計測

右房圧の推定

- エコーによる右房圧の推定は，吸気時と呼気時の下大静脈径の変動率を算出し行う（**表 4-1**）．
- 正常の下大静脈の横断面は，扁平から楕円を呈しているが，右房圧が上昇すると下大静脈は拡張し正円を呈する．
- エコーで下大静脈径から推定された右房圧は，平均右房圧として推定収縮期右室圧（≒推定収縮期肺動脈圧）を求める際に用いられる（☞Ⓟ 128）．

表 4-1
下大静脈径および呼吸性変動の有無による右房圧の推定

	正常 0~5(3) mmHg	中等度 5~10(8) mmHg	高値 15 mmHg
下大静脈径(cm)	≦ 2.1	≦ 2.1	> 2.1
下大静脈径呼吸性変動率 (吸気虚脱率)(%)	> 50	< 50	> 50

下大静脈径呼吸性変動率(%)

$$= \frac{\text{呼気時の下大静脈径} - \text{吸気時の下大静脈径}}{\text{呼気時の下大静脈径}} \times 100$$

❶ 下大静脈径の計測

- エコーによる下大静脈径の計測は，下大静脈が最大に描出できる長軸断面で行うことを基本とする．
- 下大静脈計測のポイントは，右房入口部までの 1~2 cm 以内で，肝静脈合流部すぐの上流部の内径を計測する．
- 吸気時と呼気時において，下大静脈径の同じ点を計測することで，以下の式から呼吸性変動率（吸気虚脱率）を計算する．

下大静脈径呼吸性変動率 (%)

$$= \frac{\text{呼気時の下大静脈径} - \text{吸気時の下大静脈径}}{\text{呼気時の下大静脈径}} \times 100$$

❷ 計測の実際

- 患者は仰臥位を基本とする．探触子の方向を心窩部矢状断面におき，下大静脈最大径が得られる長軸断面像を描出する（**図 4-1**）．
- 呼吸性変動の観察は，腹式呼吸で行うか，瞬時に胸腔内圧を下げることができる sniff（「鼻をすする」または「臭いを嗅ぐような」動作による吸気）によって行う（**図 4-1**）．

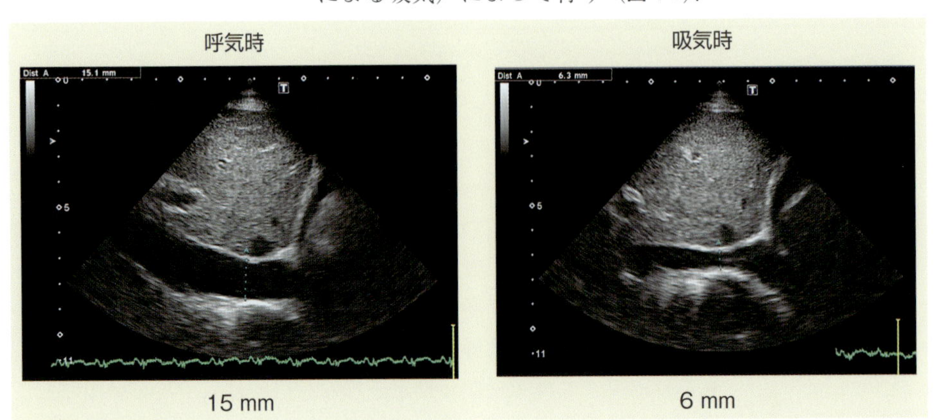

図 4-1　下大静脈径の計測と呼吸性変動率の算出
下大静脈径呼吸性変動率(%)＝(15−6)/15＝60%

- 心窩部アプローチで描出不良の場合は，右肋間からのアプローチを試みる．下大静脈最大径が得られる長軸断面像を描出し，下大静脈に対して直交するように短経の内腔を計測する（**図 4-2**）．

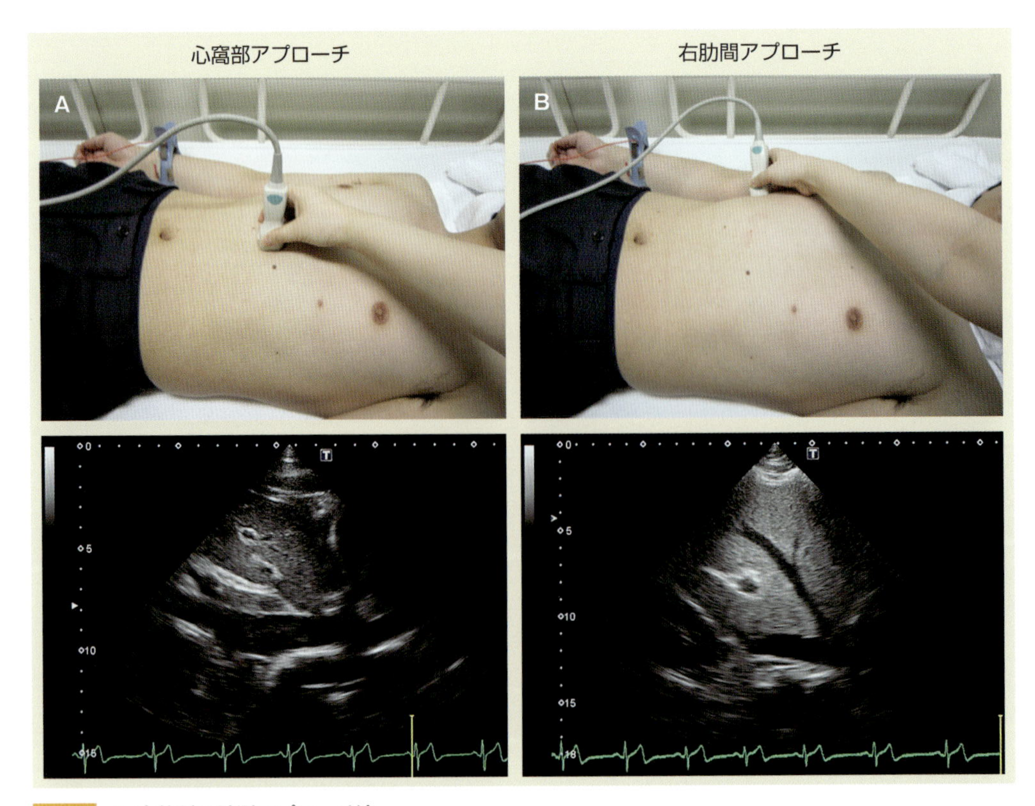

図 4-2　下大静脈の計測アプローチ法

❸ 検査の注意点

● 下大静脈径は，右房圧（下大静脈の内圧）だけではなく，内臓脂肪や臓器重量などの下大静脈にかかる外圧と下大静脈の硬さによって規定される．

● 痩せ形の人は下大静脈にかかる外圧が少なく，右房圧が高くとも下大静脈径（多くは長軸断面）が拡大して見えることがある．

● この場合，下大静脈短軸断面で血管径を確認し必要であれば短径の内腔を計測し報告する（**図 4-3**）．

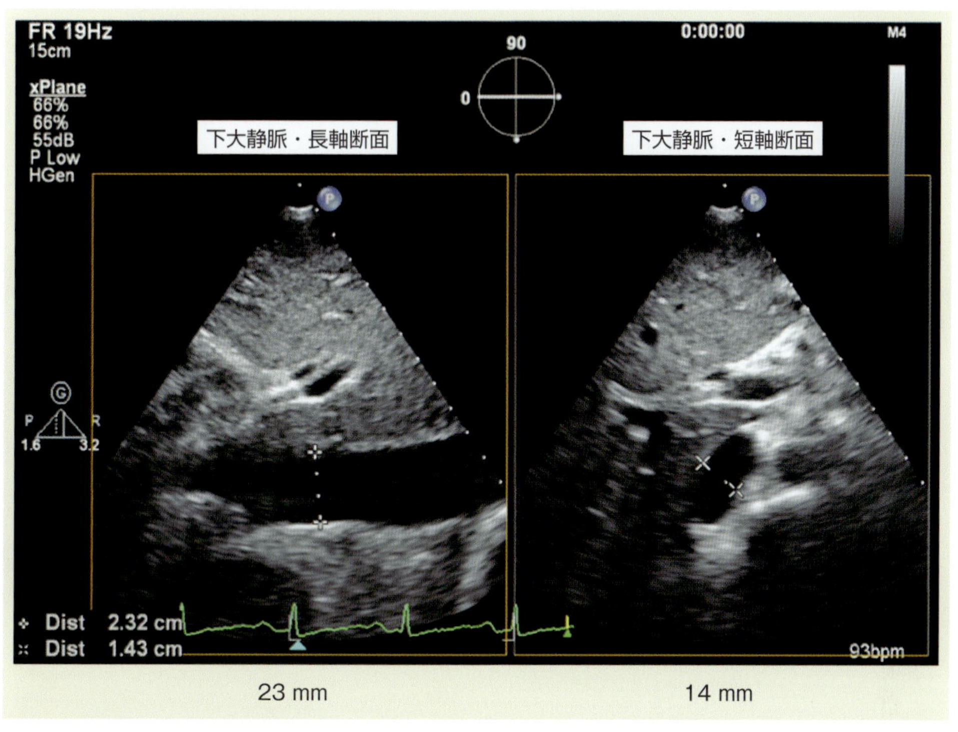

図 4-3 痩せ形の人の下大静脈例
右房圧が高くないにもかかわらず下大静脈長軸断面で径が大きく見える場合は，下大静脈短軸断面で血管径を確認する．

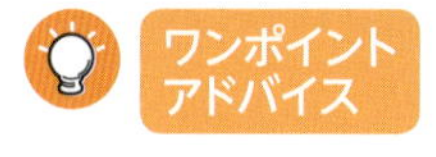

・下大静脈は，呼吸により横隔膜とともに上下に移動するため，下大静脈短軸断面での呼吸性変動の観察は，吸気時と呼気時に合わせそれぞれの断面を的確に描出する手技を必要とする．

2 肺動脈圧の推定

●肺動脈圧による肺高血圧症の重症度分類を**表 4-2** に示す.

表 4-2
肺動脈圧による肺高血圧症の重症度分類

	正常	軽度 肺高血圧	中等度 肺高血圧	高度 肺高血圧
収縮期圧	18~25	30~50	50~70	70 <
平均圧	9~18	25~35	35~45	45~
拡張期圧	2~8			

(mmHg)

2.1 肺動脈収縮期圧の推定

●肺動脈収縮期圧は, 肺動脈弁や右室流出路に有意な狭窄がなければ右室収縮期圧と等しい.

●エコーによる右室収縮期圧の推定は, 収縮期における右房と右室の圧較差に右房圧を加算することで求めることができる.

●収縮期における右房と右室の圧較差は, 三尖弁逆流最大血流速度 (m/s) を計測したあと, 簡易ベルヌーイ式によって算出できる.

●右室収縮期圧 (≒肺動脈収縮期圧) は以下の式により推定可能である.

肺動脈収縮期圧 (mmHg) =
4×三尖弁逆流最大血流速度 (m/s)^2 + 推定右房圧 (mmHg)

❶ 三尖弁逆流最大血流速度の計測

●カラードプラ法を用い, 連続波ドプラ法で計測する.

●三尖弁逆流の方向と超音波ビームのドプラ入射角度が, 平行となるよう設定し計測する. ドプラ入射角度が 20 度以上の場合は, 20 度以下となるようアプローチ断面を変更する.

❷ 計測の実際

●三尖弁逆流の方向は一定せず複雑なため, 三尖弁逆流方向と超音波ビームが平行になるように, 多断面で観察し最大値を採用することが大切である (**図 4-4**).

●三尖弁逆流波形の記録では, 逆流信号を正確に表示する必要性から, 血流波形のゲインを適切に設定する (**図 4-5**).

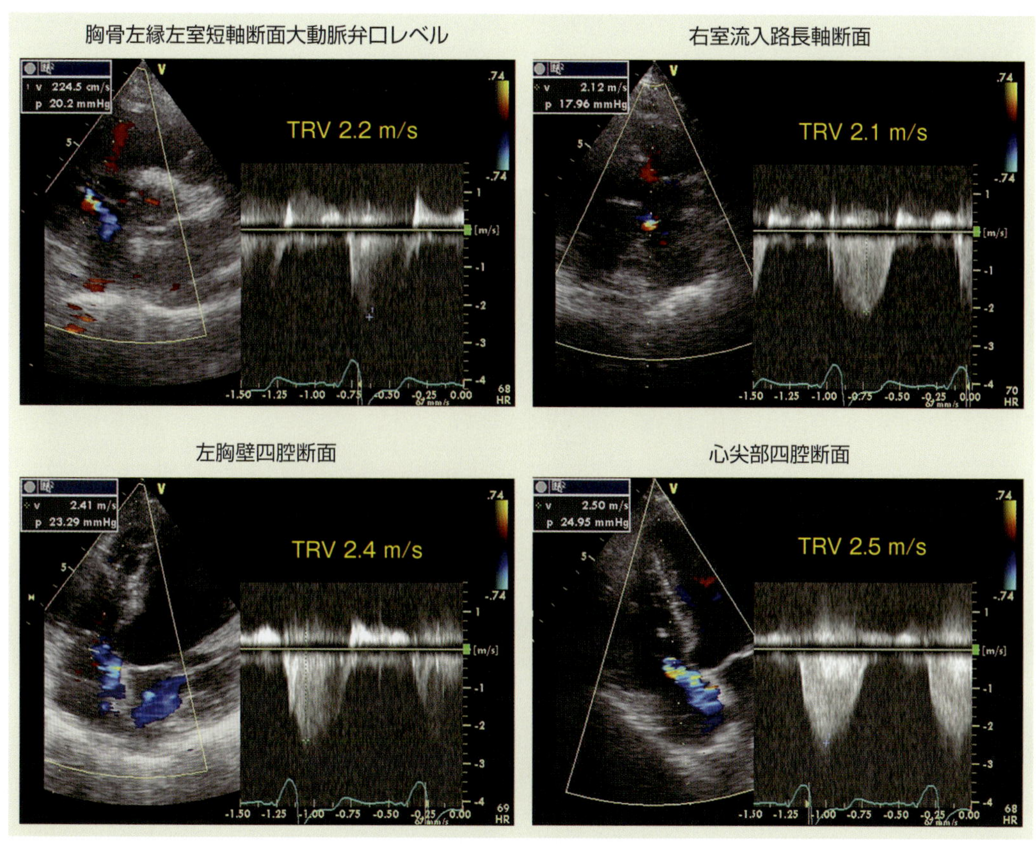

図 4-4　三尖弁逆流方向に合わせた多断面での計測方法と計測値（同症例）

本例では心尖部四腔断面アプローチで三尖弁最大血流速度が得られた.
TRV：三尖弁逆流最大血流速度

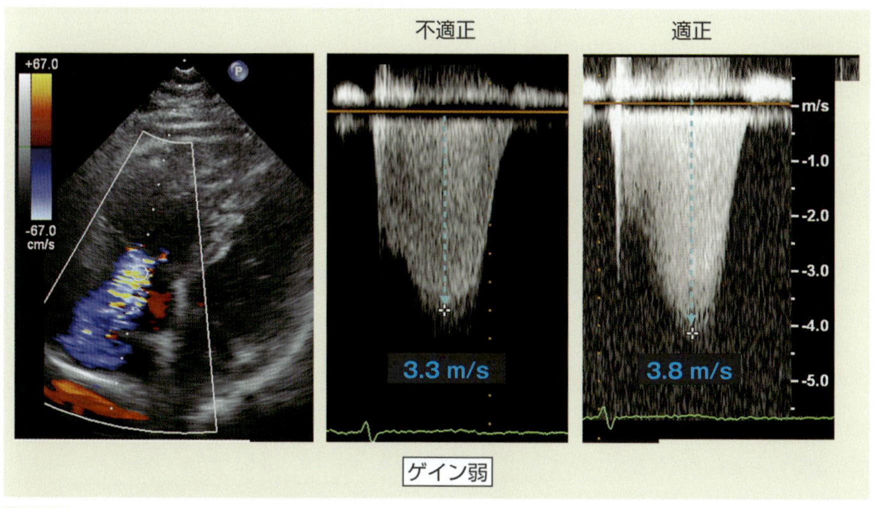

図 4-5　三尖弁逆流波形の適正ゲイン

三尖弁逆流速度計測において，血流波形のゲインが低いと血流速度を過小評価する.

❸ 計測の注意点

- 三尖弁逆流波形は，辺縁が連続するドーム状または先鋭化した輪郭を呈する．
- 逆流波形の輪郭辺縁からはみ出たノイズ信号を計測値に含めると過大評価となる（**図 4-6**）．

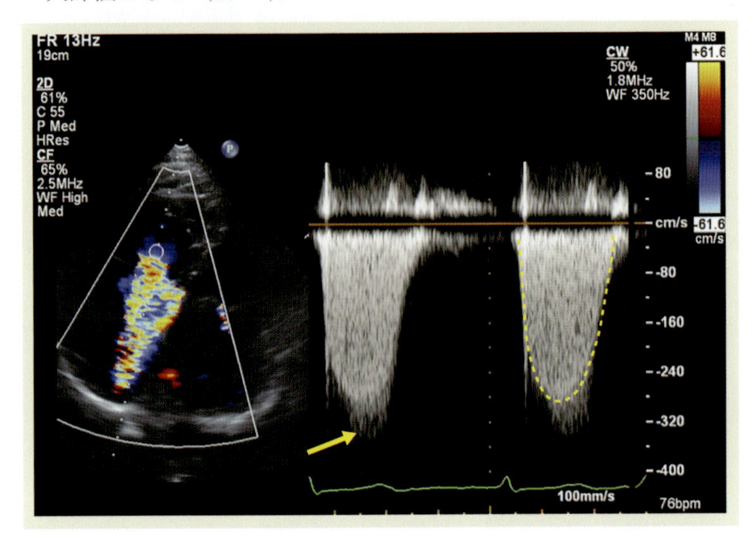

図 4-6
三尖弁逆流計測時の注意点
逆流輪郭の辺縁（点線）からはみ出たノイズ信号（矢印）を計測値に含めると過大評価となる．

- 右室の拡大に伴い三尖弁輪が拡大すると，三尖弁が収縮期に完全閉鎖せず離開状態（高度の三尖弁逆流）となることがある．
- この場合，右房と右室の圧較差は低減あるいは消失するため，同部位での三尖弁逆流最大血流速度が圧較差を反映せず肺動脈圧の推定ができない（**図 4-7**）．

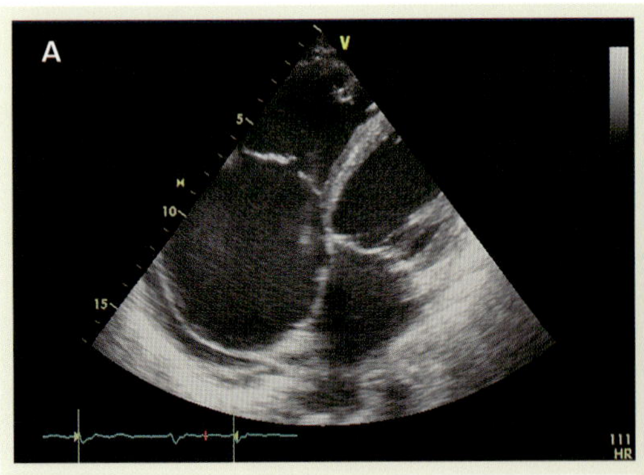

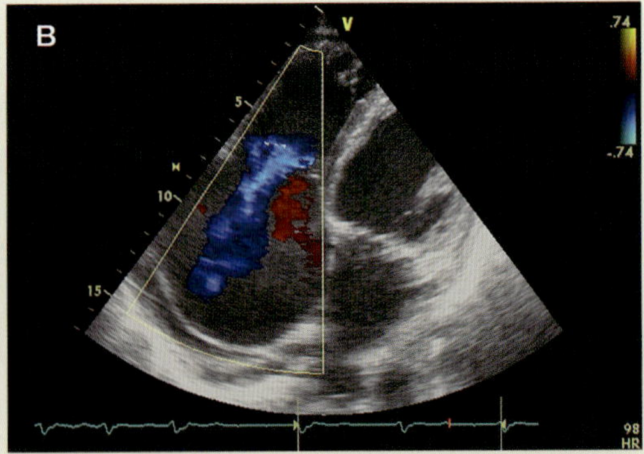

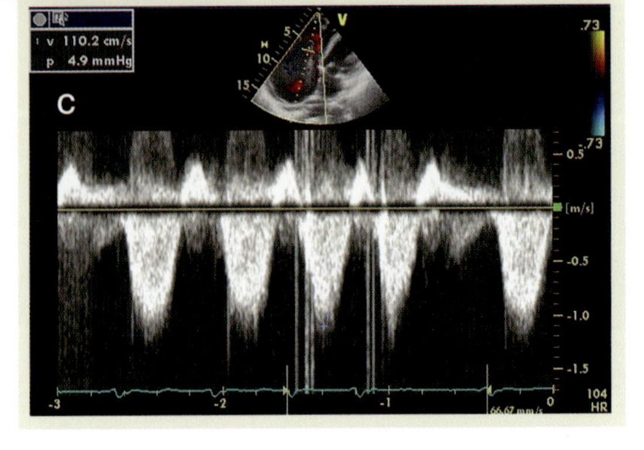

図 4-7
三尖弁の収縮期離開状態での右室右房圧較差について
A：**心尖部四腔断面断層像**：右室の拡大に伴い三尖弁輪が拡大し収縮期に完全閉鎖しない離開状態．
B：**心尖部四腔断面カラードプラ像**：本例では三尖弁逆流は層流となっている．
C：**三尖弁逆流最大血流速度**：三尖弁逆流最大血流速度は 1.1 m/s と右房と右室の圧較差は三尖弁離開により低減している．

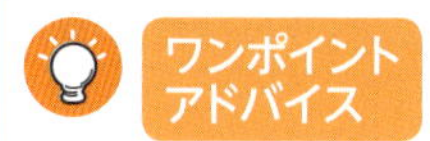

- カラードプラ法による，三尖弁逆流重症度と，三尖弁最大血流速度（右房-右室圧較差）は比例しない．
- 病態によっては三尖弁逆流の程度が軽度でも，三尖弁最大血流速度（右房-右室圧較差）が高値の場合があり，またその逆もある．
- したがって，三尖弁逆流が少しでも描出できた場合は，最大血流速度を計測することを忘れてはならない（**図 4-8**）．

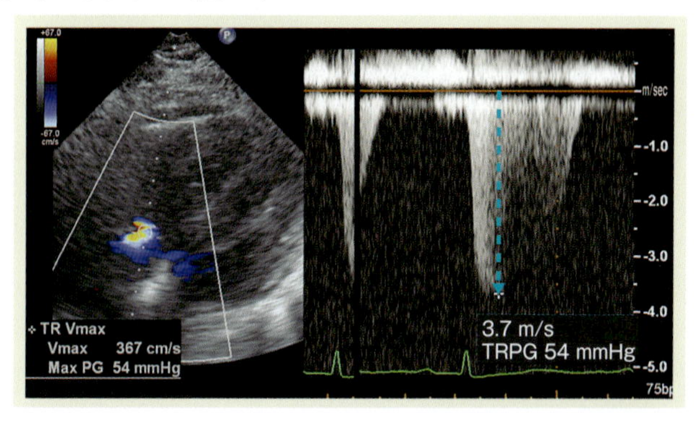

図 4-8
三尖弁逆流重症度と，三尖弁最大血流速度（右室-右房間圧較差）は比例しない
左図：三尖弁逆流右房内到達度 1度/Ⅲ．
右図：三尖弁逆流量≠右室ー右房間圧較差．

- 重症三尖弁逆流における指標として，以下の項目が報告されている（**図 4-9**）．
  ①三尖弁逆流 jet 面積＞10 cm^2
  ② vena contacta＞0.7 mm
  ③連続波ドプラ波形が濃く表示され，収縮早期にピークを有する（※注）．
  ④肝静脈血流の収縮期逆行性波

※注）三尖弁逆流のカットオフサイン：高度三尖弁逆流によって右房圧が著明に上昇すると，収縮中期から末期にかけ右室-右房間圧較差が急速に減速する結果，三尖弁逆流は収縮早期にピークを有する特徴的な逆流波形となる．

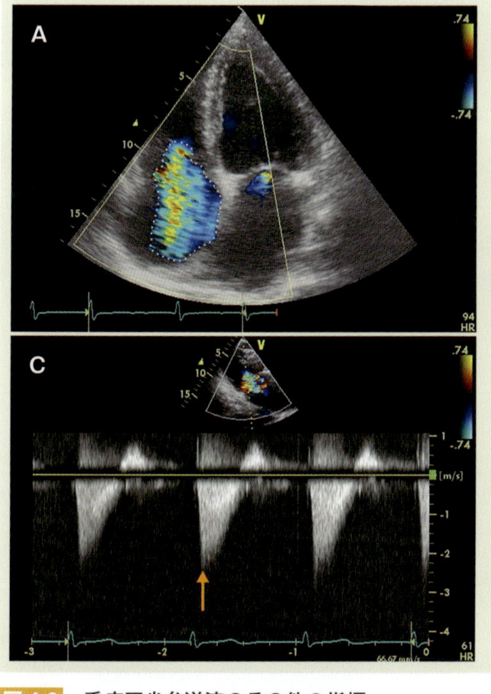

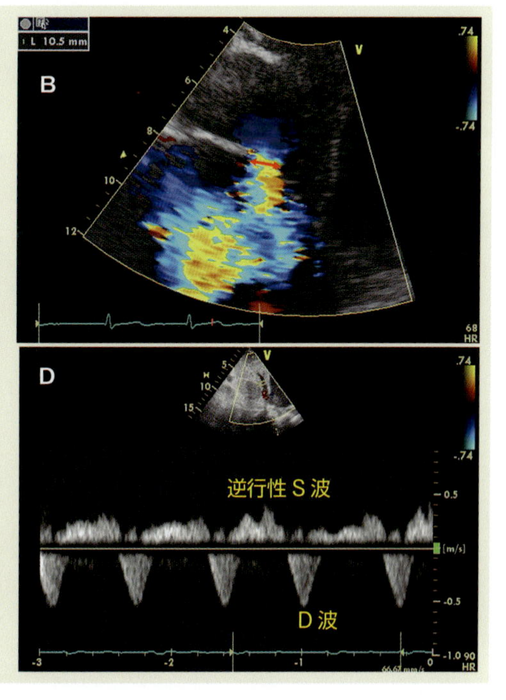

図 4-9　重症三尖弁逆流のその他の指標
A：三尖弁逆流 jet 面積＞10 cm^2(囲み線)．　B：三尖弁逆流 vena contacta＞0.7 mm(両矢印)．
C：三尖弁逆流ドプラ波形が濃く表示され，収縮早期にピークを有する(矢印)．
D：肝静脈収血流の収縮期逆行性波(逆行性 S 波)の存在．

2.2 肺動脈平均圧の推定

- 肺動脈弁逆流の拡張早期最大圧較差は，平均肺動脈と相関することが知られている．
- エコーによる肺動脈平均圧の推定は，肺動脈弁逆流最大血流速度（m/s）を計測し，簡易ベルヌーイ式によって算出された圧較差に右房圧を加算することで算出できる．
- 式を以下に示す．

肺動脈平均圧（mmHg）＝
　4×肺動脈弁逆流最大血流速度（m/s）^{2}＋推定右房圧（mmHg）

肺動脈弁逆流最大血流速度の計測

- カラードプラ法を用い，連続波ドプラ法で計測する．
- 肺動脈弁逆流の方向と超音波ビームのドプラ入射角度が平行になるよう設定し，ドプラ入射角度が20度以上の場合は，20度以下となるようアプローチ断面を変更し計測する．

2.3 肺動脈拡張期圧の推定

- エコーによる肺動脈拡張期圧の推定は，拡張期における右室と肺動脈の圧較差に右室拡張期圧（≒右房圧で代用）を加算して求めることができる．
- 拡張期における右室と肺動脈の圧較差は，肺動脈弁逆流拡張末期血流速度（m/s）を計測し，簡易ベルヌーイ式によって算出する．
- 肺動脈拡張期圧は以下の式により推定する．

肺動脈拡張期圧（mmHg）＝
　4×肺動脈弁拡張末期血流速度（m/s）^{2}＋推定右房圧（mmHg）

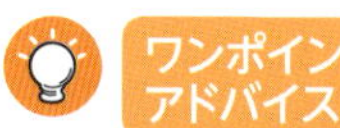

- 肺動脈弁逆流波形は，拡張早期にピークを有し，洞調律では拡張末期に心房収縮に連動した切痕を生じる．
- これは右房収縮による右室への圧の波及によるものであり，肺高血圧があれば減弱または消失する．心房細動では消失する．
- 肺動脈弁逆流波形は記録しにくいことが多いが，洞調律であって高度の肺高血圧でなければ，この切痕を確認することで描出不良か否かの目安となる（**図 4-10**）．

図 4-10

肺動脈弁逆流波形（拡張末期）の特徴と計測方法

A：健常者洞調律の肺動脈弁逆流波形には心房収縮に準じた切痕がみられる（橙色矢印）．拡張末期血流速度はこの後を計測する（黄色矢印）．

B：中等度肺高血圧症洞調律の肺動脈弁逆流波形．拡張末期の切痕（橙色矢印）は健常者に比べて鈍である（黄色矢印）．

C：心房細動患者における肺動脈弁逆流波形．拡張末期の切痕は観察されない（○囲み）．

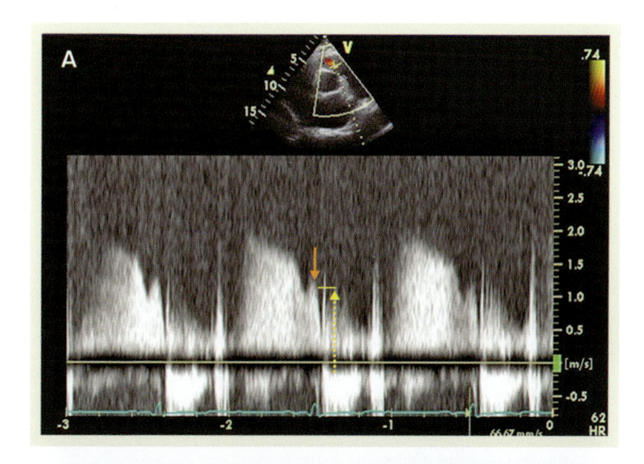

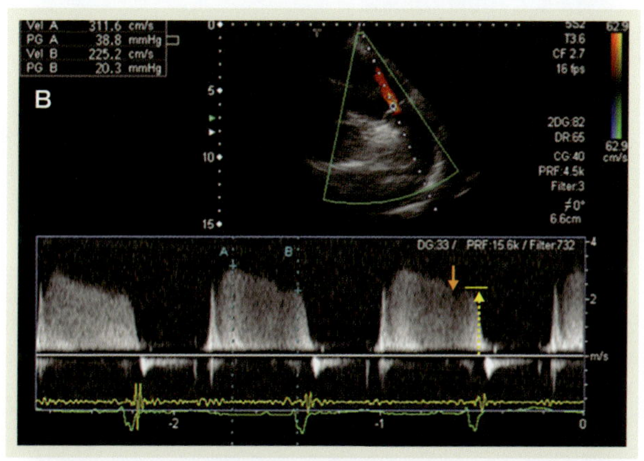

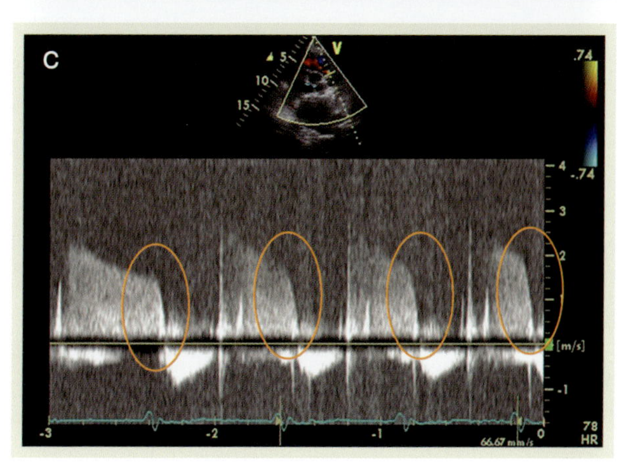

3 右室腔と右房腔の計測

●正常値を**表 4-3** に示す.

	計測項目	名称・略称	基本計測断面	単位	男性	女性
右室流入部径	右室基部拡張末期径	RVD1	ap4chv	mm	25～41	
	右室中央部拡張末期径	RVD2		mm	19～35	
右室流出路径	近位側拡張末期径（大動脈弁基部）	RVOT-prox	LAX or SAX(AV)	mm	21～35	
	遠位側拡張末期径（肺動脈弁基部）	RVOT-distal	SAX(AV)	mm	17～27	
右室面積	右室拡張末期面積	RVarea(dia)	ap4chv	cm^2	12～20	10～16
	右室収縮末期面積	RVarea(sys)		cm^2	6～12	5～9
	右室拡張末期面積	RVarea(dia)to BSA		cm^2/m^2	5.0～12.6	4.5～11.5
	右室収縮末期面積	RVarea(sys)to BSA		cm^2/m^2	2.0～7.4	1.6～6.4
	右室面積変化率	RVFAC		%	31～57	35～57
右房容積	右房容積　to 2D	RAvolume(2D)	ap4chv	mL/m^2	25±7	21±6
右室壁厚	右室自由壁壁厚(拡張末期)	RVWT	LAX or subcostal	mm	1～5	

（青字：日本人の正常値，文献 3 より引用．黒字：アメリカ心エコー図学会，文献 1 より引用）

表 4-3　右室腔と右房腔の正常値
ap4chv：心尖部四腔断面，LAX：左室長軸断面，SAX(AV)：左室短軸断面大動脈弁レベル，2D：2 次元断層法による計測

●右室と左室は，容量負荷や圧負荷により左室よりも容易に拡大する.

●右室は左室の前面を覆う形状であり，右室腔と右房腔の計測には，多断面から選択した適切断面で行うことが大切である.

●右室と右房は，エコーでは観察しにくい配置であることや特徴的な形状の問題から，エコーによる径や面積の正確な計測には検者の技量を必要とする．また，容積を算出する際には，これら 1 断面の仮定式から算出されるため，導き出された計測値の妥当性の検証が必須となる.

●心尖部アプローチでは，左室優位の四腔断面ではなく，右室に焦点をあてた断面である，RV (right ventricular)- focused apical four-chamber view（**図 4-11**）において計測を行う技量が要求される.

●右室や左房の面積や容積は，体格差を補正するため体表面積で除した値を採用することが多い.

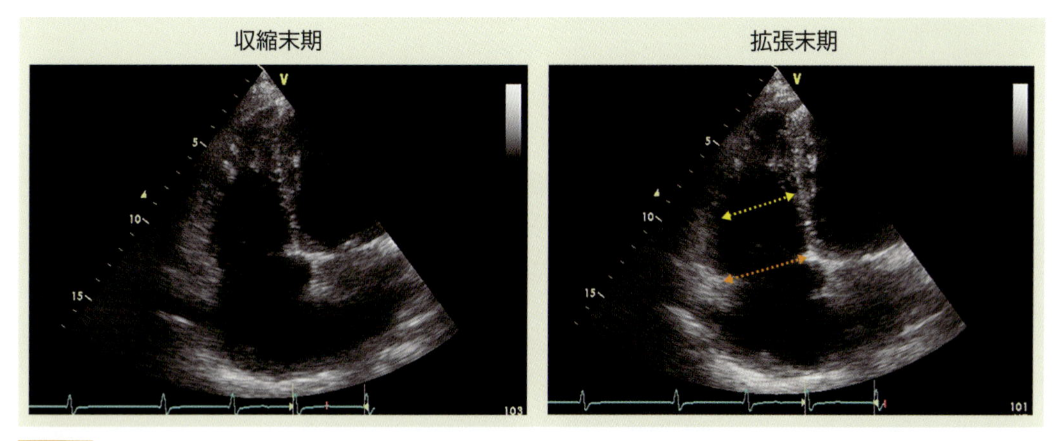

図 4-11 RV-focused apical four-chamber view における右室流入部における右室腔の計測
拡張末期時相で計測する．RVD1：右室流入部基部径（橙色矢印），RVD2：右室中部径（黄色矢印）

3.1 右室径の計測

- 右室径の計測は，右室流入部と流出部に分けられる．
- 右室流入部の計測は，拡張末期時相で右室優位の心尖部四腔断面（RV-focused apical four-chamber view）において，流入部基部径（RVD1），中部径（RVD2）の 2 点で行う（**図 4-11**）．
- 右室流出部の計測は，拡張末期時相で近位側と遠位側の 2 点で行う．大動脈弁基部（心室中隔と大動脈の接合部）において，右室前壁との内腔径を近位側（RVOT prox）．同部の肺動脈弁基部での内腔径を遠位測（RVOT distal）とする（**図 4-12**）．

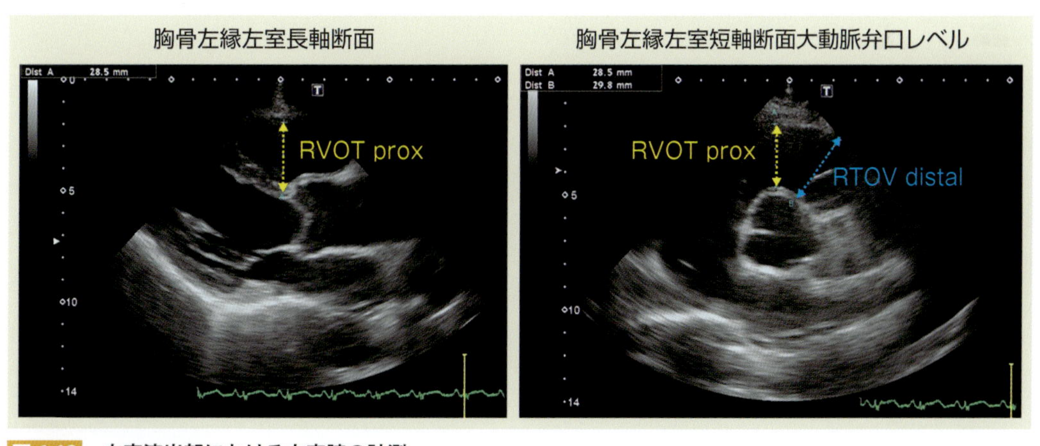

図 4-12 右室流出部における右室腔の計測
拡張末期時相で計測する．
右室流出部近位側：RVOT prox（黄色両矢印）．
胸骨左縁左室長軸断面での大動脈弁基部（心室中隔と大動脈の接合部）の内腔径．
または，胸骨左縁左室短軸断面大動脈弁口レベルでの右室前壁との内腔径．
右室流出部近位側：RVOT distal（青色両矢印）．
胸骨左縁左室短軸断面大動脈弁口レベルで肺動脈弁基部での内腔径．

3.2 右室面積の計測

▶RVFAC：
right ventricular functional area change

●右室面積の計測は，右室流入部において，RV-focused apical four-chamber view で行う．

●右室面積は拡張末期時時相を基本とする．同様に収縮末期時相の右室面積を計測することで，右室収縮性の指標である右室面積変化率（RVFAC）が算出できる（☞P 139）（図 4-13）．

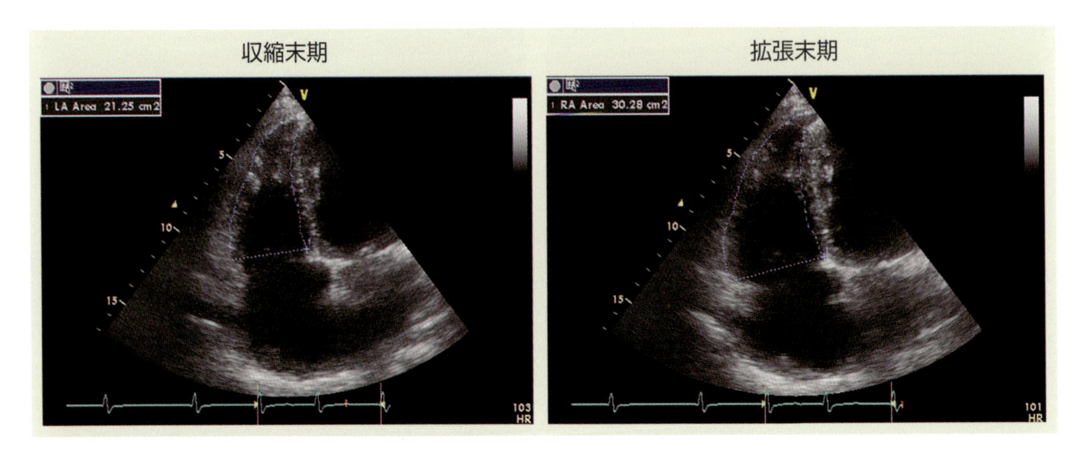

図 4-13　右室面積の計測と右室面積変化率の計測

右室面積は拡張末期時時相を基本とする．
同様に収縮末期時相の右室面積を計測することで，右室収縮性の指標である RVFAC の計測が評価可能となる．

$$\mathrm{RVFAC}(\%)=\frac{\text{右室拡張末期面積}-\text{右室収縮末期面積}}{\text{右室拡張末期面積}}\times 100$$

計測の実際

●左側臥位で肺の影響を最小限にすることで，右室自由壁の全容が描出可能となる．RV-focused apical four-chamber view で右室の最大径が描出できる断面に設定する．

●右室面積を正確に計測するためには，右室内にある多くの肉柱や調節帯（moderator band），乳頭筋などを右室内腔に含めてトレースを行う．

ワンポイントアドバイス

- RV-focused apical four-chamber view を描出しても，右室最大径が描出できないと右室面積は過小評価となる．
- 右室内腔を最大に描出する要点は，RVD1 と RVDD2 が最大でかつ全時相を通して右室心尖部と三尖弁基部との距離が最も長く描出される断面に設定することが大切である（**図 4-14**）．

図 4-14

右室径および面積計測の際の注意点

A：右室短軸断面模式図と右室最大径描出の関係．
1 が右室最大径を描出できる．
2 では右室径および面積ともに過小評価となる．
B：模式図 1 の例（拡張末期時相）．
RVD1 32 mm，RVD2 39 mm，
右室長径 76 mm
C：模式図 2 の例（拡張末期時相）．
RVD1 37 mm，RVD2 40 mm，
右室長径 80 mm

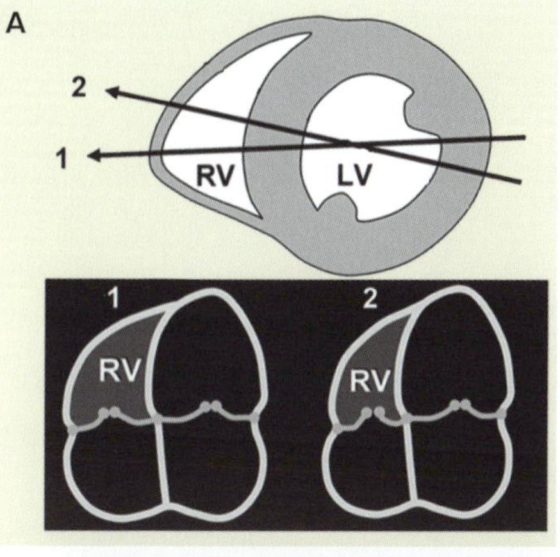

（文献 2 より引用）

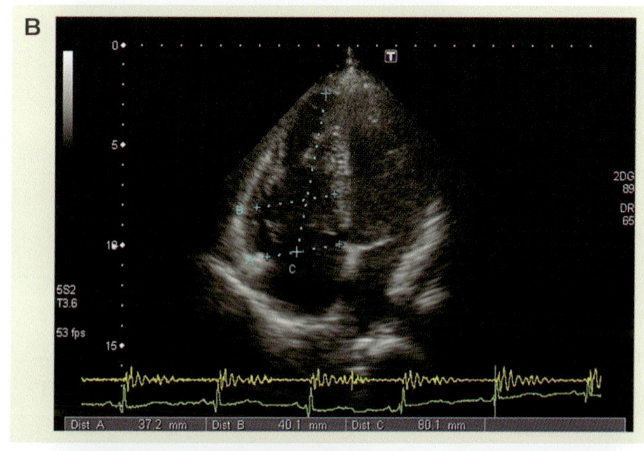

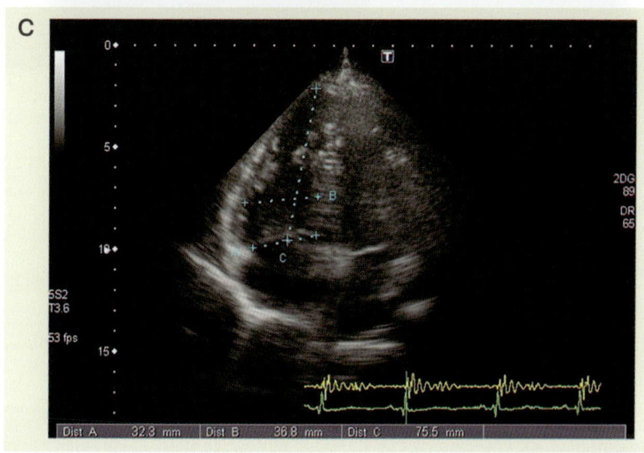

3.3 右房腔の計測

- 右房腔は，三尖弁逆流や心房中隔欠損などによる容量負荷や，慢性肺高血圧や肺疾患による圧負荷により拡大する．
- 2 次元心エコーによる右房腔の評価法は右房容積が推奨されている．
- 2 次元心エコーによる右房容積の評価は，心尖部四腔断面から描出した右房面積により Single-plane 法により算出される．

右房容積の計測

- RV- focused apical four-chamber view から，右房腔（短径と長径のそれぞれ）が最大になる断面を描出し計測する（**図 4-15**）．
- 右房容積の算出方法には，仮定式の違う area-length 法と disk 法がある．
- area-length 法は回転楕円体として長径と面積から容量を算出する．一方，disk 法は右房を回転楕円体と仮定したディスク面積の総和から容積を算出する．
- 両者は，single-plane 法で得られた右房断面の回転楕円体を用いるため，扁平化した右房や非対称な右房形態では正確な評価ができない．

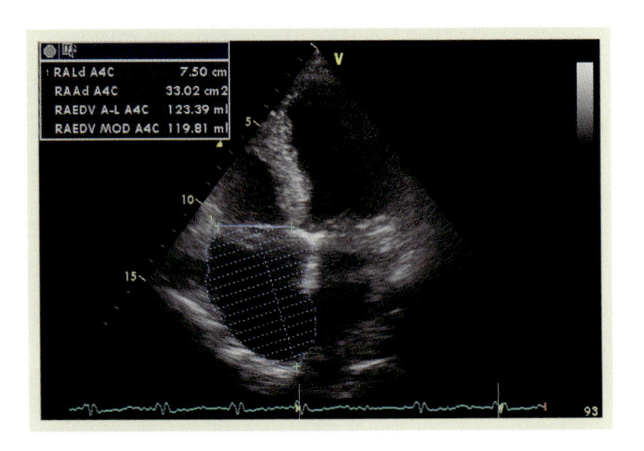

図 4-15
右房容積の計測（disk 法の例）

4 右室機能の評価

●異常判定基準を**表 4-4** に示す．

	計測項目	名称・略称	基本計測断面 または計測方法	単位	異常判定基準
右室収縮性	右室面積変化率	RVFAC	ap4chv	%	<35
	三尖弁輪収縮期移動距離	TAPSE	M-mode	mm	<17
	三尖弁輪収縮期運動速度	S'	TD	cm/s	<9.5
右室拡張性	右室流入血流速度 E/A	E/A	PW	-	<0.8 or >2.0
	三尖弁輪収縮期移動速度	e'	TD	cm/s	<7.8
	右室拡張早期圧流入血流速度 / 三尖弁輪拡張期異動移動速度比	E/e'	PW/TD	-	>6
	deceleration time	DT	PW	msec	<119 or >242
右室総合指標	右室 myocardial performance index	PW MPI	PW	-	>0.43
		TD MPI	TD	-	>0.54

表 4-4　右室機能の正常値

ap4chv：心尖部四腔断面，TD：組織ドプラ法，PW：パルスドプラ法

4.1 右室面積変化率の計測

●エコーによる右室面積変化率（RVFAC）は，右室全体の収縮性を表し，右室駆出率と相関性が高く比較的簡便に計測できる．

●拡張末期時相と収縮末期時相の右室面積を計測することで，以下の式から RVFAC が算出可能である．

▶RVFAC:
right ventricular functional area change

$$\text{右室面積変化率}(\%) = \frac{\text{右室拡張末期面積} - \text{右室収縮末期面積}}{\text{右室拡張末期面積}} \times 100$$

計測の実際

●前述の右室拡張末期面積の計測に続いて，右室収縮期末期面積を計測する（**図 4-13** ☞P 136）．

●右室収縮末期面積は拡張末期面積よりも右室内腔が狭くなるため，右室内膜面の描出が不良になることが多い．右室自由壁や右室心尖部の内膜面の心周期の軌跡を十分に確認して慎重に計測することが望まれる（☞P 137 ワンポイントアドバイス）．

4.2 三尖弁輪収縮期移動距離の計測

▶TAPSE: tricuspid annular plane systolic excursion

- 三尖弁輪収縮期移動距離（TAPSE）は，右室全体の収縮機能と相関する．
- TAPSE は，収縮期における右室自由壁側の三尖弁輪部が心尖部側への長軸方向に移動する距離を計測したもので，心尖部四腔断面で計測する（**図 4-16**）．

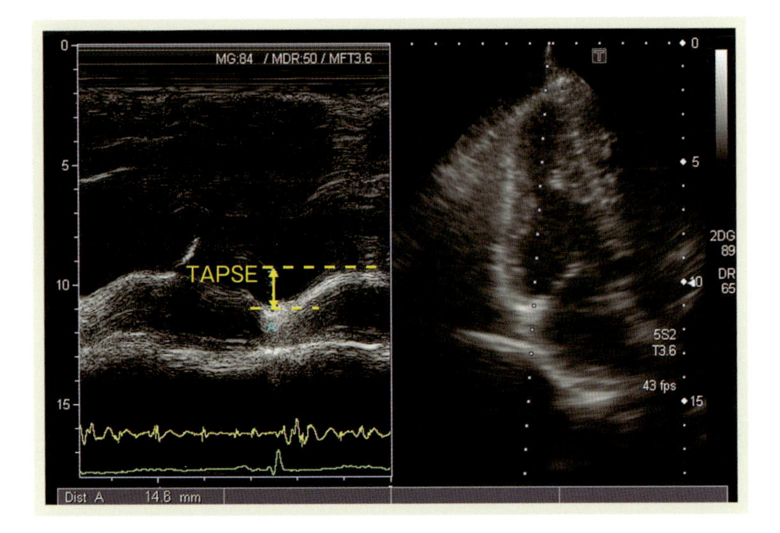

図 4-16 TAPSE の計測

- M モード法を用いて計測するため，簡便に計測できる利点を有するが，角度依存性があるため計測断面が限られる．

計測の実際

- TAPSE 計測における基本計測断面は，心尖部四腔断面が基本であり，RV-focused apical four-chamber view が必ずしも最適とは限らない．
- 右室自由壁側三尖弁輪部と M モードビームが平行となる断面に設定し，心臓の移動方向も含め角度依存性を考慮した計測を行う．
- M モードビームを拡張末期の右室自由壁側三尖弁輪部に置くことを基準にし，全時相で M モードビームが同部位を捕らえていることが肝心である．

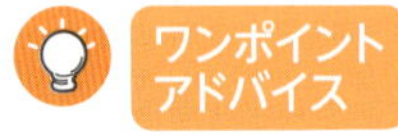

- 拡張末期の右室自由壁側三尖弁輪部に設定したはずの M モードビームが，収縮期には三尖弁弁腹や弁尖，もしくは右室自由壁を捕らえているような不適切なアプローチでは，正確な TAPSE が計測できない．
- 必ず断層法で M モードビームの計測ポイントを，全周期を通じて確認することが大切である（**図 4-17**）．

図 4-17

TAPSE の角度依存性による計測の差異

A：適切例．TAPSE：20 mm．
超音波ビームは全周期にわたり，右室自由壁側三尖弁輪部を捉えている．

B：不適切例．TAPSE：29 mm．
超音波ビームは収縮期に三尖弁を捕らえており過大評価．

C：不適切例．TAPSE：25 mm．
超音波ビームは収縮期に右室自由壁を捕らえており，M モード波形が多数見られ判断を誤る．

A

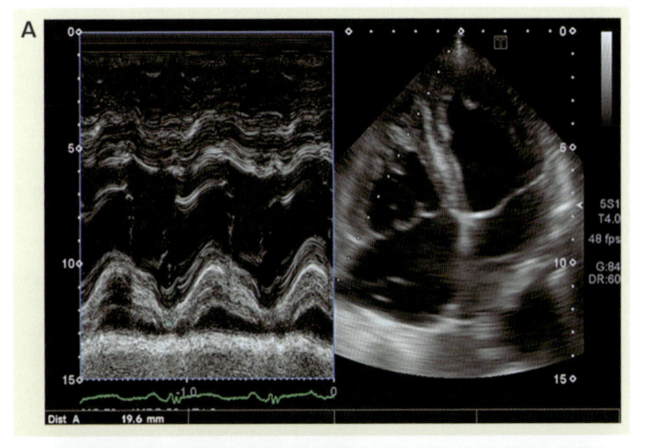

B

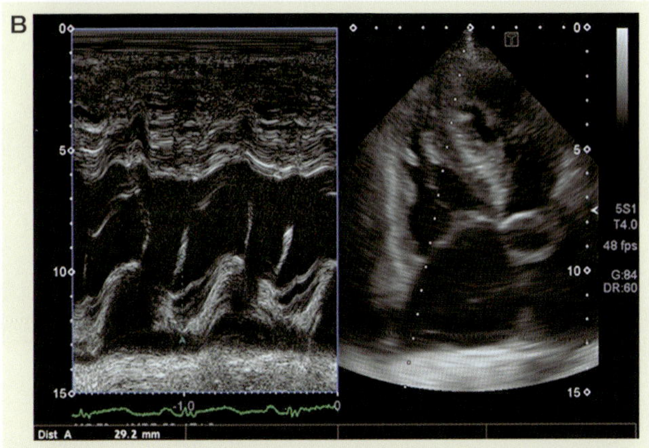

C

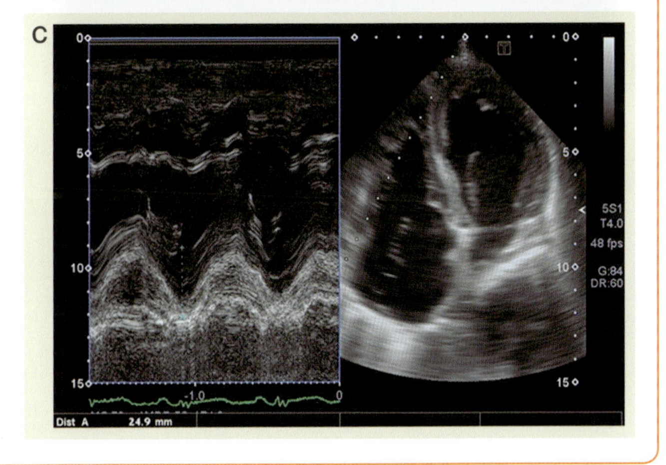

- 右室が著明に拡大した例では，右室自由壁側三尖弁輪部の移動方向が心尖部に向かって移動していない場合がある．
- このような場合では，右室自由壁の長軸方向への移動方向を確認し，M モードビームが平行となる断面で評価を行う．

4.3 三尖弁輪収縮期運動速度の計測

● 三尖弁輪収縮期運動速度（S'）は TAPSE と同様に，右室全体の収縮性を示す指標である．
● S' は右室自由壁側の三尖弁輪部の長軸方向への移動速度を組織ドプラ法を用いて計測する（図 4-18）．

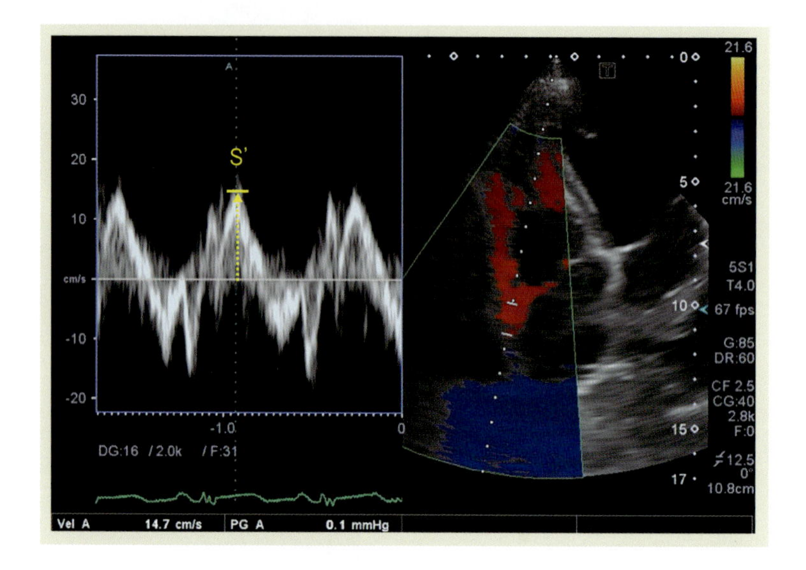

図 4-18　S' の計測

● TAPSE と同様に，心尖部四腔断面を基本として，右室自由壁側三尖弁輪部と M モードビームが平行となる断面でアプローチする．

計測の実際

● TAPSE 計測同様，心尖部四腔断面を基本とし，右室自由壁側三尖弁輪部にサンプルポイントを設定し記録する．
● サンプルポイント幅は 10 mm 程度と広めに設定し，全周期時相で右室自由壁側三尖弁輪部を捕らえるよう配置する．
● 組織ドプラ法を用い，右室自由壁側三尖弁輪部とドプラビームが平行となる断面で計測を行う．

5 右室拡張機能の評価

● 異常判定基準を**表 4-4**（☞P 139）に示す．

6 右室機能の総合評価

● 異常判定基準を**表 4-4**（☞P 139）に示す．

右室 MPI or Tei index

▶MPI: myocardial performance index

- MPI は右室の収縮期と拡張期を通した総合的な右心機能の指標である.
- MPI は駆出時間に対する等容収縮時間と等容拡張時間の比で，以下の式から算出できる.

$$右室\ MPI = \frac{等容収縮時間 + 等容拡張時間}{駆出時間}$$

▶TCO: tricuspid valve closure opening time

- エコーから等容収縮時間，等容拡張時間を得ることは困難なため，心房収縮期波（三尖弁 A 波）の終了から拡張早期波（三尖弁の E 波）の始まりまでの時間 TCO から，駆出時間を差し引き算出する.
- 右心機能低下時には，駆出時間が短縮し，等容収縮時間と等容拡張時間が延長するため，MPI は高値となる.

計測の実際

- MPI はパルスドプラ法あるいは組織ドプラ法の両方で評価可能である（**図 4-19**）．異常判定基準はパルスドプラ法で>0.43，組織ドプラ法では>0.54 である.

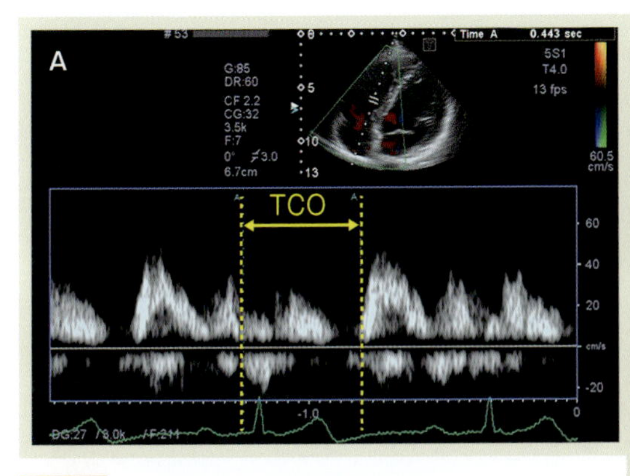

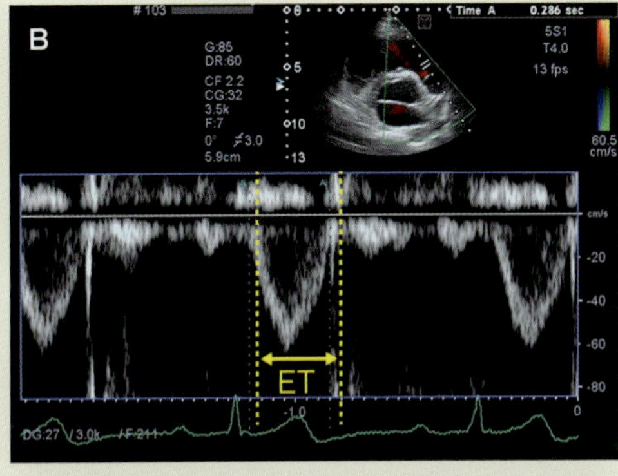

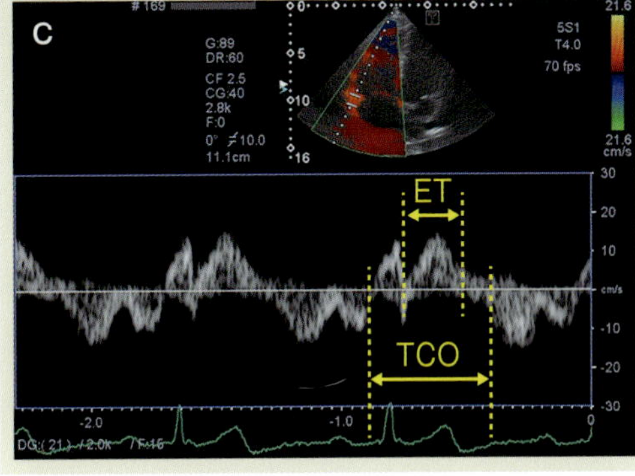

図 4-19　右室 Myocardial Performance Index

A：パルスドプラ法による右室流入血流波形
B：パルスドプラ法による右室流出路血流波形
C：組織ドプラ法による三尖弁輪収縮期運動速度波形
TCO：心房収縮期波(三尖弁 A 波)の終了から拡張早期波(三尖弁の E 波)の始まりまでの時間
ET：駆出時間

$$右室\ MPI = \frac{等容収縮時間 + 等容拡張時間}{駆出時間} = \frac{TCO - 駆出時間}{駆出時間}$$

パルスドプラ法での計測

- 心尖部四断面像で，三尖弁弁尖部にサンプルポイントを置き，パルスドプラ法で右室流入血流を計測する．
- 傍胸骨左室短軸断面大動脈弁レベル付近で，右室流出路が最大に観察できる断面に設定し，肺動脈弁直下にサンプルポイントを置き，パルスドプラ法で右室流出路血流波形を記録する．

組織ドプラ法で計測

- 4.3 三尖弁輪収縮期運動速度（S'）の計測方法（☞P 142）と同様である．

パルスドプラ法よりも簡便に，同心拍で計測できる

- 右房圧が上昇するような病態では，三尖弁の閉鎖が遅れ，等容弛緩時間が短縮するため MPI が過小評価となる．
- 特に重症右室梗塞のような，右室収縮期圧と肺動脈圧が低く右房圧が高値の例では偽正常化することが知られている．

7 右室壁厚

- 正常値は男女とも 1～5 mm である（**表 4-3** ☞P 134）．
- 右室収縮期圧が亢進した状態や，肺高血圧，肥大型心筋症の経過の長い症例では右室壁厚は肥厚する．
- 右室心筋の Uhl 化や不整脈性右室心筋症などでは，右室壁厚は菲薄化する．
- エコーによる右室壁厚の計測は，傍胸骨アプローチまたは心窩部アプローチから行い，右室自由壁と超音波ビームが直交する断面で行う（**図 4-20**）．
- 右室壁は体表から近い位置にあるため，視野深度とフォーカスを調整し，乳頭筋や肉柱を内膜面から除外し拡大して計測する．

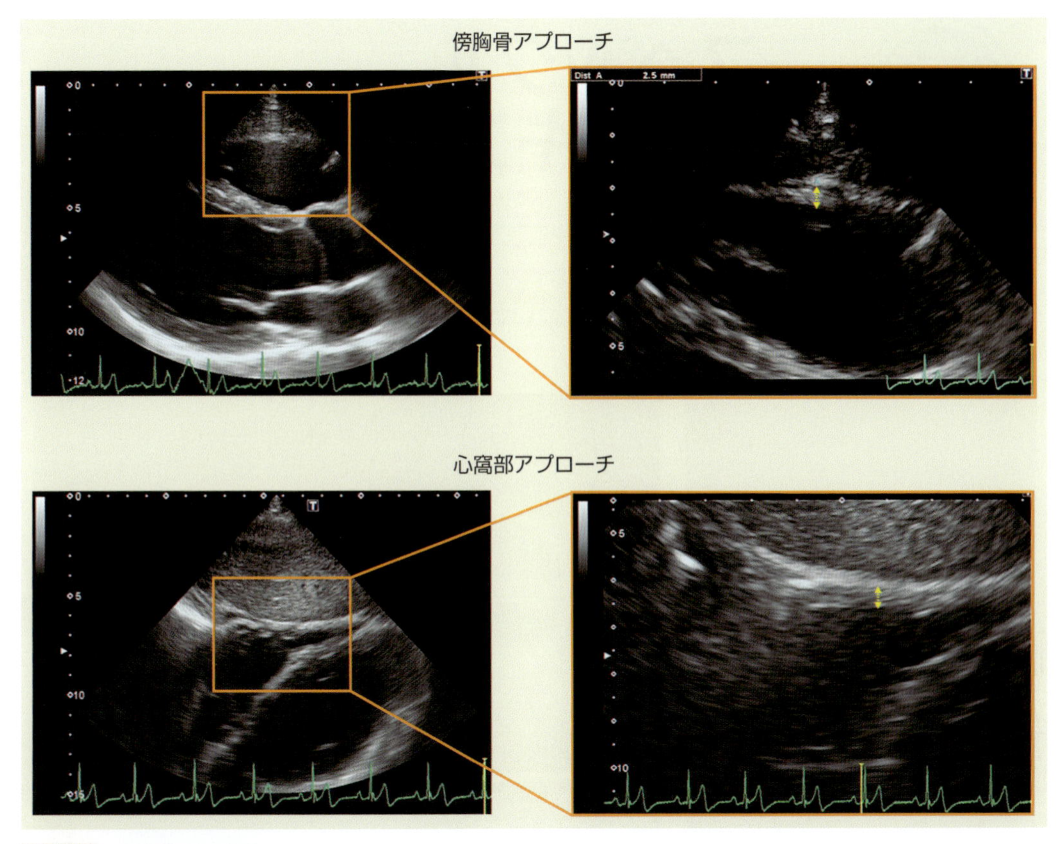

図 4-20 右室壁厚の計測

拡大して計測を行う.

文献

1) Lang RM, et al. Recommendations for cardiac chamber quantification by echocardiography in adults: an update from the American Society of Echocardiography and the European Association of Cardiovascular Imaging. J Am Soc Echocardiogr 2015; 28: 1-39.
2) Rudski LG, et al. Guidelines for the echocardiographic assessment of the right heart in adults: a report from the American Society of Echocardiography endorsed by the European Association of Echocardiography, a registered branch of the European Society of Cardiology, and the Canadian Society of Echocardiography. J Am Soc Echocardiogr 2010; 23: 685-713.
3) Daimon M, et al. Normal Values of Echocardiographic Parameters in Relation to Age in a Healthy Japanese Population. Circ J 2008; 72: 1859–1866.
4) Nishimura RA. 2014 AHA/ACC Guideline for the Management of Patients With Valvular Heart Disease: A Report of the American College of Cardiology/American Heart Association Task Force on Practice Guidelines. Circulation 2014; 129: e521-e643.

スペックル トラッキング法の計測

●スペックルトラッキング法によるストレインの計測および解析手順を**図 5-1** に示す.

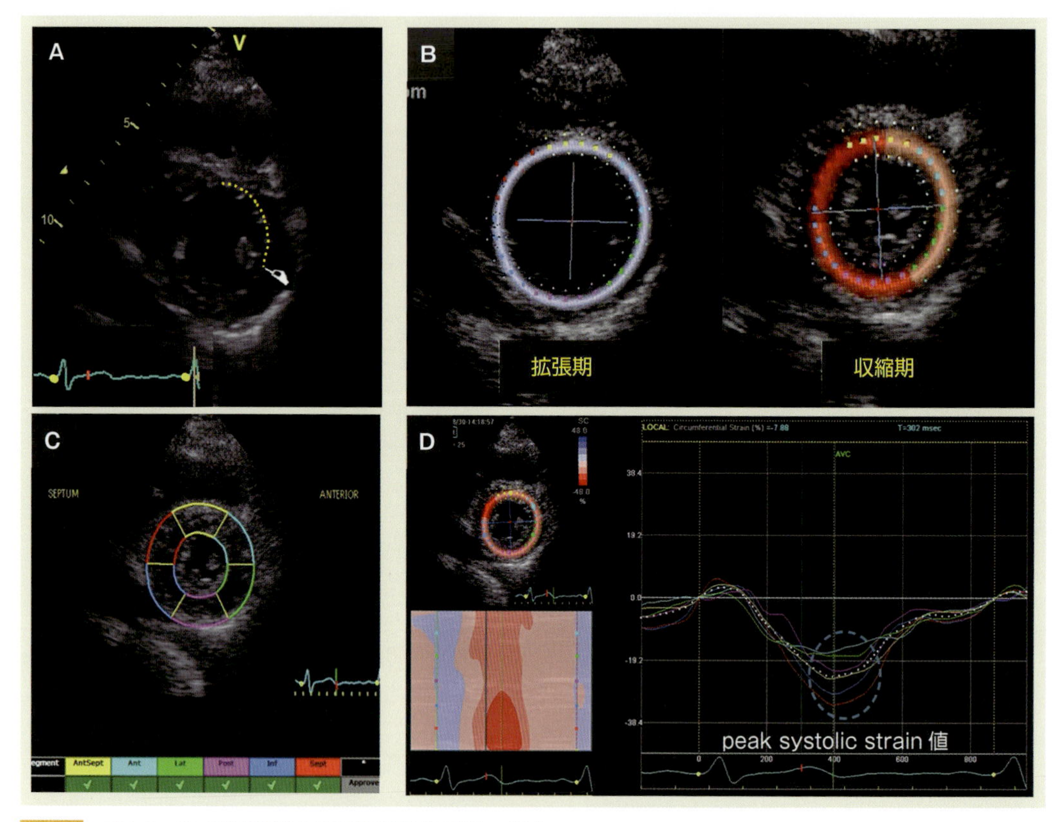

図 5-1　ストレイン解析手順(左室短軸断面乳頭筋レベル)

A：心内膜をトレースする. B：自動で心内膜, 心筋の中心, 心外膜が点線で表示される.
C：6 分割した左室短軸像のセグメントについてトレースの良し悪しを装置が自動判断する.
D：円周方向ストレインの解析結果.

- 正しく解析するには, 患者の体位, 呼吸調節, フォーカスポイント, ゲインの調整に気を配り, きれいな断層心エコーを描出する.
- スペックルトラッキング法の至適フレームレートは, 機種により若干の違いがあるが 40～80 Hz がよいとされている.
- 心電図は必ず装着し波形が安定していることを確認する.

●断層法で描出した画像の心内膜をトレースすると自動的に心内膜, 心筋の中心や心外膜が点線で表示され 6 セグメントに分割, 色分けされる. トラッキングの良し悪しを確認し解析結果を表示させる.

3D心エコー法の計測

1 左室容積計測

- 左室容積は各種心疾患の心機能評価，予後予測に必要不可欠な指標である[1]．
- 左室容積計測は2Dエコー法を用いたSimpson法が一般的であるが，核磁気共鳴画像法（MRI）に比べ計測値が過小評価することが報告されている[2]．
- 3Dエコー法による左室容積計測では，左室の形態的な仮定に頼らない計測が可能であり，MRIと同等の高い精度を有する[3]．

記録と解析方法

- 心尖部四腔断面を描出しフルボリューム画像を取得する．
- 複数心拍法または単心拍法で記録しボリュームレートは15 vps以上が望ましい．
- 心内膜面のトレースは2Dエコー法によるdisk summation法と同様に肉柱や腱索を除いてトレースする（**図6-1**）．

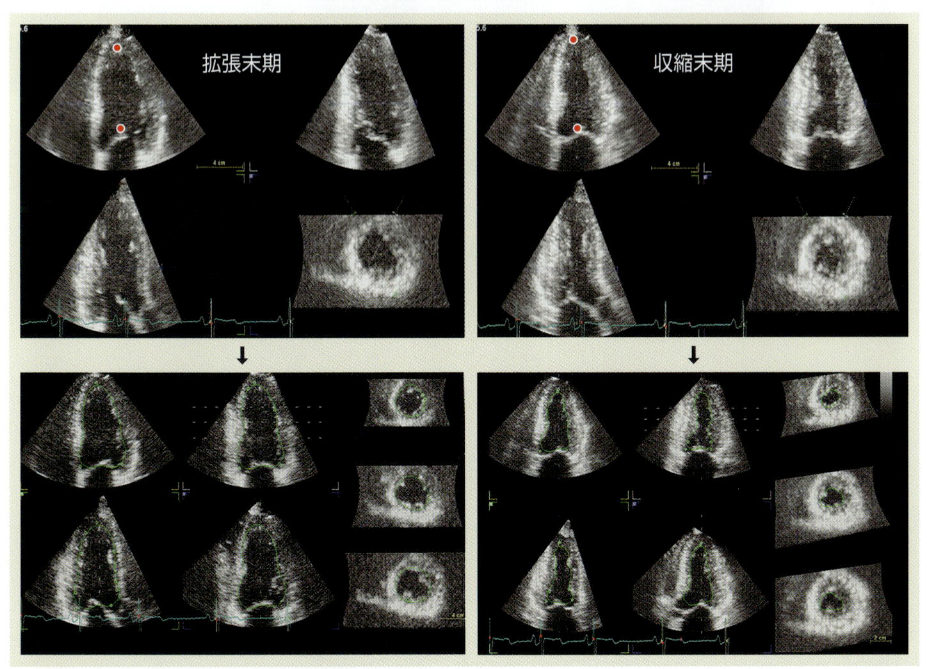

図6-1 3Dエコー法による左室容積計測の内膜トレース

拡張末期および収縮末期において僧帽弁の弁尖と心尖部を決定すると自動的に内膜トレースされる．内膜トレースが不良の場合は任意で行う（GE社製）．装置のメーカーにより解析方法が若干異なるが2Dエコー法によるdisk summation法より短時間で解析が可能である．

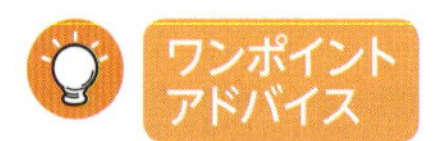

▶vps：
volume per second

フレーム数による時間分解能と空間分解能の影響

- 3D エコー法より解析された左室容量曲線を**図 6-2** に示す.
- 4 vps で解析された収縮末期時相は，18 vps で解析された収縮末期時相に比べ遅延している.
- このため 4 vps で解析すると収縮末期容積が実際より大きく計測される可能性がある.

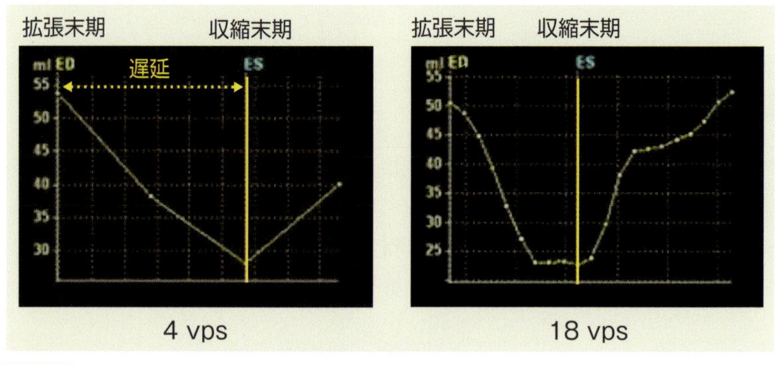

図 6-2 フレーム数による時間分解能の影響

- フレーム数による空間分解能の影響を**図 6-3** に示す.
- 40 vps で記録された画像は 18 vps で記録された画像に比べ心内膜面が不明瞭で内膜トレースに支障が出る可能性がある.

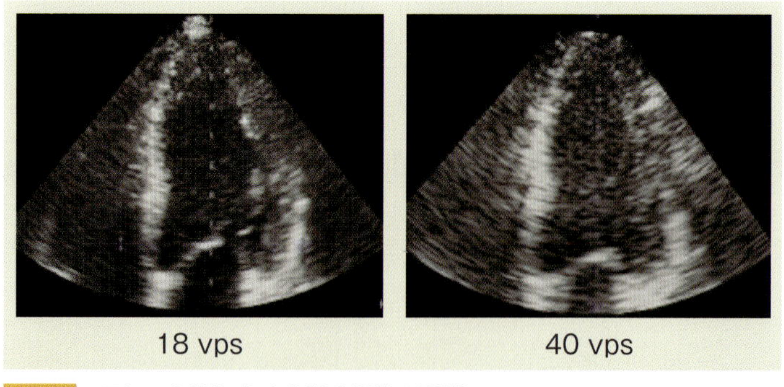

図 6-3 フレーム数による空間分解能の影響

- このように，vps の設定は重要であり 15 vps 以上で心内膜面が明瞭となるよう症例によってボリュームレートを設定する.

3D スペックルトラッキングの計測

- 従来の 2D スペックルトラッキング法は，短軸断面から解析する円周方向ストレイン（circumferential strain），中心方向ストレイン（radial strain）に加え心尖部断面より解析する長軸方向ストレイン（longitudinal strain）があり，同一心拍による解析は不可能である．
- 心臓は収縮期に心尖部方向に動いており，2D 心エコー法では心周期にわたって同じ断面を描出することは不可能である（through-plane 現象）．
- 3D スペックルトラッキングでは，フルボリューム画像を解析することにより，through-plane 現象の影響を受けずに左室全体における 3 つのストレインが同一心拍で解析できる．
- 心内膜面の局所面積変化率を表す area tracking が解析できる（**図 6-4**）．

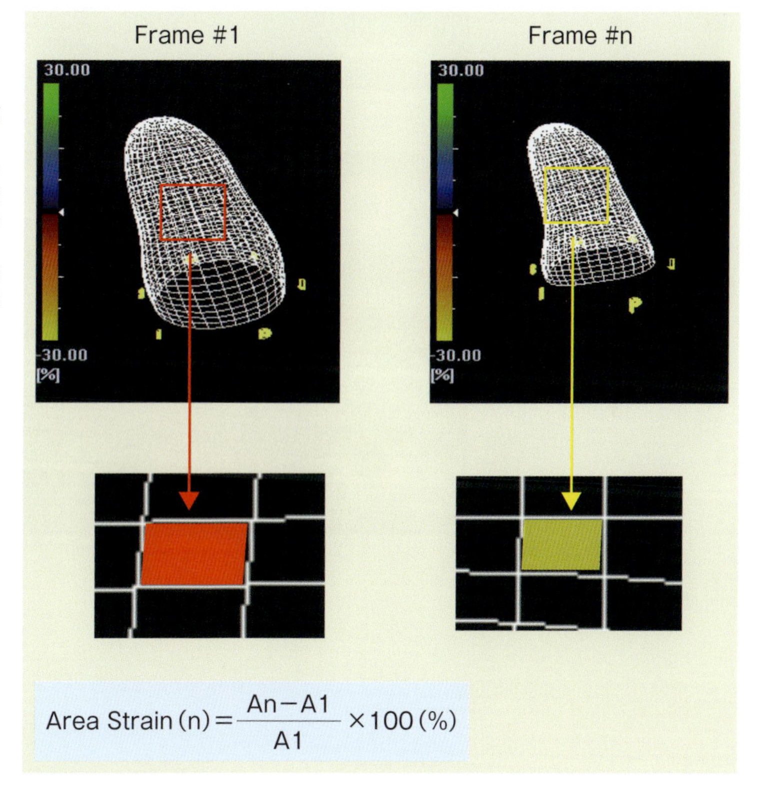

図 6-4
3D スペックルトラッキング法の原理
基準とする時相において内膜面の局所領域の面積を算出する．この領域が時間的に連続する 3D 画像においてどのように変形したのかを求め，各時相においてこの領域の面積を算出し，基準時相での領域の面積で規格化することにより，面積変化率を求める．

- area tracking は従来の長軸方向ストレインと円周方向ストレインの両方の成分を持つ指標である．
- CRT 適用時の効果評価に，area tracking による面積変化率を用いるのが，より安定した結果が得られるとの報告もある[4]．

area tracking 法の記録と解析方法

- 心尖部四腔断面を描出しフルボリューム画像を取得する．
- 複数心拍法で記録しボリュームレートは60～80 vpsが望ましい．
- 心内膜面のトレースは2Dスペックルトラッキングと同様に心腔内と内膜面の境界をトレースする．
- 肉柱や腱索は除いてトレースする．
- 関心領域（ROI）は心筋の厚さに設定する．
- 心周期を通して心内膜面の追従性を確認する（**図6-5**）．

▶ROI: region of interest

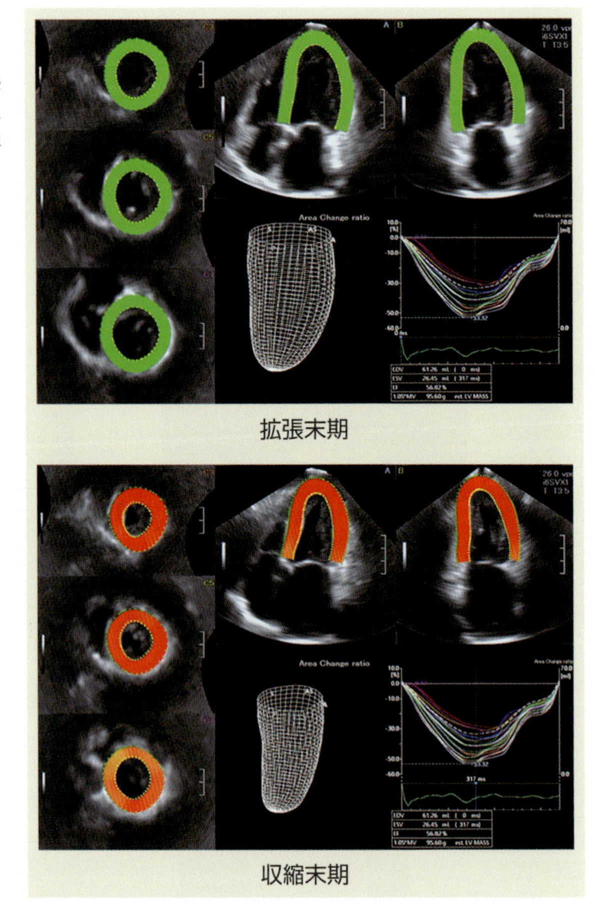

図6-5
area tracking 法の解析
拡張末期において，肉柱や腱索を除いて，心内膜面をトレースする．解析を行うと心周期を通じて自動追従される．

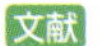

1）Graybun PA, et al. Echocardiographic predictors of morbidity and mortality in patients with advanced heart failure: the Beta-blocker Evaluation of Survival Trial（BEST）. J Am Coll Cardiol 2005; 45: 1064-1071.
2）Jenkins C, et al. Left ventricular volume measurement with echocardiography: a comparison of left ventricular opacification, three-dimensional echocardiography, or both with magnetic resonance imaging. Eur Heart J 2009; 30: 98-106.
3）Sugeng L, et al. Quantitative assessment of left ventricular size and function: side-by-side comparison of real-time three-dimensional echocardiography and computed tomography with magnetic resonance reference. Circulation 2006; 114: 654-661.
4）Thebault C, et al. Real-time three-dimensional Speckle tracking echocardiography; A novel technique to quantify global left ventricular mechanical dyssynchrony. Eur J Echocardiogr 2011; 12: 26-32.

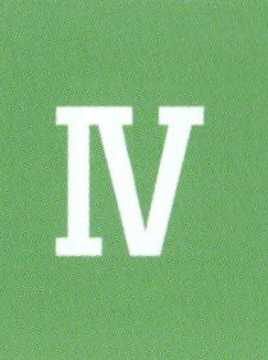

経食道心エコー

撮り方

経食道心エコー図検査は，わが国で広く普及し，循環器診療には欠かせない検査である．経食道心エコー図検査は，経静脈的鎮静を加えたり，口から探触子を挿入するなど侵襲性を有する検査であるため，医師主体で行う検査である．一方で，エコー装置の操作や検査中の血行動態モニタリングも必要とするため検査技師や看護師の協力も不可欠である．以上より，非侵襲的生理検査である経胸壁心エコー図検査と同じような体制や手順で実施するわけにはいかない．また，患者にも検査について十分なインフォームドコンセントを与える必要がある．

準備

1 問診

①禁忌事項の確認：経食道心エコー図は探触子を食道～胃に挿入しブラインドで行う検査であるため，食道狭窄や食道腫瘍などを有する患者は禁忌となる．**表 1-1** に ASE ガイドラインによる禁忌事項を示す[1]．

②検査前 3～4 時間の絶飲食が守られているか，着脱可能な義歯がないか，薬剤アレルギー（特にキシロカイン）がないか確認する．

③検査後の注意について：検査実施後 2 時間は飲食禁止であること，経静脈的鎮静薬を使用した場合は終日乗り物の運転は禁止であることの承諾を得る．

表 1-1
経食道心エコー図の禁忌

絶対禁忌	相対禁忌
• 消化器穿孔	• 頚部もしくは縦隔部への放射線治療の既往
• 食道狭窄	• 消化器外科手術の既往
• 食道腫瘍	• 最近の上部消化管出血
• 食道穿孔，食道裂傷	• バレット食道
• 食道憩室	• 嚥下障害の既往
• 活動性上部消化管出血	• 頚部可動制限（重症頚部関節炎，環軸関節疾患）
	• 症候性裂孔ヘルニア
	• 食道静脈瘤
	• 凝固障害，血小板減少症
	• 活動性食道炎
	• 活動性消化性潰瘍

❷ 探触子カバー装着

- 探触子カバーは必須ではないが，探触子を続けて使用する場合は，感染対策上有用である．
- デメリットとしては，カバーと探触子の間に空気が入り画像にアーチファクトが入ることがあるため，装着時に空気が入らないよう注意が必要である．

2 麻酔

- 経食道心エコーの探触子は胃内視鏡と比較し太く，探触子の操作もブラインドで行うため，患者の苦痛を伴う．
- 患者の苦痛が強いと，心拍数が上昇したり咳嗽などにより十分な観察ができなくなるため，麻酔下で検査を行う．

❶ 口腔内局所麻酔

- キシロカインビスカス 10 mL 程度を仰臥位で 5 分以上咽頭部に貯留後，キシロカインスプレーを咽頭に噴霧する．

❷ 経静脈的麻酔

- 鎮静薬（ミタゾラム，プロポフォールなど）を使用する．
- 鎮静薬投与中は血圧低下や呼吸抑制による低酸素血症などをきたす可能性があるため血圧モニターや経皮的酸素飽和度測定モニターを装着し，検査中の血行動態を記録しておく（**図 1-1**）[2,3]．

図 1-1
経食道心エコー図経過表の例

経食道心エコー図検査
実施/経過記録

患者氏名							
患者番号			検査実施医				
検査実施日	年　月　日		医師				
技師			看護師				
鎮静薬	ミダゾラム（1A=2ml 10mg）		希釈 10mg を希釈して 合計（　）ml とする			総使用量 ml	
実施内容	時刻	鎮静剤（ミダゾラム）	血圧（mmHg）	心拍数（回/分）	SpO_2（%）	酸素投与量（鼻カニューレ）	記載者サイン
入室	時　分		／			（L/分）	
入れ歯確認	時　分		／			（L/分）	
口腔内局所麻酔（キシロカイン）	時　分		／			（L/分）	
	時　分	（ml）	／			（L/分）	
	時　分	（ml）	／			（L/分）	
	時　分	（ml）	／			（L/分）	
	時　分	（ml）	／			（L/分）	
プローブ抜去	時　分		／			（L/分）	
アネキセート 0.2mg 投与	時　分		／			（L/分）	
退室	時　分		／				
備考							

（文献 2 より引用）

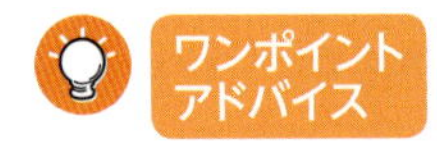

- 参考までに，当院ではミタゾラム 1A（10 mg/2 mL）に生理食塩水（8 mL）を加え計 10 mL 溶液とし，探触子の挿入直前に 0.5～1 mL を投与，探触子の挿入後に計 2 mL となるよう追加投与し，患者の状態によって適宜追加投与を行っている．
- なお，高齢者は呼吸抑制などのリスクが高く嚥下反射も弱いため，静脈麻酔を使用しない場合もある．

3 探触子の挿入

●探触子の挿入は患者の協力が必要であるため，鎮静薬は挿入直前に少量のみ投与し，挿入後に維持量を投与する．

❶ 患者体位の調整

●口腔内麻酔は仰臥位で行うが，検査中は左側臥位で行う．
●患者の口腔と食道が正中線上になるよう，体をできる限りベッドに対して垂直にし，枕の高さを調整する．
●また，臍を見るように上半身を前屈させ，頭部のみ正面を見るよう軽く後屈し，マウスピースを装着する．

❷ 呼吸調整

●口呼吸では口腔内が探触子に接触しやすくなりむせるため，鼻呼吸を指示する．

❸ 挿入の実際

●探触子の先端にキシロカインゼリーを塗り，軽く up angulation をかけた状態で挿入する．
●咽頭に到達したら，neutral position ～やや down angulation 気味にして，患者の嚥下運動のタイミングに合わせて挿入する．
●嚥下運動が見えにくい場合は，声かけをしてタイミングをはかる．
●なお，舌が大きく前に突出している場合は，最初から up angulation をかけていると探触子が舌にあたりむせこむことがあるため，舌を越えてから up angulation にするなどの工夫が必要である．
●容易な挿入のコツは，なるべく口腔内構造物に探触子を触れないように挿入することである．

4 探触子の操作

図 1-2 に基本操作を示す.

図 1-2
探触子の操作の概略

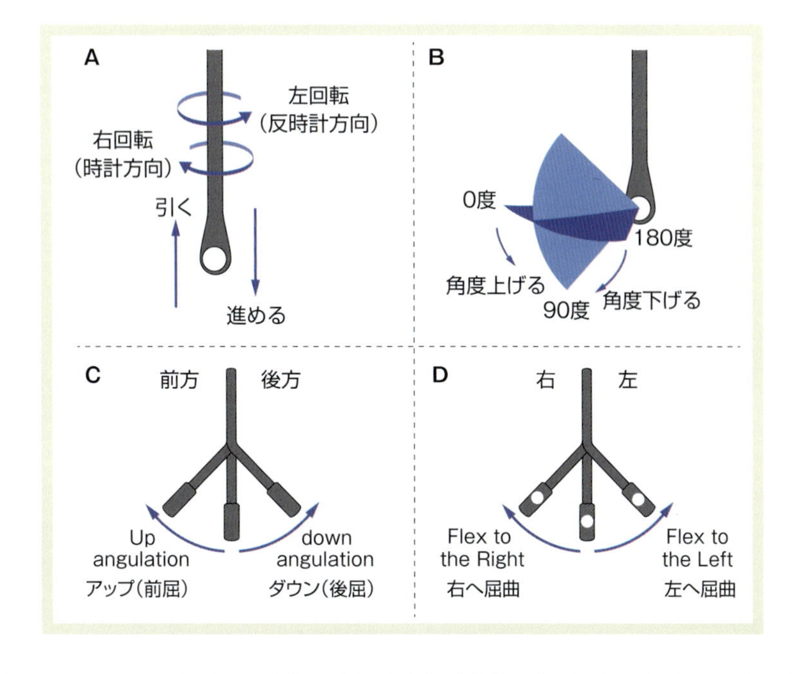

❶ 探触子の深度

● 探触子挿入の深度は, 適切な画像(目的とする)が描出できる位置に留置する. 探触子のマーカーやトランスデューサーの角度はあくまで参考とする(**図 1-2 A**).

❷ 探触子の回転

● 左回転(反時計方向)と右回転(時計方向)に探触子の軸を回転することにより, 心内腔や弁などを端から端まで観察する際に行う(**図 1-2 A**).

❸ トランスデューサー描出断面の回転

● 観察する構造物によって 0~180 度に調整する(**図 1-2 B**)(☞②基本断面の抽出, Ⓟ 158).

❹ 探触子先端の屈曲

● 前後屈と左右屈曲がある.

● 前後屈は探触子の接触不良時や描出している構造物の軸を変えたい時に使用する(**図 1-2 C**).

● 左右屈曲は気管支などによるアーチファクトを避けるために使用する(**図 1-2 D**).

5 探触子の消毒

❶ 水洗

- ジェルや体液が付着した探触子を消毒液に浸漬すると探触子が劣化するため，十分な量の水道水で洗い流す．

❷ 薬剤による消毒

- フタラール製剤（ディスオーパなど）に5〜10分間浸漬する．
- 通常5分間行えば十分である．
- 同製剤は，皮膚障害や気道吸引で間質性肺炎を発症するため，エプロン，マスク，手袋を装着し換気が可能な環境で行う．

❸ 流水による水洗

- 薬剤が残らないよう十分に水洗する．
- フタラールの残留は化学熱傷の原因となる．

6 探触子の保管

- 探触子は，垂直の状態で乾燥した環境で保管することが望ましい．
- キャリングケースに長期間保管すると探触子に丸い癖がついたり，感染対策上好ましくない．

文献

1）Hahn R, et al. Guidelines for performing a comprehensive transesophageal echocardiographic examination: recommendation from the American Society of Echocardiography and the Society of Cardiovascular Anesthesiologists. J Am Soc Echocardiogr 2013; 26: 921-964.

2）日本心エコー図学会．経食道心エコー図検査実施についてのガイドライン（平成27年心エコー図ガイドライン作成委員会）

3）月城泰栄，大西哲在．プローブの挿入方法，主要な画面の出し方，メンテナンス，合併症．心エコー 2017; 18: 922-932.

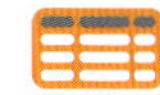

正常の基本断面

経食道心エコー図検査を行う際には基本断面を十分に理解する必要がある．心臓の内腔・弁と走査断面の位置関係を考えながら探触子の操作を行うと，描出断面のオリエンテーションを理解することができる．

食道，胃との位置関係

- 食道は心臓と接しているため探触子を挿入すると容易に画像を描出できる．
- 探触子の深度によって，上部食道（UE：深さ 20〜30 cm），中部食道（ME：深さ 30〜40 cm），経胃（TG：深さ 40〜45 cm），深部経胃（DTG：深さ 45〜50 cm）に分類される（**図 2-1**）．
- 通常，心臓内を観察する場合は中部食道が汎用される．

図 2-1 探触子の位置

- UE: upper esophagus
- ME: mid esophagus
- TG: transgastric
- DTG: deep transgastric

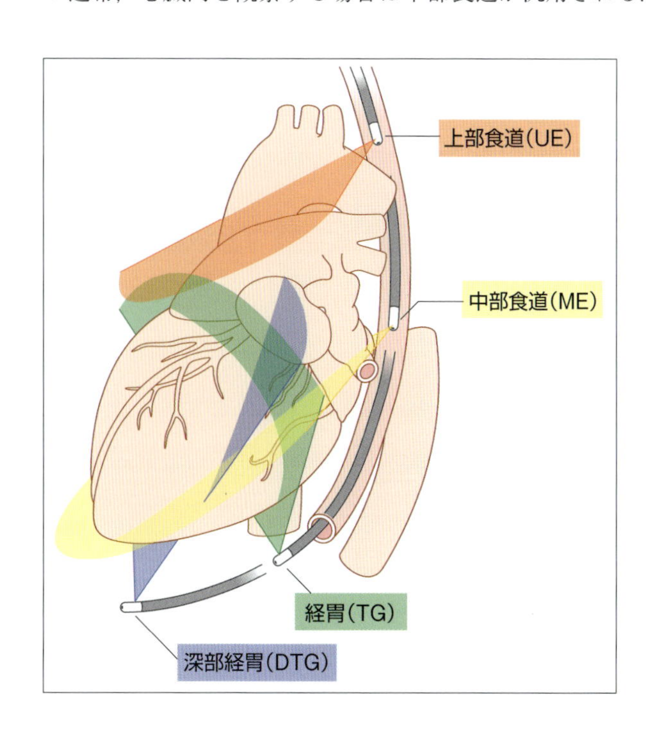

2 基本断面の描出

- 断面の名称は，探触子の位置（深度），主に見える構造，短軸か長軸か，で構成されている．
- ASE/SCA が推奨している中部食道像（**図 2-2**），経胃像（**図 2-3**），大動脈像（**図 2-4**）の概略を示す[1)]．
- これらの中で，ルーチン検査で使用する断面（**図 2-2**，**2-3 青字**）について説明する．

図 2-2　中部食道像

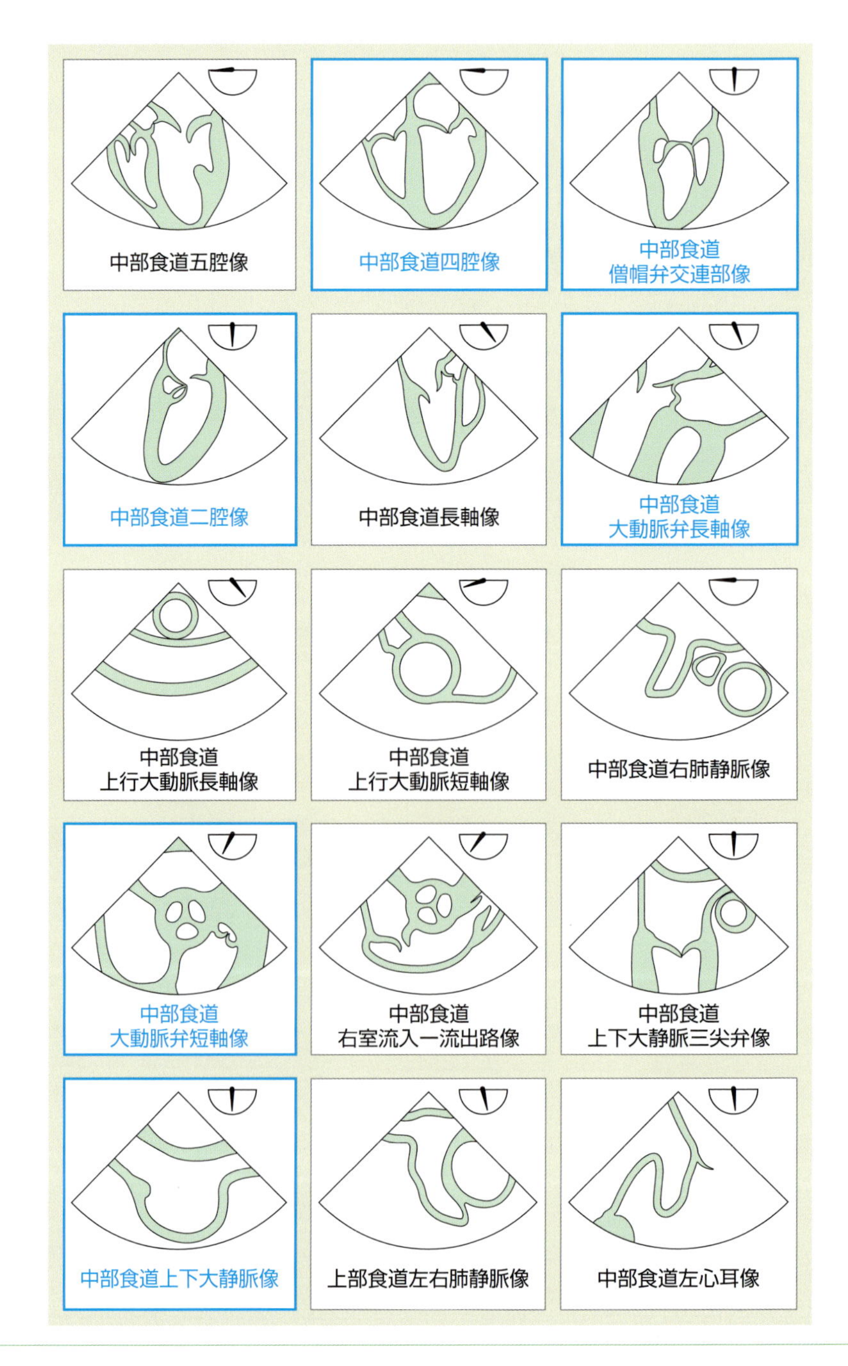

図 2-3 経胃像

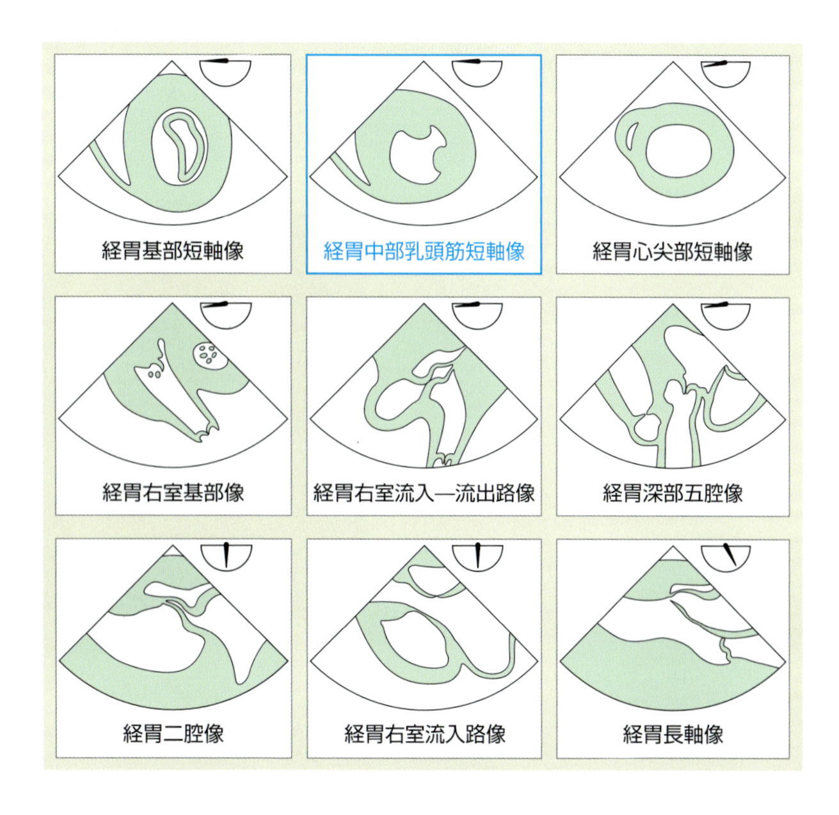

図 2-4 大動脈像

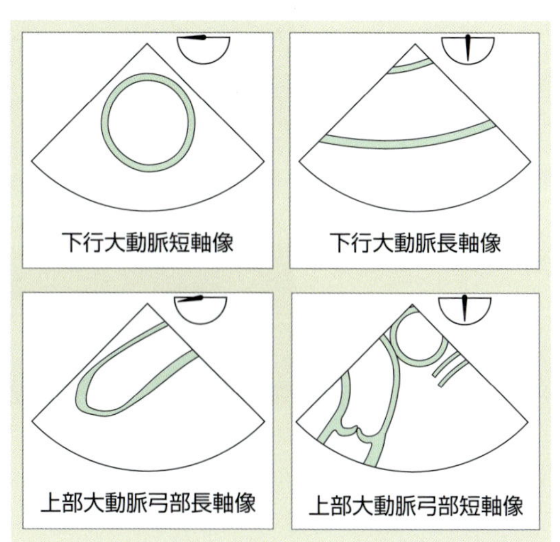

❶ 0度

- 食道に対して垂直となる断面（0度）で，心臓の水平断面に当たる．
- 中部食道では両心室，心房の全ての腔および僧帽弁，三尖弁が描出できる四腔像が描出できる（**図2-5**）．

図2-5 ▶動画
中部食道四腔像

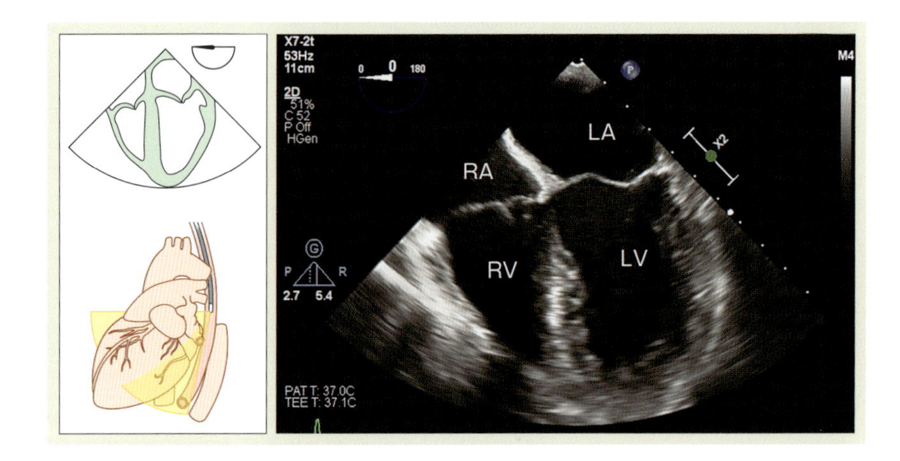

- 探触子をやや浅めに引くと五腔像に近い像が，やや深めに入れると右心系や冠状静脈洞入口部が観察できる（**図2-6**）．

図2-6 ▶動画
下部食道冠状静脈洞像
CS：冠状静脈洞

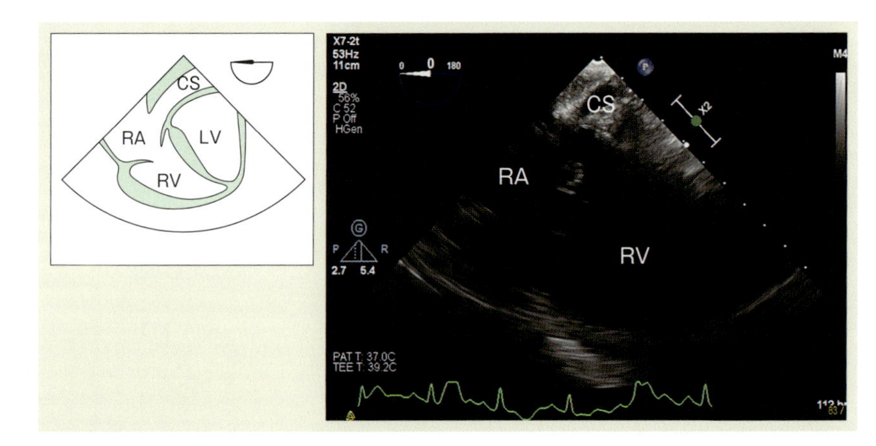

❷ 45度

- 中部食道で右回転（時計方向）にすると大動脈弁短軸像が描出できる（**図 2-7**）.

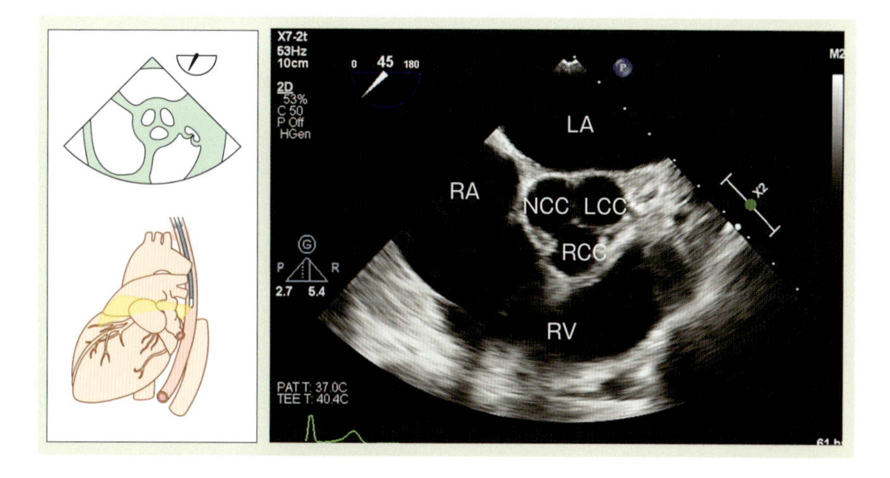

図 2-7 ▶動画
中部食道大動脈弁短軸像
NCC：無冠尖
LCC：左冠尖
RCC：右冠尖

❸ 60度

- 中部食道で左回転（反時計方向）にすると僧帽弁交連部像（commissural view）が描出できる（**図 2-8**）.

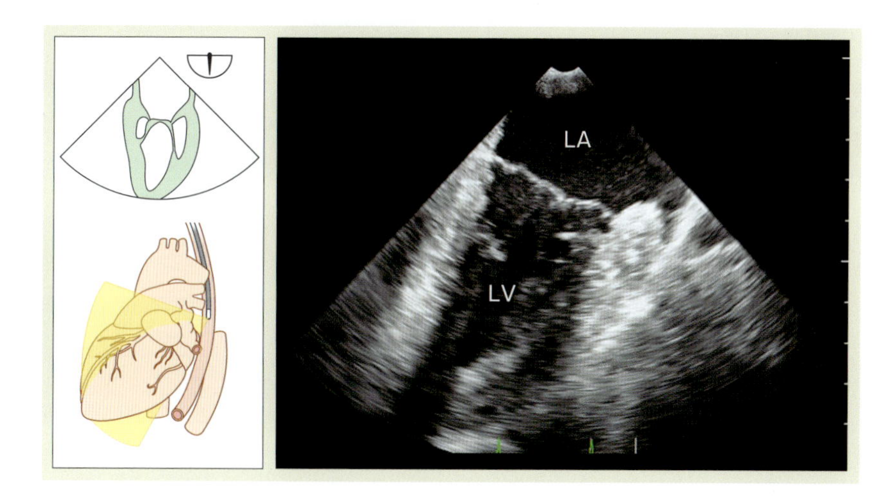

図 2-8 ▶動画
中部食道僧帽弁交連部像

- 基本画像では，僧帽弁後尖の lateral scallop（P1）と medial scallop（P3）の間に前尖 central portion（A2）が見える.
- 正しい交連部像を描出するためには，拡張期に両交連が開くように角度を微調整する必要がある.

④ 90度

- 食道に対して平行，心臓の垂直断面に当たる．
- 中部食道でやや右回転（時計方向）で上下大静脈，両心房および心房中隔が描出できる（**図2-9**）．

図2-9 ▶動画
中部食道上下大静脈像

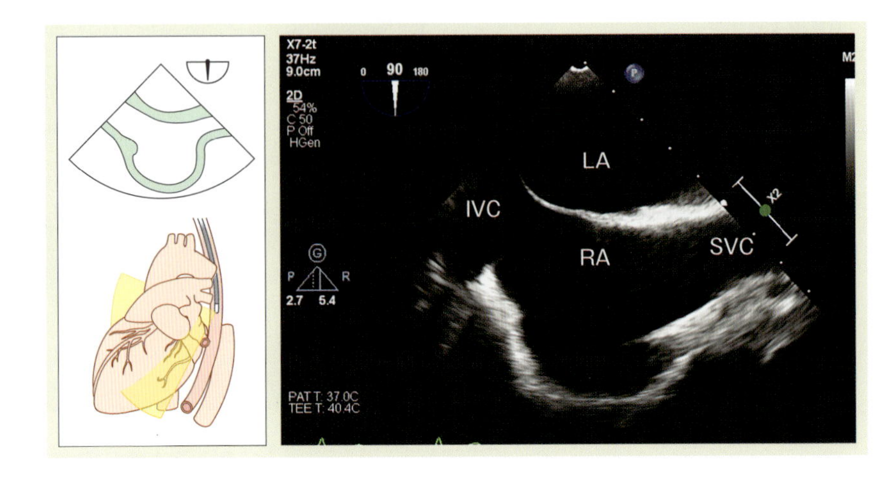

- 左回転（反時計方向）では，左室左房および左心耳が観察できる二腔像が描出できる（**図2-10**）．

図2-10 ▶動画
中部食道二腔像

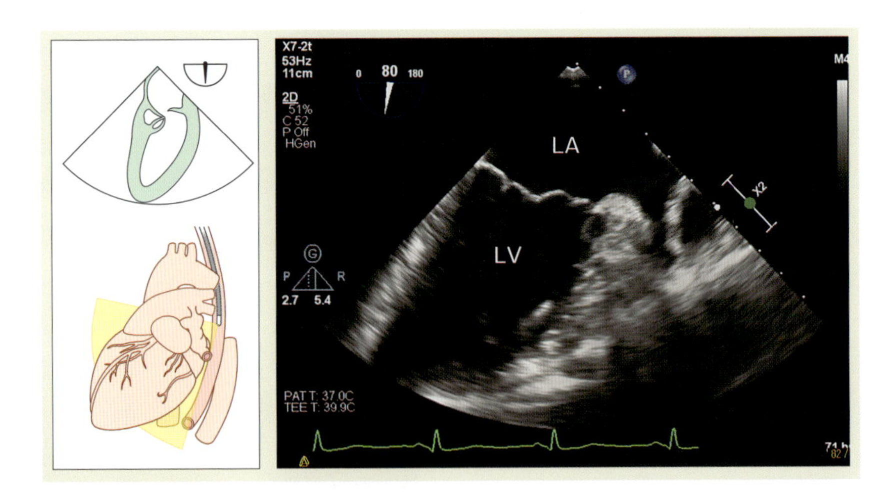

⑤ 135 度

● 中部食道で左室および大動脈弁長軸像（LAX view）が描出できる（**図 2-11**）.

図 2-11 ▶動画
中部食道大動脈弁長軸像

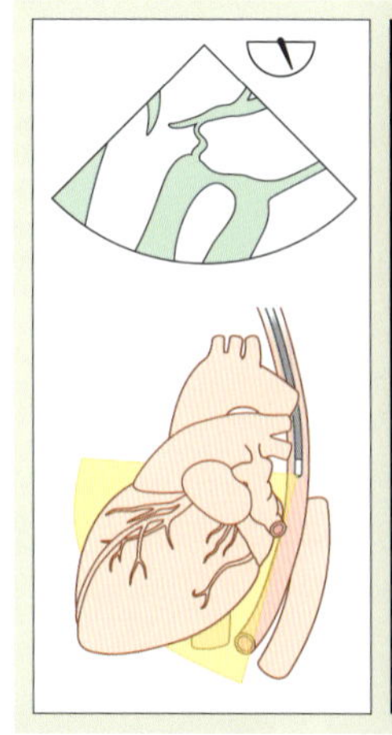

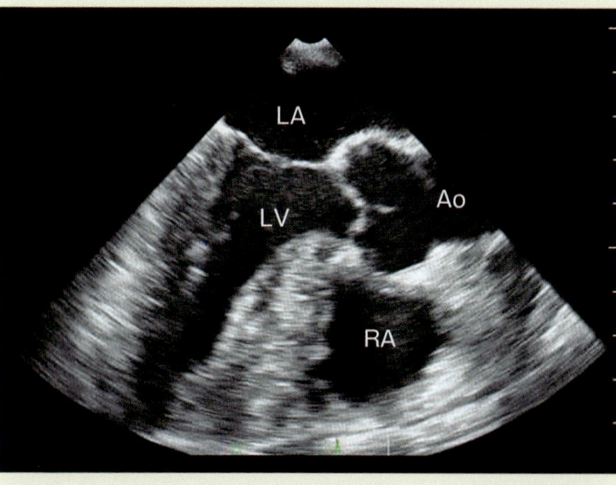

● 上行大動脈と左室がいずれも潰れないよう角度を微調整する.
● 通常，左室が潰れる場合は角度を上げる方向に，大動脈が潰れている場合は角度を下げる方向に角度を調整するとよい.
● 大動脈弁を中央に描出すると，左室流出路，大動脈弁，バルサルバ洞，上行大動脈が観察でき，探触子を深めにすると僧帽弁の両弁尖が描出できる.

⑥ 0～15 度

● 探触子を neutral position にして深めに入れると経胃短軸像が描出できる.
● 左室壁運動や僧帽弁短軸像が観察可能である（**図 2-12**）.

図 2-12 ▶動画
経胃中部乳頭筋短軸像

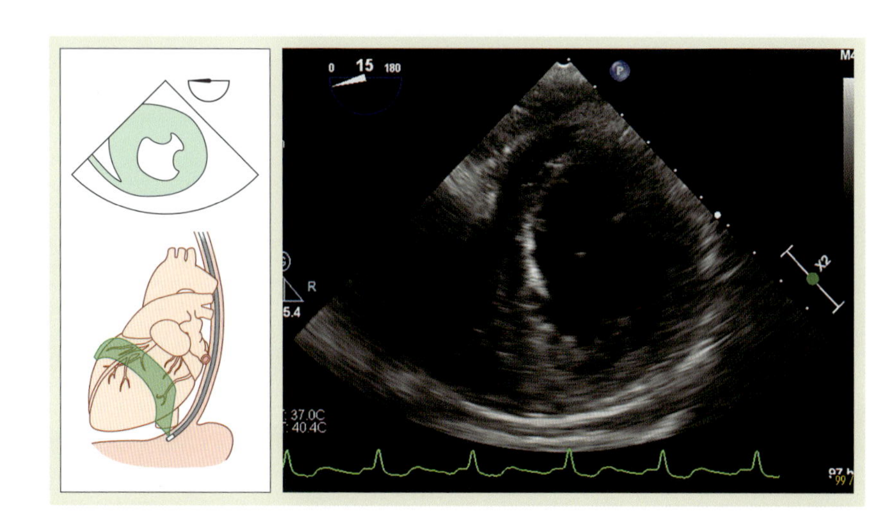

3 3次元経食道心エコー図

- 3次元経食道心エコー図のメリットは，リアルタイムにいかなる方向からでも心内構造物を描出できること，および，オフラインで3Dデータから任意の断面の2D画像を描出できることである．
- 3次元経食道心エコー図はマトリックスTEEトランスデューサー（5～7 MHz）を用いて記録する．

① 3Dデータ取得

- リアルタイム/ライブ3Dは1心拍で記録可能であるため，不整脈の影響を受けないが時間的および空間的解像度は低下する．
- 術中や心内構造物の概略を把握するのに便利である（**図2-13**）．

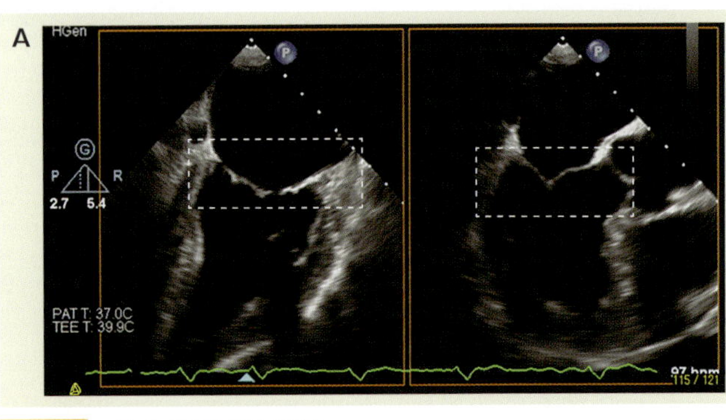

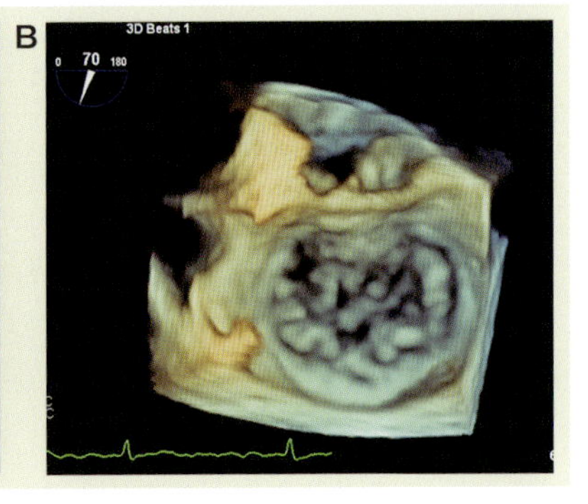

図2-13 ライブ3D記録方法

A：3D zoom preview 画面の交連部像と長軸像で僧帽弁にフォーカスしたROIを設定する．
B：僧帽弁のライブ3D画像．3D構築画像を調整し，僧帽弁の上部に大動脈弁，左側に左心耳が見える3D僧帽弁基本画像を描出する．

- 心電図同期マルチビート3Dは，より高い空間的解像度が得られるため，画像取得後オフラインでの解析に有用である．
- ただし，不整脈や呼吸調整ができない場合は，画像にスリットが入り解析困難である．

② 3Dデータを用いた画像描出

❶クロッピング

- 不要な構造物を削って目的とする部位を描出する方法である．
- あらかじめ目的物を含む3Dデータを取得しておき，オフラインで解析する（**図2-14**）．

▶MPR: multiplaner reconstruction

❷MPR画像

- 再構築した3D画像で断面を確認しながら2D断層像が描出可能である．
- 特に弁膜症の評価では，任意の2D断層像で病変部を評価でき有用である（☞P 166，**図2-17**）．

図 2-14　クロッピング法
A：ボリュームデータを保存する.
B：目的の構造物の正面からクロッピングし不要な構造物を除外する.
C：目的の構造物の裏側から同様にクロッピングする.

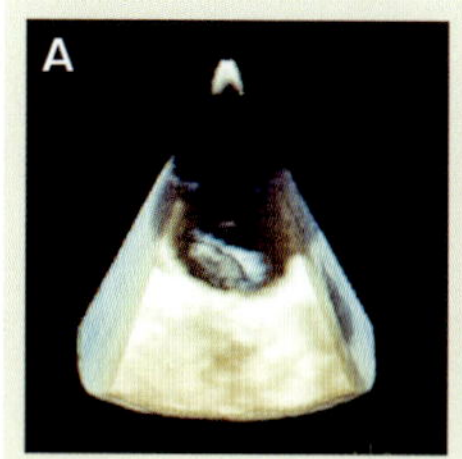

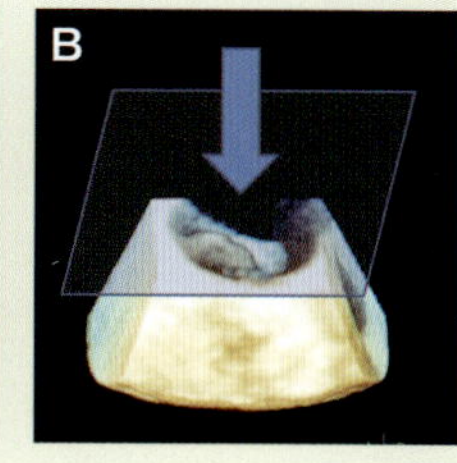

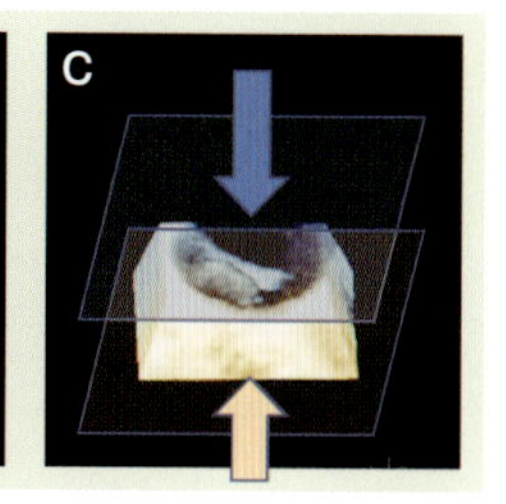

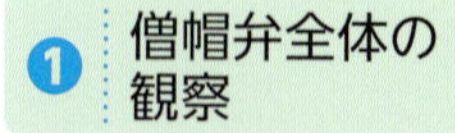

4 僧帽弁の評価

❶ 僧帽弁全体の観察

- 中部食道四腔像では基本断面は A2-P2 が描出される.
- 基本断面から探触子を引くと僧帽弁の lateral 側が，深めに入れると medial 側が観察される（**図 2-15 A**）.
- ただし，四腔像では正常でも逸脱気味に見えるため，逸脱の部位診断には用いない方が妥当である.

❷ 僧帽弁前後方向（中央部）の観察

- 中部食道大動脈弁長軸像の基本断面では通常 A2-P2 が描出される.
- 基本断面から探触子を左回転（反時計方向）すると lateral 側の弁尖（A1-P1）が，右回転（時計方向）すると medial 側（A3-P3）が描出される（**図 2-15 B**）.

❸ 僧帽弁交連部の観察

- 僧帽弁交連部像で観察する.
- 基本断面では A2-P1/P3 が観察されるが，左回転（反時計方向）すると後尖側（P1/P2/P3）が，右回転（時計方向）すると前尖側（A1/A2/A3）が描出される（**図 2-15 C**）.

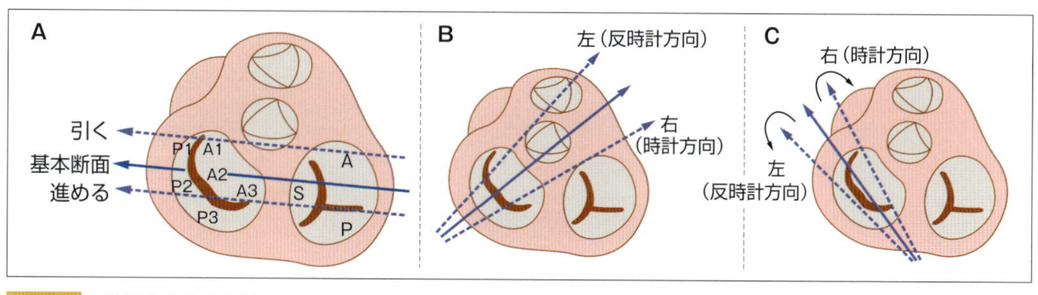

図 2-15　僧帽弁全体の観察
探触子の動きと断面の位置の関係を示す．実線が基本断面の位置．点線は探触子を動かした時の断面の位置.
A：中部食道四腔像．B：中部食道大動脈弁長軸像．C：中部食道交連部像.

❹ 3次元経食道心エコー図による評価

- 2次元エコーでは高いフレームレートのため弁の可動性や微小な付着物などの観察には有利であるが，病変の部位や範囲および周囲の構造物との位置関係を客観的に理解するには熟練を要する．
- 超音波装置の種類によって多少の操作の違いがあるものの最新機種ではリアルタイム3Dが可能である．
- 僧帽弁の3D en face viewでは外科医の術野と同様な画像を動画でリアルタイムに観察できるため，ハートチーム内での情報共有が容易である．
- 僧帽弁の3D en face viewは大動脈弁が上部，左心耳が左側になるように画像を回転させたviewを基本画像とする（**図2-16**）[2]．
- さらに，2Dエコーでは断面が僧帽弁のどの部位を描出しているか正確にはわからないが，3D MPR画像を用いると任意の断面を描出できるメリットがある（**図2-17**）．

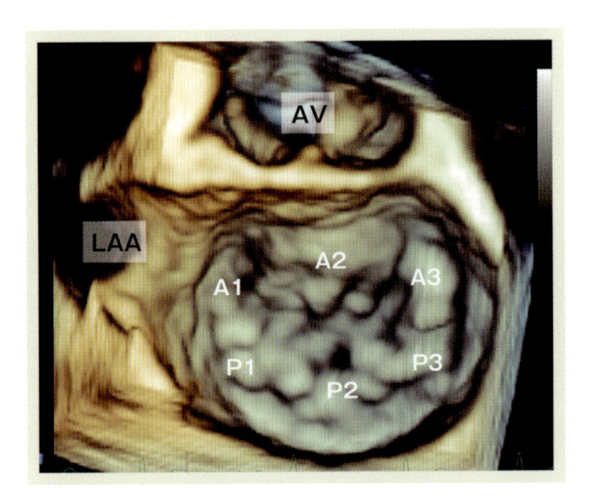

図2-16
僧帽弁3D en face像
左房側から見た正面像．

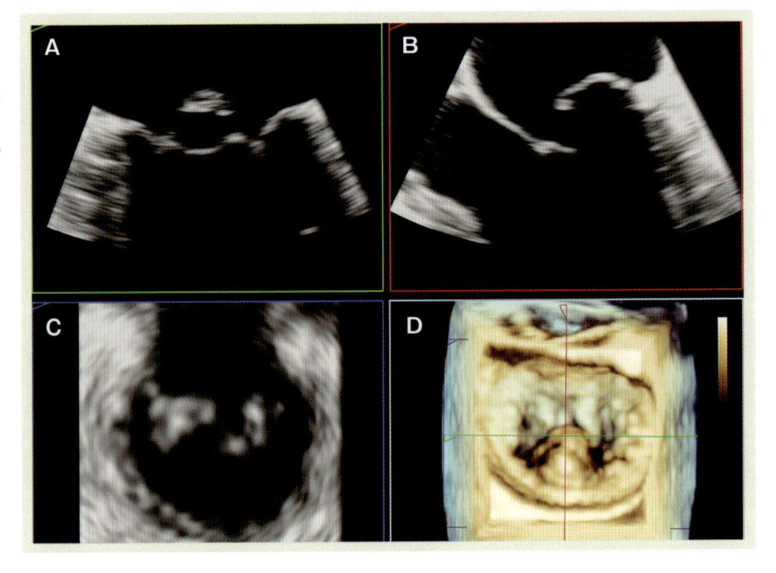

図2-17
僧帽弁MPR画像
3次元構築画像(D)の，緑，赤，青の断面の2D画像が描出される．緑断面(A：交連部像相当)，赤断面(B：長軸像相当)では逸脱したP2が描出されている．

5 大動脈弁の評価

❶ 弁可動性

- 中部食道大動脈弁長軸像で観察する.
- 基本断面では前方（画面下側）に右冠尖が後方（画面上側）に左冠尖または無冠尖が観察できる（**図 2-18**）.
- 探触子を左回転（反時計方向）すると左冠尖側が，右回転（時計方向）すると無冠尖側が観察できる.

図 2-18 ▶動画
大動脈弁の観察
中部食道大動脈弁長軸像で弁の可動性を観察する.

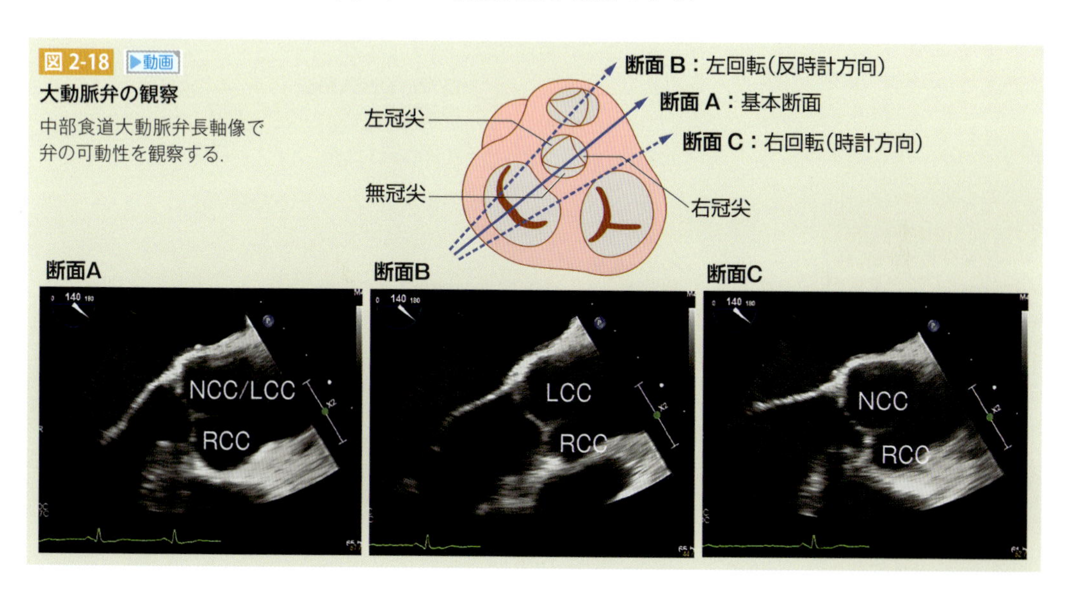

❷ cusp の観察

- 中部食道大動脈弁短軸像で観察する.
- 基本断面から左回転（反時計方向）すると左室流出路側が，右回転（時計方向）すると上行大動脈側が観察できる（**図 2-19**）.

図 2-19 ▶動画
大動脈弁の観察
中部食道大動脈弁短軸像で cusp を観察する.

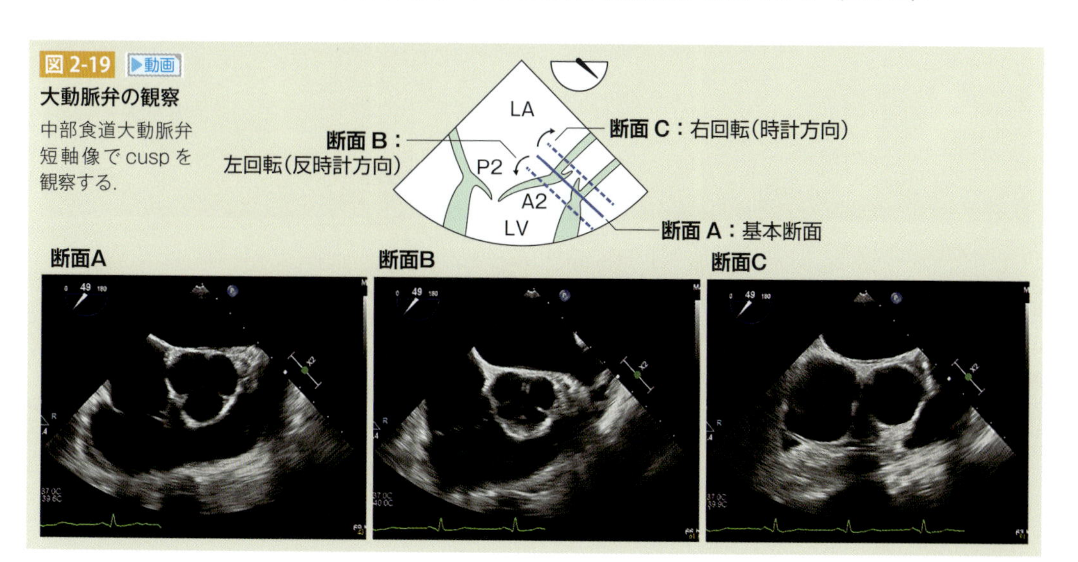

2 正常の基本断面

6 三尖弁の評価

- 三尖弁は中隔尖，前尖および後尖から構成されている（**図2-20**）[3]．
- 2Dでは，0度で中部食道四腔像で中隔尖と前尖が（**図2-21 A**），さらに探触子を進め冠状静脈洞が見えるレベルでは中隔尖と後尖が観察できる（**図2-21 B**）．
- 前尖と後尖は中部食道右室流入―流出路像で同時に観察可能である（**図2-21 C**）．

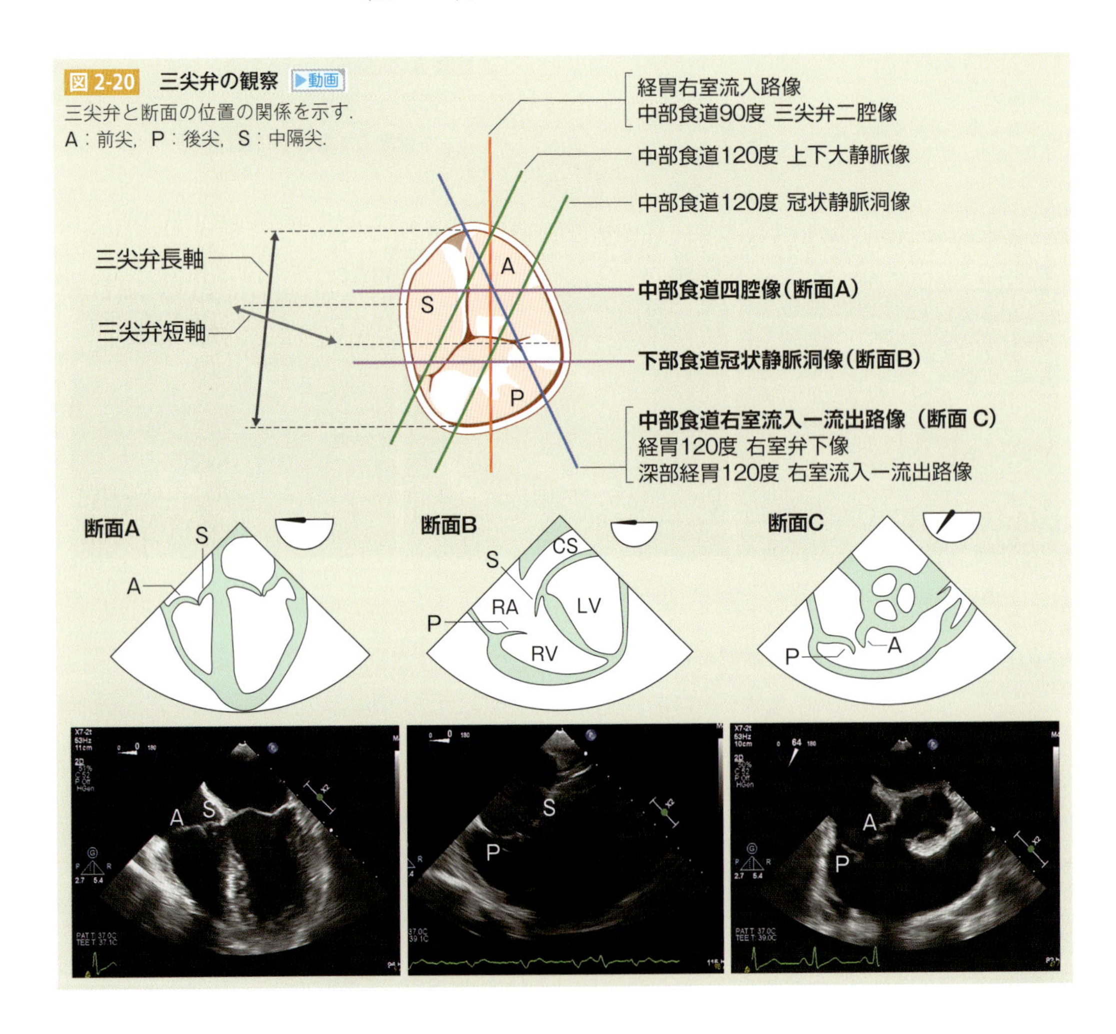

図2-20 三尖弁の観察 ▶動画
三尖弁と断面の位置の関係を示す．
A：前尖，P：後尖，S：中隔尖．

7 左心耳の評価

- 中部食道二腔像でやや左回転（反時計方向）すると，左上肺静脈と僧帽弁の間に左心耳が見える．
- 探触子を左回転しながら角度を上げていくと櫛状筋（pectinate muscle）がはっきりと見えるようになる．
- 櫛状筋間は血栓が付着しやすいので注意深く観察する．
- X plane（biplane）モードを使用すると直行する2断面を同時に描出でき左心耳の概要を把握しやすい（**図 2-21**）．

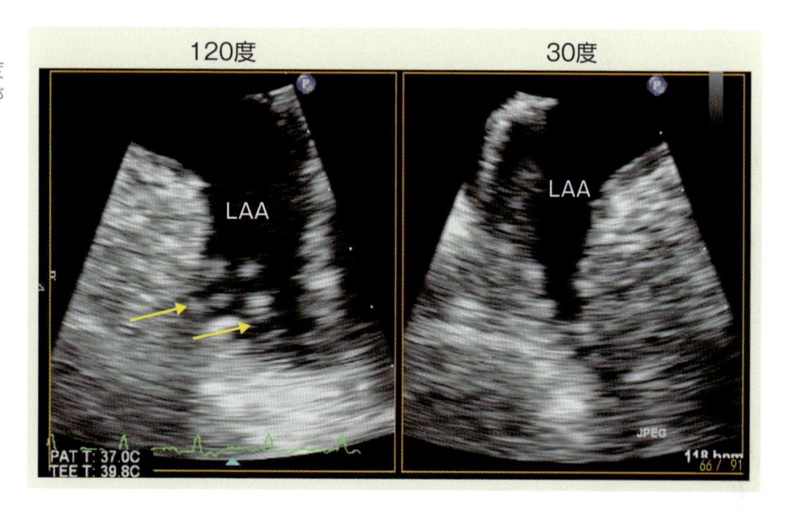

図 2-21　中部食道左心耳像
左心耳(LAA)の観察．120度で左心耳内櫛状筋(黄色矢印)がはっきりと見える．

8 血管の評価

❶ 大動脈

❶大動脈基部〜上行大動脈

- 中部食道大動脈弁長軸像でバルサルバ洞，ST junction が観察できる．
- 探触子を引いてくると上行大動脈近位部が観察できる．
- しかし，さらに探触子を引いてくると食道と大動脈の間に気管が介在するいわゆる“blind zone”に到達し，上行大動脈遠位部〜弓部大動脈腕頭動脈起始部は見えなくなる．

❷弓部大動脈

- 下行大動脈短軸像にて遠位側である下行大動脈から探触子を引くと弓部大動脈に至る．
- 弓部大動脈は脊椎を左後方に翻転するように横切るため，長軸は 0 度，短軸は 90 度で観察できる．
- 短軸像で遠位部から時計方向に回転すると，左鎖骨下動脈，左総頸動脈，腕頭動脈起始部が確認できる．
- ただし，腕頭動脈は blind zone にかかり見えないことがある．

❸下行大動脈

- 中部食道四腔像で探触子を回転すると容易に描出できる．
- 下行大動脈は食道と近接して走行しているため，長軸像は 90 度，短軸像は 0 度で観察できる（**図 2-22**）．

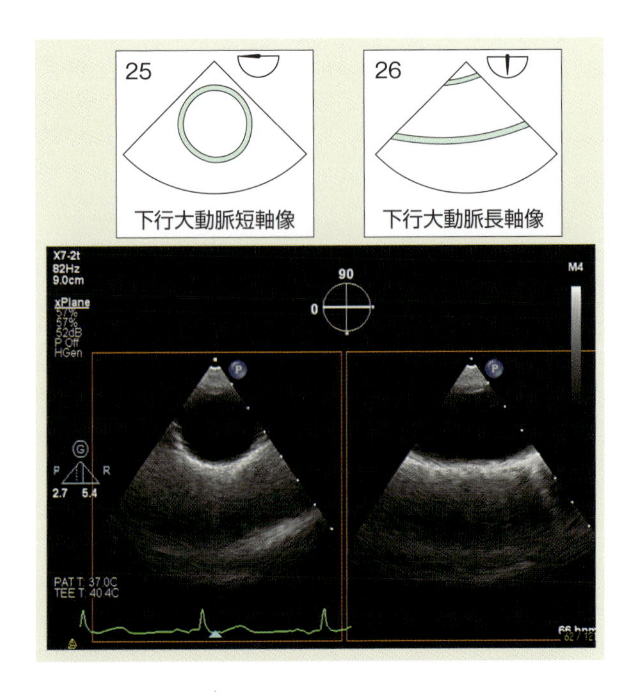

図 2-22　下行大動脈像
X plane（0 度〜90 度）による下行大動脈の抽出．

❷ 肺動脈

- 中部食道右室流入―流出路像(50～70度)で，肺動脈は右室流出路から大動脈の後面に観察される．
- やや up angulation をかけて探触子を若干引くと肺動脈主幹部～分岐部が観察できる（**図 2-23**）．
- 分岐部より末梢は肺が介在するため観察は困難である．

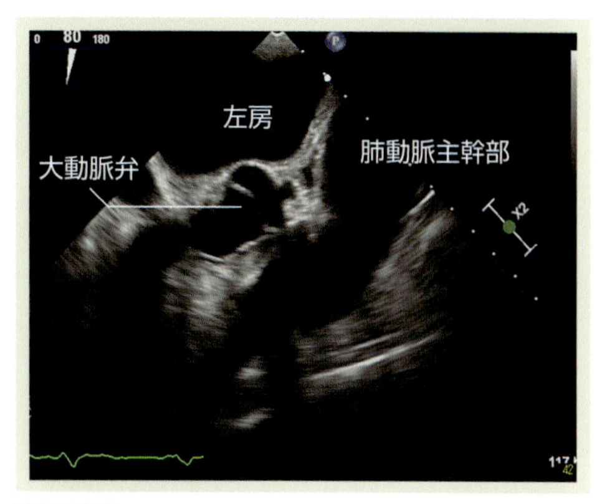

図 2-23　肺動脈像

❸ 上下大静脈

- 中部食道上下大静脈像（90 度）が基本だが，上大静脈が見えない場合は角度を上げる方へ，下大静脈が見えない場合は角度を下げる方に調整するとよい．

❹ 肺静脈

▶LUPV:
left upper pulmonary vein

- 中部食道二腔像（90 度）で左心耳の左上方に左上肺静脈（LUPV）が描出できる．
- 探触子を左回転（反時計方向）すると左下肺静脈が見えるが，管腔構造物として検出困難な場合はカラードプラで左房に流入する血流として描出できる（**図 2-24**）．
- この際，カラースケールは低めに設定し，パルスドプラで血流パターンを確認する．

図 2-24　肺静脈像
LUPV：左上肺静脈
黄色矢印：クマジン稜

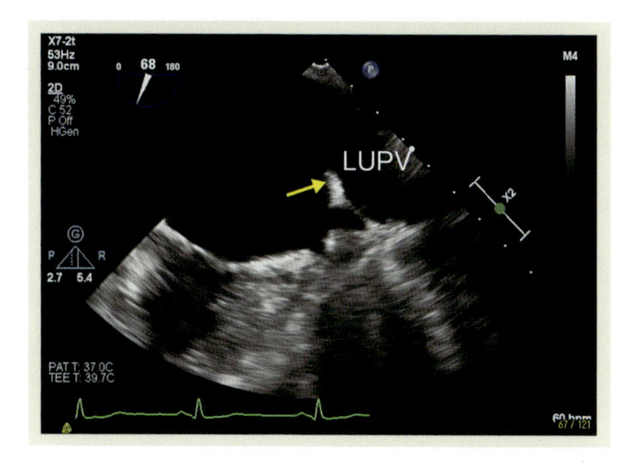

文献

1) Hahn R, et al. Guidelines for performing a comprehensive transesophageal echocardiographic examination: recommendation from the American Society of Echocardiography and the Society of Cardiovascular Anesthesiologists. J Am Soc Echocardiogr 2013; 26: 921-964.
2) Sidebotham DA, et al. Intraoperative transesophageal echocardiography for surgical repair of mitral regurgitation. J Am Soc Echocardiogr 2014; 27: 345-366.
3) Tan CO, et al. Perioperative Transesophageal Echocardiographic Assessment of the Right Heart and Associated Structures: A Comprehensive Update and Technical Report. J Cardiothoracic Vasc Anesth 2014; 28: 1100-1121.

計測法

心機能の評価は，通常経胸壁心エコー図で行われるが，経食道心エコー図でも同様に行うことがある．基本的な原理・方法は経胸壁心エコー図の項で既述のため割愛する．ここでは，経食道心エコー図有用なサイズ計測や血流パターン測定法について記述する．

1 大動脈基部径

中部食道大動脈弁長軸像で，大動脈弁輪，バルサルバ洞，ST junctionの最大径を計測する．

❶ 大動脈弁輪径

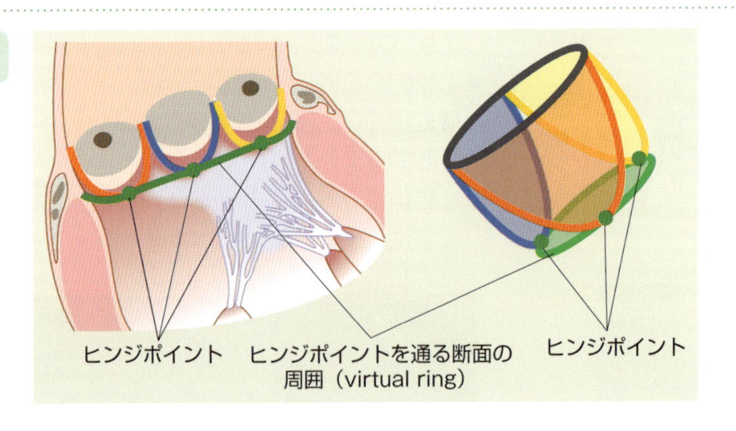

図 3-1 大動脈弁輪

- 大動脈弁輪は解剖学的に明確な構造をしている訳ではなく，各cuspのヒンジポイントを通る断面の周囲〔virtual ring（仮想弁輪）〕と定義される（**図 3-1**）．
- 大動脈弁輪は多くの場合楕円形であるため，正確な計測には3次元心エコーまたは心臓CTが不可欠であるが，ここでは簡便な2D計測法を示す．
- 計測は弁輪径が最大となる収縮中期で，右冠尖最下部と無冠尖―左冠尖間の交連部内側点の距離を計測する（**図 3-2**）．

図 3-2
大動脈弁輪径の計測
A：計測部位のシェーマ.
B：エコー像.

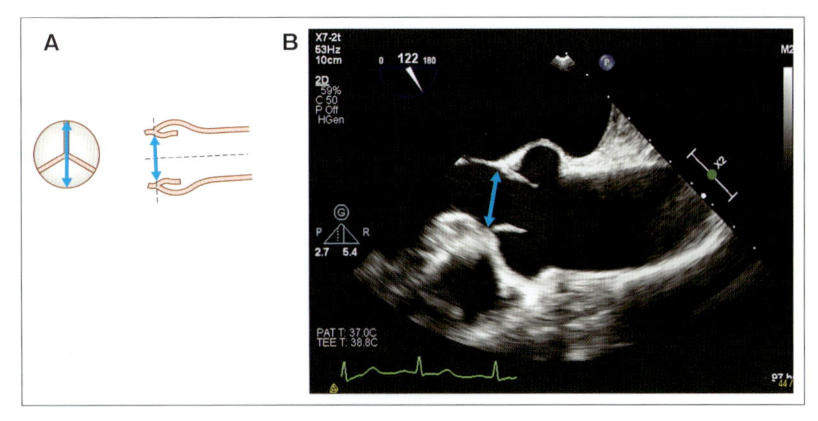

② バルサルバ洞, ST junction

- 拡張期に計測する.
- 従来, 心エコー図では, leading edge to leading edge で計測してきたが, CT や MRI では inner edge to inner edge（I-I）で計測しているため, 2015 年 ASE ガイドラインから心エコー図でも I-I で計測するよう推奨している（**図 3-3**）[1].

図 3-3
大動脈基部の計測
A：計測部位のシェーマ.
B：エコー像.
1：バルサルバ洞径.
2：ST junction 径.
3：上行大動脈径.

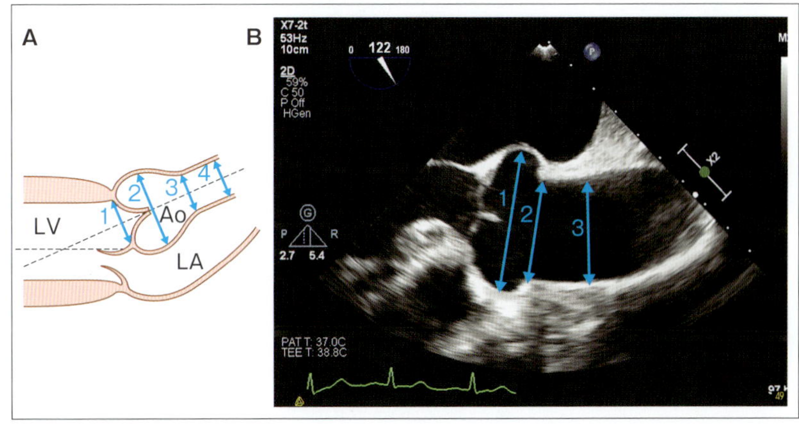

2 左心耳血流

- 中部食道二腔像（90 度）でパルスドプラのサンプルボリュームを左心耳近位部におき，左心耳血流を記録する（**図 3-4**）.

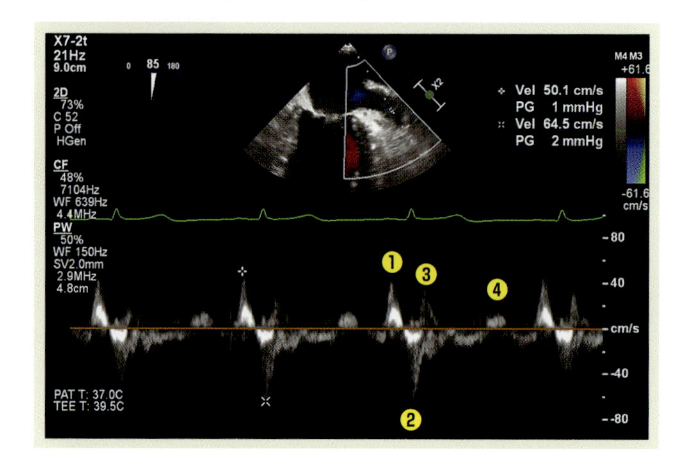

図 3-4
正常洞調律時の左心耳ドプラ血流波形
①左心耳収縮波.
②左心耳充満波.
③収縮期反射波.
④拡張早期左心耳血流波[3].

- 洞調律時の左心耳血流波形は，主に左心耳収縮波（A），左心耳充満波（B），収縮期反射波（C），および拡張早期左心耳流出波（D）で構成される.
- 臨床的には，左心耳血流駆出速度（A 波）が重要で，平均値は 50〜64 cm/s と報告されており，35 cm/s 以上であれば血栓形成のリスクは低く，20 cm/s 未満でもやもやエコーを認める場合は血栓リスクが高いと報告されている[2].

3 肺静脈血流

- パルスドプラのサンプルボリュームを肺静脈入口部から 1 cm 程度入った部分におき，肺静脈血流波形を記録する（**図 3-5**）.

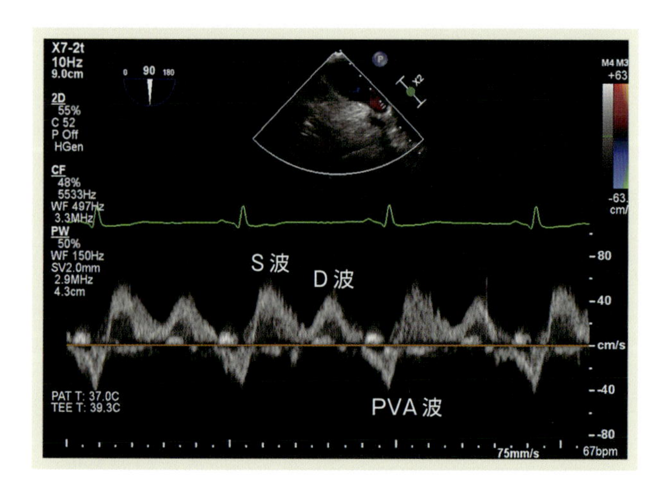

図 3-5
正常洞調律時の肺静脈血流ドプラ波形[3]

構造的心疾患の3次元経食道心エコー図による評価

▶SHD：
structural heart disease

- 構造的心疾患（SHD）に対する低侵襲治療，特にカテーテル治療が行われるようになり，術前の解剖学的評価の重要性は増すばかりである．
- 原則，2次元（2D）TEEが基本であるが，3次元（3D）TEEを用いることで，より正確な計測が可能である．

❶ 心房中隔欠損症

- 経皮的心房中隔欠損閉鎖術前には，心房中隔，欠損孔およびその周囲rimのサイズを正確に計測し，解剖学的な位置関係を把握することが求められる．
- 2D TEEでは，走査断面の角度を変えたり探触子を回転することで，見ている断面が欠損孔の中心からずれる可能性があり，正しい断面（欠損孔の中心を通る断面）か否か判断が難しい（**図3-6**）．

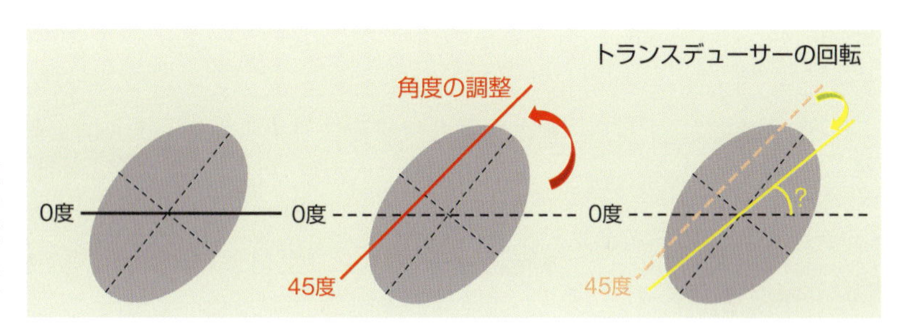

図3-6
2次元経食道心エコー図による欠損孔径測定誤差のメカニズム
角度を0度から45度に変更した場合，断面は欠損孔の中心からずれる．欠損孔サイズの計測は最大径を測定するため欠損孔中心を通る断面になるように探触子を回転させるが，その結果，角度が45度から少しずれることになる．

- 一方，3D TEEのMPR画像を用いることで，計測断面を指摘位置に設定可能であり欠損孔やrimの正確なサイズが計測できる（**図3-7**）．

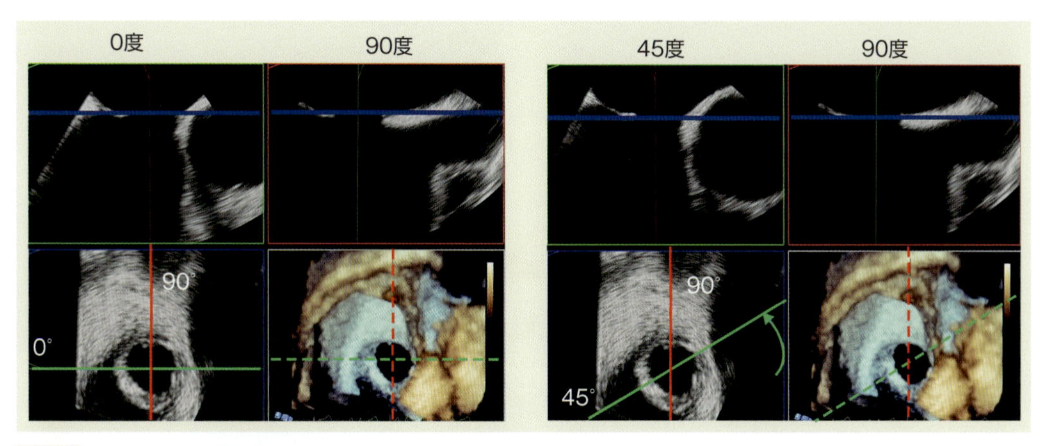

図3-7　心房中隔欠損閉鎖術のための3D計測の有用性
3D MPR画像を用いれば，欠損孔の中心を通る断面を任意の角度に変更できるため（図中緑断面），2D計測のような断面がずれるピットフォールがない．

- また，3画像では，複数の欠損孔でも周囲構造物との位置関係を容易に把握できる（**図3-8**）．

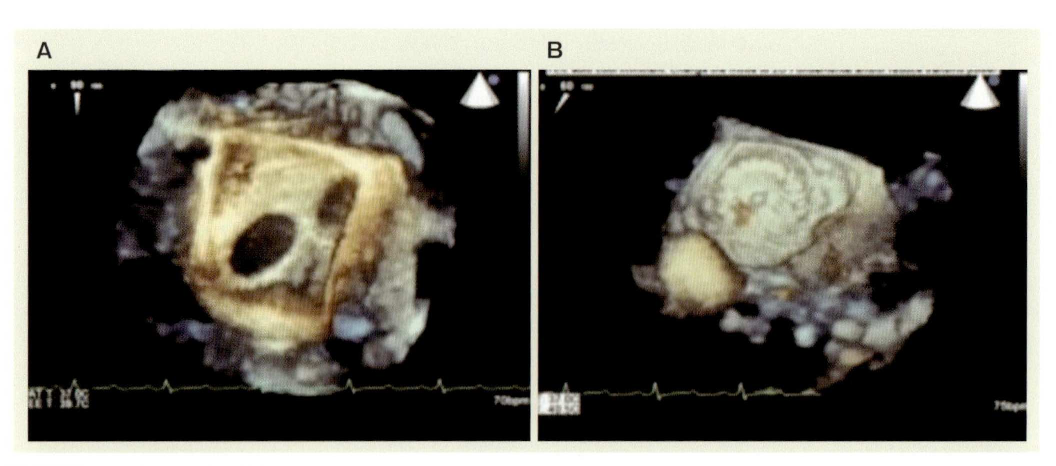

図3-8 多孔性心房中隔欠損

A：左房側から見た多孔性心房中隔欠損．
B：大小 Amplatzer デバイス留置後．

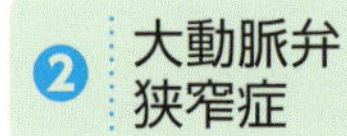

❷ 大動脈弁狭窄症

▶TAVI:
transcatheter aortic valve implantation

- 大動脈弁狭窄症に対するカテーテル的大動脈弁留置術（TAVI）において術前の大動脈基部（弁輪，バルサルバ洞，ST junction）の計測は，デバイスの種類やサイズ決定に重要である．
- 現状では，CTによる計測が主流であるが，腎機能障害や造影剤アレルギーなどではTEE計測で代用する．
- 特に，3D TEEでの計測は，CT計測と同等の精度が得られるとの報告もある．
- 大動脈弁付着部は王冠状に存在し従来の弁輪がこれに相当するが（Crown-like rig），3つの弁葉での変曲部位の再下点を通る平面を仮想弁輪（virtual ring）としている（**図3-9**）．

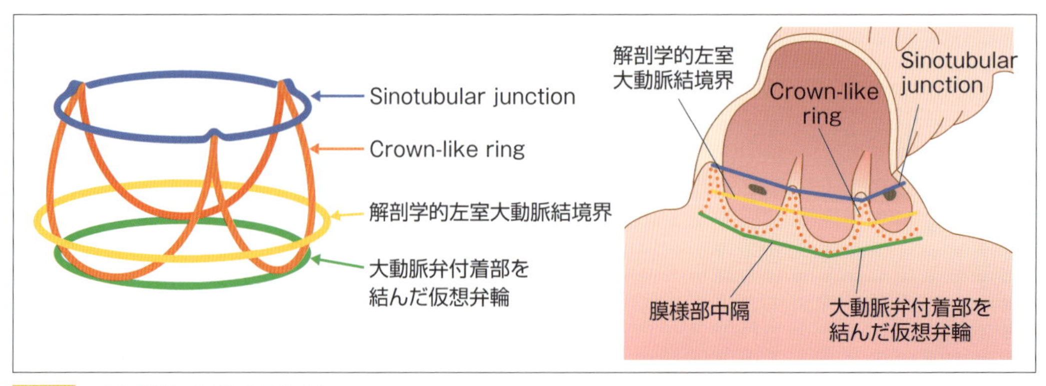

図3-9 大動脈基部の3次元解剖

- TAVI における弁輪計測は virtual ring の径を測定するが，心エコー図での測定には 3D 解析が不可欠である．
- 収縮中期の大動脈弁最大開口時に，MPR 画像を用いて仮想弁輪を通る断面を設定し，計測を行う（**図 3-10**）．

図 3-10
3 次元経食道心エコー図による大動脈弁輪計測

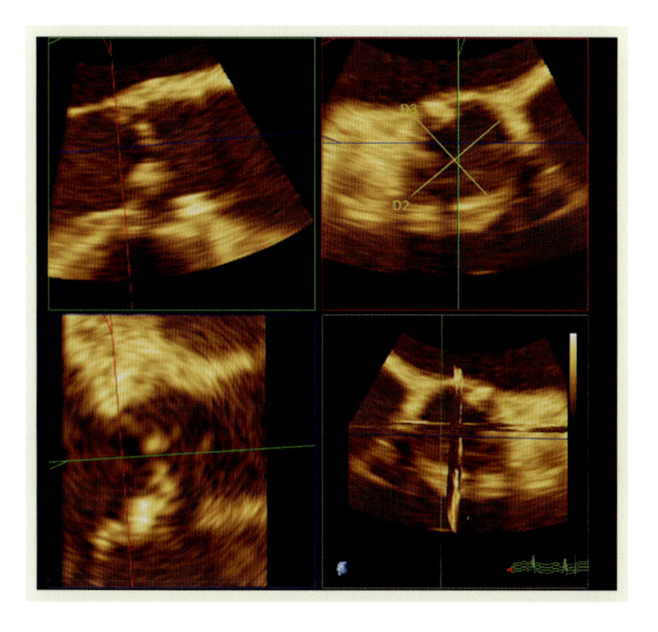

文献

1） Lang RM, et al. Recommendations for cardiac chamber quantification by echocardiography in adults: An update from the American Society of Cardiovascular Imaging. J Am Soc Echocardiogr 2015; 28: 1-39.

2） Owais K, et al. Left atrial appendage, intraoperative echocardiography, and the Anesthesiologist. J Cardiothoracic Vasc Anesth 2015; 29: 1651-1662.

3） Sidebotham DA, et al. Intraoperative transesophageal echocardiography for surgical repair of mitral regurgitation. J Am Soc Echocardiogr 2014; 27: 345-366.

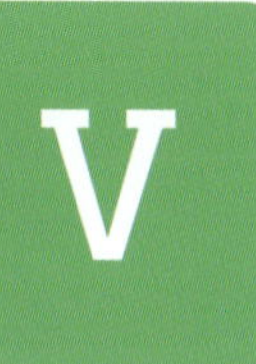

装置メンテナンス

装置の故障により事故が生じた場合，メーカーのみならず，ユーザーの保守管理体制も指摘される．よって，超音波検査を安全に正確にかつ効率よく行うためには，メンテナンスを行わなければならない．また，保守点検管理者を設置し，点検実施の確認や問題発生時の対処の責任を担う．メンテナンスには使用頻度により，毎日行う**日次**，週もしくは月単位行う**週次（月次）**，1年もしくは半年単位で行う**年次**と分け，チェックリストを作成しておくとよい[1)]．

1 日 次

日々のメンテナンスには，始業点検，終業点検がある．

- 点検の際には，チェック表を利用する（**図1**）．
- チェック表は，日本超音波検査学会[2)]や日本循環器学会[3)]のホームページなどからダウンロード可能であり，それを各施設の環境に合わせて修正し，使用するとよい．

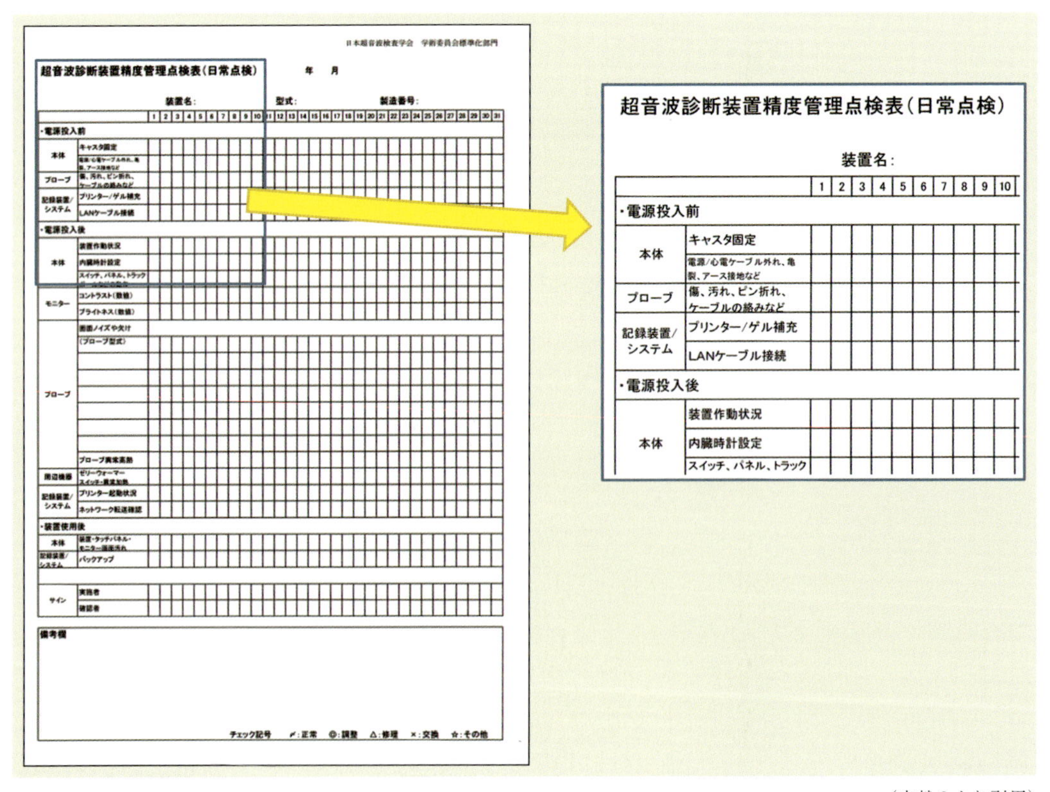
日本超音波検査学会　学術委員会標準化部門

超音波診断装置精度管理点検表（日常点検）　年　月

装置名：　型式：　製造番号：

		1	2	3	4	5	6	7	8	9	10	11	12	13	14	15	16	17	18	19	20	21	22	23	24	25	26	27	28	29	30	31
・電源投入前																																
本体	キャスタ固定																															
	電源/心電ケーブル外れ、亀裂、アース接地など																															
プローブ	傷、汚れ、ピン折れ、ケーブルの絡みなど																															
記録装置/システム	プリンター/ゲル補充																															
	LANケーブル接続																															
・電源投入後																																
本体	装置作動状況																															
	内臓時計設定																															
	スイッチ、パネル、トラック[illegible]																															
モニター	コントラスト（数値）																															
	ブライトネス（数値）																															
プローブ	画面ノイズや欠け																															
	（プローブ型式）																															
	プローブ異常高熱																															
周辺機器	ゼリーウォーマースイッチ・異常加熱																															
記録装置/システム	プリンター起動状況																															
	ネットワーク転送確認																															
・装置使用後																																
本体	装置・タッチパネル・モニター画面汚れ																															
記録装置/システム	バックアップ																															
サイン	実施者																															
	確認者																															

備考欄

チェック記号　✓：正常　◎：調整　△：修理　×：交換　☆：その他

（文献2より引用）

図1　チェック表

❶ 始業点検

●本体内部冷却用の背面ファン付近の障害物の有無の確認.
●電源は正しく接続されているか確認.

- 医療用白色コンセント（3P で AC100 V，15 A，接地抵抗 10Ω以下，アース付き）に接続されているか？
- 3P でない場合は接地対策がとられているか？
- 接続は本体電源 OFF の状態で行う.
- 同系列の電源コンセントの許容量を確認し接続する.

●各種ケーブル類の絡み・破損・接続部の緩みなどの確認（**図 2**）.

図 2
ケーブル類の絡まり

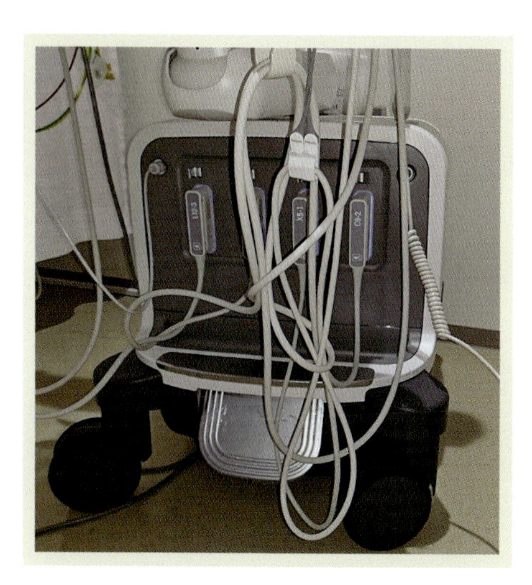

●探触子本体と音響レンズ面（接触面）の傷や剥がれの有無の確認（**図 3**）.

図 3
探触子先端のヒビ

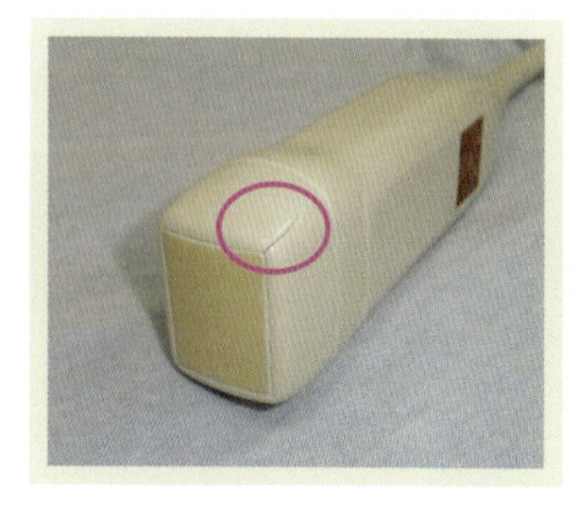

●記録紙・ゼリー・心電図用シール電極などの消耗品を補充.
●記録媒体（DVD，ハードディスクなど）の残容量の確認.
●起動状態は正常か？

エラー表示があった際は，その画面をプリントアウトするか，表示内容をメモし，メーカーに伝える.

●装置表示の日時（システム日時）の確認.

●断層像，カラードプラにおける，画像の欠けやノイズ混入の有無の確認（**図4**）.

図4 画像の欠損

●モニタが正常に表示しているか？　汚れはないか？　の確認.
●プリンターなどへ出力された画像の異常の有無を確認.
●病院情報システムからのワークリスト取得や画像サーバーへのデータ転送など，ネットワーク（LAN）接続状態の確認.

❷ 終業点検

●探触子，探触子ホルダ，ケーブル，本体パネルなどに付着したゼリーを清拭.

- 探触子の寿命のためだけでなく，患者ごとに探触子に付着したゼリーをふき取ることは感染対策上も重要である.
- 清拭方法はメーカー指定の方法を行う.

●心電図・心音図・探触子などのケーブルを整理整頓，外見上の破損の有無の確認.
●消耗品の残量を確認.
●経食道探触子は，体腔内に挿入するため安全性の高い管理が必要であり，洗浄・消毒に関しては各施設の「内視鏡スコープの洗浄・消毒」に準じて行い，乾燥後はメーカーが推奨する適切な方法にて保管する.

2 週次（月次）

装置の使用状況などにより，週単位もしくは月単位でメンテナンスを行う．

- 装置本体，モニタ取付け部，探触子ホルダ，キーボードなどの緩みやガタ，破損の有無の確認．
- 装置本体の吸排気口にある，エアフィルターの清掃をする．

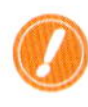

- このフィルターが目詰まりを起こすと装置内部の冷却効果が落ち，装置の思わぬ故障につながるので，注意が必要である（**図5**）．
- フィルターは装置によってその位置が前面，側面，底面など様々であるため取扱い説明書やメーカーのサービスマンに確認するとよい．

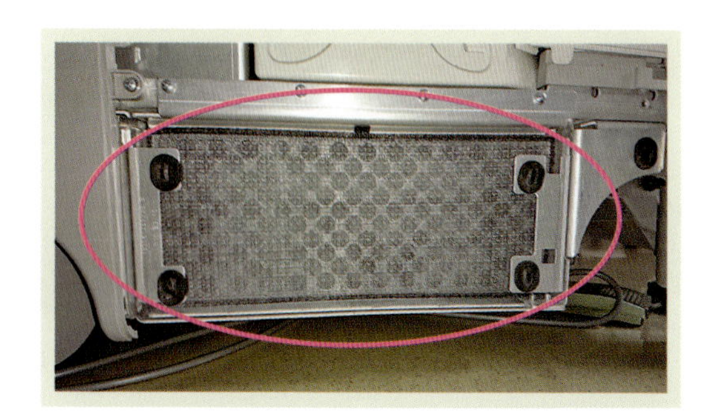

図5
目詰まりしている側面フィルター

3 年　次

最低1年1回はメーカーの保守点検を受けることが望ましい．メーカーの保守点検では，高度な項目に関しても点検や調整が行われ，単一故障の早期発見ができる．また，探触子や装置の劣化程度を把握することができる．

- 安全性試験（接地インピーダンス，漏れ電流試験，ケーブル類の破損・断線状態）．
- 性能試験（ファントムを用いての探触子性能試験など）．
- 経食道探触子の漏れ電流試験．
- 本体システムの動作状態やエラーログの確認．
- 装置内部，外部の清掃．

文献
1) S Nakatani, et al. Guidelines from the Japanese Society of Echocardiography: Guidance for the management and maintenance of echocardiography equipment. J Echocardiogr 2015; 13: 1-5.
2) 日本超音波検査学会．超音波診断装置精度管理点検表（http://www.jss.org/committee/standard/doc/04_check.pdf）
3) 日本循環器学会．循環器診療における検査・治療機器の使用，保守管理に関するガイドライン（http://www.j-circ.or.jp/guideline/pdf/JCS2010_kikuchi_h.pdf）

心エコーハンドブック
基礎と撮り方 

索引

心エコーハンドブック
基礎と撮り方 第2版

2012年 1月10日 第1版第1刷
2016年 6月10日 第1版第5刷
2019年 1月10日 第2版第1刷 ©
2023年 4月10日 第2版第3刷

編集 竹中 克 TAKENAKA, Katsu
戸出浩之 TOIDE, Hiroyuki
発行者 宇山閑文
発行所 株式会社金芳堂
〒606-8425 京都市左京区鹿ケ谷西寺ノ前町34番地
振替 01030-1-15605
電話 075-751-1111(代)
https://www.kinpodo-pub.co.jp/
印刷・製本 シナノ書籍印刷株式会社

落丁・乱丁本は直接小社へお送りください. お取替え致します.

Printed in Japan
ISBN978-4-7653-1770-2